中医脾胃理论与重症肌无力研究

潘华峰　刘友章　主编

图书在版编目（CIP）数据

中医脾胃理论与重症肌无力研究 / 潘华峰，刘友章主编. —广州：广东科技出版社，2023.10
ISBN 978-7-5359-8060-1

Ⅰ.①中⋯　Ⅱ.①潘⋯　②刘⋯　Ⅲ.①脾胃病—中医治疗法　②重症肌无力—中医治疗法　Ⅳ.①R256.3

中国国家版本馆CIP数据核字（2023）第038697号

中医脾胃理论与重症肌无力研究

Zhongyi Piwei Lilun Yu Zhongzheng Jiwuli Yanjiu

出 版 人：严奉强
责任编辑：曾永琳　李　芹
装帧设计：友间文化
责任校对：李云柯　廖婷婷
责任印制：彭海波
出版发行：广东科技出版社
　　　　　（广州市环市东路水荫路11号　邮政编码：510075）
销售热线：020-37607413
https://www.gdstp.com.cn
E-mail：gdkjbw@nfcb.com.cn
经　　销：广东新华发行集团股份有限公司
印　　刷：广州一龙印刷有限公司
　　　　　（广州市增城区荔新九路43号1幢自编101房　邮政编码：511340）
规　　格：787 mm×1 092 mm　1/16　印张16.75　字数335千
版　　次：2023年10月第1版
　　　　　2023年10月第1次印刷
定　　价：98.00元

本书承

广东省优秀科技专著出版基金会

推荐并资助出版

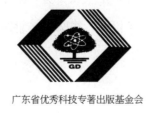

广东省优秀科技专著出版基金会

广东省优秀科技专著出版基金会

本书编委会

主　编：潘华峰　刘友章

副主编：史亚飞　程　宾　刘　伟

编　委：

宋雅芳　严　艳　吴皓萌　彭　锐

李海文　陈卓群　杨良俊　蔡甜甜

沈崇坤　陈晓东　郑嘉怡　何　维

周登威　曾进浩　欧川琳　李思怡

曹宇阳　郭廷洪　贺生才

序
PREFACE

　　重症肌无力是医学界的一大难题。现代医学认为，该病为自身免疫性疾病，对其病理机制也有较深入的探讨，但还处于发展进步之中，治疗措施及疗效还不能令人满意。因此，重症肌无力的研究还亟待深入，征服该病之路依然遥远。

　　数千年来，中医药学以其临床疗效卓著而经久不衰，并形成了独特的理论体系，为解决医学难题提供了办法和思路。随着社会的发展、科技的进步，中医药学在传承的基础上，紧跟时代发展的步伐，与现代科技相结合，衷中参西，成果迭出，不少专家学者在理论创新、学术探讨、临床研究等方面不懈探索，涌现出一批批新观点、新方法。

　　重症肌无力可归为中医痿病范畴。对其病机的认识，《灵枢·本神》有"脾气虚则四肢不用"的记载。脾虚日久，可累及肾，正如《脾胃论》所述"脾病则下流乘肾，土克水则骨乏无力"。肝藏血，主筋，为罢极之本，先后天俱虚，肝不得充养则罢极无本，宗筋弛纵而不耐劳。运用脾胃理论和调理脾胃的方法治疗本病，往往能够产生较好的治疗效果，显著提高患者生活质量。刘友章教授课题组基于长期临床经验和理论研究认为，重症肌无力病位在脾，与肝、肾密切相关，从脾论治为其治疗关键。有是证用是药，药证相宜，无殒也。对于重症肌无力的治疗，应守病机，机圆法活，重剂量，因人而异，临证时多选用药性平和的益气健脾药物，每每收效。同时其团队在中医理论现代生物学基础研究方面也取得进展，提出了"脾-线粒体相关"理论，创新、丰富了脾主运化的理论内涵，推动脾胃理论研究的现代发展，产生广泛的学术影响，研究成果曾荣获广东省科学技术奖一等奖。

中医"脾"不仅是指西医学的消化系统，而是多系统、多功能单位，与神经、内分泌、循环、免疫、生殖、运动等系统均有密切关系。线粒体是细胞的"动力工厂"，提供机体生命活动和生化反应不可或缺的能量。线粒体的功能特点与中医"脾"（包括脾主运化、脾主肌肉、脾主统血）有着多方面的共同之处，其氧化磷酸化产能过程与脾主运化功能相吻合。线粒体是肌肉能量来源，因此，骨骼肌运动的正常依赖于线粒体的结构与功能的正常。能量代谢是机体物质代谢过程中伴随的能量释放、转移和利用，它与中医的"脾主运化"和"脾主肌肉"理论有密切关系。故脾胃功能决定肌肉能否正常活动，脾胃功能失常是重症肌无力发病的关键。线粒体、肌肉和脾胃密切相关，也正是对"脾-线粒体相关"理论的诠释。刘友章教授及潘华峰教授带领课题组为证实这一理论，开展了一系列深入的研究，使用健脾益气方药治疗重症肌无力，结果显示对患者线粒体结构具有明显的修复作用，从而起到改善重症肌无力患者症状的疗效。

潘华峰、刘友章教授将研究成果编著为《中医脾胃理论与重症肌无力研究》一书。本书从重症肌无力的概念、学术源流、病因病机、证候特点、辨证论治、方药等方面进行总结，较系统地展示了中医对重症肌无力的认识与思辨，丰富了脾胃理论的学术内涵。本书集学术、临床、科研和经验于一体，系统总结分析，并对诊治重症肌无力的验案进行解析，对临床实践指导性强，具有一定的理论价值和临床应用价值，适合中医药学者阅读参考。

书将付梓，先睹为快，有感而发，遂写数语，谨以为序。

张伯礼

（中国工程院院士，天津中医药大学名誉校长）

2023年2月

目录
CONTENTS

第二章
02 中医脾胃理论研究

第五章

05　中医脾胃理论与重症肌无力的治疗研究

第六章

06 基于脾胃理论诊治重症肌无力验案研究

01

第一章

重症肌无力的医学认识及难点

● 观点与观念 ●

重症肌无力是世界医疗卫生界共同面对的医学难题，病因复杂病程较长、容易反复，且临床一直缺乏特效药物，给患者、患者家庭及社会造成了极大的经济及心理负担。

2018 年 5 月，国家卫生健康委员会将全身型重症肌无力列入五部委联合制定的《第一批罕见病目录》。

第一节 现代医学对重症肌无力的认识

重症肌无力，英文学名为 myasthenia gravis（简称 MG），是神经肌肉接头（NMJ）处最常见的疾病，其病理机制复杂，目前认为该病是主要由乙酰胆碱受体抗体介导、细胞免疫依赖、补体参与等多环节多因素参与的自身免疫性疾病。其中大部分患者因循环的乙酰胆碱受体抗体存在而使运动终板的乙酰胆碱受体减少，因补体介导出现神经肌肉接头处皱褶破坏，或者抗体调节与乙酰胆碱受体交联而加速后者的结构破坏，不能产生足够的终板电位，神经肌肉接头的传递功能发生障碍（图1-1）。当连续的神经冲动到来时，不能产生引起肌纤维收缩的动作电位，故表现为部分或全身骨骼肌无力和易疲劳，活动后症状加重，经休息后症状减轻等相关临床症状。

人类认识重症肌无力已近400年，经过一代代优秀医学工作者的努力，目前重症肌无力已成为抗原、抗体最为明确，最具代表性的自身免疫性疾病，其免疫学发病机制也正逐步被揭示。

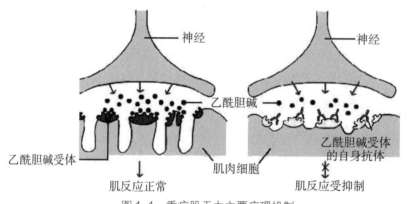

图 1-1 重症肌无力主要病理机制

一、重症肌无力概述

（一）重症肌无力的发现与认识

第一例重症肌无力的报道者是英国生理学家 Thomas Willis，他在1672年出版的一本书 *De Anima Brutorum*（《野兽的灵魂》）中最早描述了一个长期瘫痪女人的四肢和舌头。他在书中提到"这种疾病是由精神的缺乏和虚弱引起的。在这种疾病的影响下，那些因精神不足而导致疾病出现的人，在早晨第一次起床走路时，他们可以自己控制他们手臂的移动，或者拥有力量举起重物。但在中午之前，精气的储存几乎被完全消耗，从而影响到肌肉的功能，使他们几乎无法移动手脚。我在治疗过程中遇到一个女人，这种感觉不仅在四肢上，也同时在她的舌头上出现，多年来一直困扰着她。她在一段时间里可以自由自在地说话，但经过长时间、快速或费力的说话之后，她变成了沉默的鱼，不能说出一个字。不仅如此，在一两个小时后她还不能恢复声音"。他在书中的这一系列描述即延髓肌无力与躯干肌无力以及晨轻暮重现象，被称为"假性球麻痹"。

在 1877 年，英国医生 Samuel Wilks 报道了第一个儿童病例，也是第一例肌无力危象，报告中他诊断 1 名患儿为"延髓性麻痹，致命，未发现疾病"，病程中肌无力症状具有波动性，最终死亡。

1879 年 Erb 在一篇关于 MG 的论文中描述了 3 个病例，并将 MG 与进行性延髓性麻痹区分开来。他第一次提出 MG 的特征，如双侧眼睑下垂、严重的颈部虚弱、咀嚼困难等，并指出有些病例可能有暂时缓解的特点，症状具有波动性。同时期大多病例在尸检后发现延髓并无神经元丢失。

1892 年美国俄亥俄州辛辛那提的 Hoppe 亦发现 1 例患者具有独特的病征，包括无肌萎缩，特定的肌肉受累，肌无力在一天内波动变化及可能的缓解倾向，肌肉对电刺激反应提示其不存在神经元丢失。1893 年，曼彻斯特皇家医院教授 Dreschfeld 发表"脑灰质炎未见解剖学病变一例"，文中描述 1 例 36 岁女性患者的延髓全面显微镜检查未见神经元丢失。这两名教授的发现均证明了 Erb 的观点。

此后，波兰华沙的神经学家 Samuel V. Goldflam 将当时对 MG 的描述与认识做了总结，被认为"是 MG 认识史上最重要的论述"。Goldflam 证实了 Erb 的观察结果，他详细地描述了肌无力症状的细节，分析病情变化、严重性及预后，提出与延髓性麻痹和癔症相鉴别。同时，他指出 MG 患者吞咽反射正常，无肌萎缩和肌纤颤，括约肌功能正常，反射正常但重复刺激后出现疲劳。

（二）重症肌无力的命名与分型

Myasthenia 是源于希腊语中肌肉与无力的合成词，gravis 是拉丁语沉重、严重之意。Myasthenia 一词是 1895 年由德国医师 Friedrich Jolly 在柏林学会的一次会议中提出的，他正式将该病命名为"假性麻痹性重症肌无力（pseudoparalytic myasthenia gravis）"。他当时以"重症肌无力假性麻痹"为题描述了 2 例男性少年 MG 病例。在其中一例中发现，如果对一组肌肉刺激至其疲劳殆尽，未受刺激的肌肉也会出现明显的无力。这一现象亦被称为 Mary Walker 效应。

在 MG 的分型上，最初是以年龄分型。1942 年出现第一例新生儿短暂性肌无力症被报道。"青少年 MG"这个词则是由 Osserman 在 1956 年创造的，用于描述儿童和青少年的免疫介导性疾病。1949 年，有两个姊妹出生时便患有肌无力，Paul Levin 首次将其描述为先天性肌无力症，随后由 Engel 进行了详细的描述。1958 年 Osserman 提出 MG 的临床分型，并于 1971 年由他本人进行修订，即改良的 Osserman 分型。Osserman 将成年人的重症肌无力分为 5 型（表 1-1），半个多世纪以来，Osserman 分型已成为 MG 的国际分型标准，在临床上得到广泛采用。

表 1-1　改良 Osserman 分型

分型	临床表现
Ⅰ型（眼肌型）	单纯眼外肌受累，2 年之内其他肌群不受累
Ⅱ型（全身型）	有一组以上肌群受累，主要累及四肢，药物治疗反应好，预后好
Ⅱa 型（轻度全身型）	四肢肌群轻度受累，常伴眼外肌无力，一般无咀嚼、吞咽和构音困难，生活能自理，对药物治疗反应及预后好
Ⅱb 型（中度全身型）	四肢肌群中度受累，常伴眼外肌无力，一般有咀嚼、吞咽和构音困难，生活难自理，对药物治疗反应和预后一般
Ⅲ型（重度激进型）	急性起病，进展较快，多于数周或数月后出现延髓性麻痹，常伴眼肌受累，生活不能自理，多在半年内出现呼吸麻痹，对药物治疗反应差，预后差
Ⅳ型（迟发重症型）	潜隐性起病，进展较慢，多于 2 年内逐渐由Ⅰ、Ⅱa、Ⅱb 型发展到延髓性麻痹和呼吸肌麻痹
Ⅴ型（肌萎缩型）	起病半年内出现骨骼肌萎缩、无力属此型，对药物治疗反应差，预后差

随着对 MG 认识的深入，人们也逐渐发现 Osserman 分型有不足之处，美国重症肌无力协会（Myasthenia Gravis Foundation of America，MGFA）在 2000 年推出基于定量测试的临床分型（MGFA clinical classification）与定量评分（Quantitative MG score，QMG）。美国神经病学学会（American Academy of Neurology，AAN）建议用这种分型系统代替目前应用的其他分型系统，来对入选研究患者的特征进行描述。

（三）重症肌无力的手术治疗史

随着 MG 的病例报告逐渐增多，MG 在临床病理研究和外科手术上得到了发展。1901 年，Laquer 和 Weigert 首先揭示了胸腺瘤与重症肌无力的关系。他们在尸检 MG 患者时发现了一个位于前纵隔的恶性淋巴瘤，在三角肌和膈肌的肌纤维之间有淋巴细胞浸润，与心包和左肺粘连，而中枢神经系统与其他大部分器官病理学检查均正常，因此推测胸腺瘤与重症肌无力有关。

1905 年，英国国家医院的神经内外科的 Edward Buzzard 发现 MG 患者肌肉纤维中淋巴细胞聚集。1911 年，Sauerbruch 主刀，在瑞士苏黎世完成了第一例 MG 患者的胸腺切除术。当时患者是全身型 MG 的年轻女性，伴有严重甲状腺功能亢进，在病理报告中提示胸腺增生，未见有肿瘤。而术后 MG 与甲状腺毒症的症状均得到改善。1917 年，Bell 提出半数以上的 MG 病例中胸腺存在异常。1923 年，Holmes 报告了 8 例尸检病例，其中有 6 例胸腺存在异常，如胸腺增生或肿瘤。1936 年，Norris 通过大量尸检结果，分析得出了 MG 患者普遍存在胸腺增生的结论。

美国霍普金斯大学心脏外科手术先驱者 Alfred Blalock，曾成功地为一位 19 岁全身型重症肌无力女孩切除了胸腺瘤。术前 4 年，女孩症状经历了多次复发与缓解，病情渐渐加重，放射治疗后无明显好转。Blalock 选择为其在缓解期进行胸腺切除术，围手术期给予新斯的明治疗，肌无力症状消失，直至 21 年后仍未复发。此外，Blalock 在 1944 年报道 20 例患者手术成功，其中仅 2 例患有胸腺瘤，而有 6 例没有胸腺瘤的患者行胸腺切除术后症状消失。这使胸腺切除术成为没有胸腺瘤的重症肌无力患者的希望，就此 Blalock 提出一个假设：胸腺一定是通过某种方式阻断了神经肌肉接头的信号传递。这一假设至今仍是胸腺切除治疗重症肌无力的基础。Blalock 所创立的标准的正中开胸手术模式，至今仍被广泛地用于前纵隔肿瘤的切除。为探寻胸腺病变与 MG 发病之间的相关性，美国罗切斯特的 Mayo 医院提供了大量重要的证据，并提出了胸腺可能是诱发 MG 异常免疫应答起始部位的观点。

1977 年，Jaretzki 等建议采取"完整的全胸腺切除治疗重症肌无力"，其手术原则是：应该切除所有胸腺组织，包括异位胸腺组织，才能达到彻底治疗重症肌无力的目的。1988 年，Jaretzki 和 Wolff 通过临床观察，依据完全切除胸腺组织是重症肌无力手术治疗的目的和完全切除比部分切除疗效更好两个原则，提倡行扩大性胸腺切除术：上界起于颈部达甲状腺后面及邻近迷走神经处纤维脂肪组织，下界达膈面，两侧达膈神经后，肺门区所有脂肪组织和纵隔胸膜。目前，胸腺切除术已成为治疗 MG 的重要手段，随着科技进步，胸腔镜及机器人辅助下胸腺切除术已成为治疗趋势。

二、重症肌无力的流行病学特点

作为一种常见的神经肌肉接头疾病，MG 的流行病学特点在世界各地均有调查研究。有学者报道 MG 在普通人群中年平均发病率为（8~20）/100 000[1]，另一项囊括 55 篇世界各地 MG 流行病学研究的系统回顾显示，MG 年平均发病率为 5.3/100 000[2]，同期另一项研究发现 MG 发病率为（0.3～3）/100 000，并逐年增长[3]。尽管受不同地域、人种等因素的影响，各地的发病率有所差异，但目前研究普遍显示 MG 的发病率呈上升趋势。在斯洛伐克，有学者估算 1977—1989 年和 2010—2015 年，MG 的发病率已从 0.36/100 000 增长到 1.74/100 000，患病率方面也具有相同趋势[4]。在中国台湾地区，2000 年MG的发病率为 8.4/100 000，而 2007 年已上升至 14/100 000[5]。

MG 的流行病学特点也与其他自身免疫性疾病特点有相似之处，即多青年起病，女性发病多于男性。多项调查显示女性在 20～40 岁、50～70 岁两个年龄段多发，而男性的发病高峰在 60～80 岁；平均发病年龄女性 28 岁、男性 42 岁[6-9]。然而在近半个世纪，随着社会人口年龄结构的改变，发病年龄在 50 岁以上的 MG 患者逐年增加，即晚发型 MG 越来越普遍。斯洛伐克的研究发现 50 岁以上的人群 MG 患病率明显增高，其中发病年龄为 70～79 岁的人数从 1977—1989 年的 0.34/100 000 人上升到 2010—2015 年的 7.10/100 000 人。发病年龄为 80～89 岁的人数在 1977—1989 年是 0/100 000 人，到 2010—2015 年则上升到 5.31/100 000 人[4]。智利的一项研究发现发病年龄大于 60 岁的患者占总样本的 19.5%，其中女性和男性之比为 0.97∶1[10]。另一项荷兰的研究通过观察 1985—1989 年 100 例 MG 患者，发现 33% 的患者在 50 岁以后发病[11]。

三、重症肌无力的常见致病因素

（一）遗传因素

据了解，遗传因素与重症肌无力有着重要的关系，是引发重症肌无力最主要的内因。先天性重症肌无力，并非自身免疫引起的，而是由遗传异质性造成的，该型较罕见。近年来对许多自身免疫性疾病观察发现，它们不但和组织相容性抗原复合物基因有很大的关系，并且和非相容性抗原复合物基因如 T 细胞受体和免疫球蛋白及细胞因子、凋亡等基因有很大的关系。这也是主要的诱发重症肌无力的病因因素。

（二）感染因素

病毒感染可引起重症肌无力，其中呼吸道感染最为常见。MG 和丙型肝炎病毒、单纯疱疹病毒、EB 病毒、巨细胞病毒（CMV）、人类 T 淋巴细胞白血病 Ⅰ 型病毒、西尼罗病毒密切相关。如 MG 患者血清乙酰胆碱受体（AChR）特异性抗体和单纯疱疹病毒有交叉反应，其 Ⅰ 型糖蛋白的抗原决定簇和宿主 AChR 结构十分相似；人们还发现了 EB 病毒的基因组和行胸腺切除术的 MG 患者胸腺组织中的基因组有共性；被

CMV、人类 T 淋巴细胞白血病 I 型病毒、西尼罗病毒感染后可出现 MG 症状。同时创伤也可使 MG 患者症状加重、恶化，少数病例报道了心胸外科搭桥术后 MG 患者症状恶化，据推测其和手术直接损伤胸腺组织有关。

（三）免疫因素

MG 的发病和自身抗体介导的突触后膜 AChR 的损害有关，主要因为抗乙酰胆碱受体抗体（AChR-Ab）与 AChR 结合后，导致 AChR 的数量减少及功能异常。由于神经肌肉接头处突触后膜 AChR 被自身抗体破坏，导致神经肌肉信号传导发生障碍，致使骨骼肌的收缩减弱而导致肌无力。在细胞免疫和补体参与下突触后膜的 AChR 被大量破坏，不能产生足够的终板电位，导致突触后膜传递功能发生障碍而形成肌无力。

动物实验研究证实，给家兔注入利用电鳗放电器官得到的 AChR，可让家兔产生导致重症肌无力的实验性自身免疫动物模型，从血浆中检查到 AChR 抗体，可与突触的 AChR 结合。免疫荧光发现实验动物突触后膜上的 AChR 的数量大量减少。或者将重症肌无力患者的血清输入小鼠可产生类重症肌无力的证候和电生理改变。

（四）其他因素

药物可以诱发健康人出现 MG 症状，并使 MG 患者症状加重。比如神经肌肉阻滞剂及抗心律失常药，可影响神经肌肉接头传递功能，降低细胞膜兴奋性；中枢神经系统抑制剂，可引起或加重呼吸困难。医源性 MG 和 D-青霉胺的使用密切相关，并导致独特的免疫事件；肉毒毒素、磷酸氟达拉滨、碳酸锂治疗过程中均可诱发 MG 症状出现。众多药物可以导致 MG 症状加重，如箭毒及其相关药物，氨基糖苷类、大环内酯类、喹诺酮类药物，奎宁，奎尼丁，普鲁卡因，镁盐，钙通道阻滞剂，β 受体阻滞剂，造影剂，等等。近年来，他汀类药物和 MG 的相关性报道逐渐增多，其可使 MG 患者症状加重，但对大多数患者是安全的。不仅微生物、药物与 MG 的发病及病情衍化密切相关，在易感基因或非易感基因的基础上，不适应外界变化的自然环境、情志变化或波动、经济及社会地位等诸多因素均与 MG 发病及病情衍化相关。

临床发现，某些环境因素如环境污染会造成免疫力下降；过度疲劳、情绪激动、创伤、手术、月经来潮、妊娠、分娩、甲状腺功能亢进或放射性治疗特别容易诱发重症肌无力；此外长期营养不良是诱发重症肌无力另一个常见的原因。

四、重症肌无力的免疫学机制

近年来随着自身免疫性疾病研究的不断深入，重症肌无力的发病机制及其相应治疗取得了一定进展，在 MG 发病机制方面研究热点主要集中在免疫学及分子生物学方面。MG 拥有特殊的免疫学机制，主要表现在以下三个方面：① MG 患者中的肌肉无力是突触后膜功能性受体数量减少的结果，与乙酰胆碱受体（AChR）α 亚单位直接作用的抗体能与 AChR 产生交叉联系，继而刺激正常吸收和降解过程，包含有 AChR 的膜成分通过内吞作用被吸收及通过溶酶体酶而降解，AChR 的半衰期从 7 天减至 2 天，这一过程称为抗原调节作用，通过测定 α 亚单位的信使RNA（mRNA）的水平可以发现 AChR 合成代偿性升高。②补体介导的突触后膜的溶解，亦是导致神经肌肉功能缺损的重要机制。通过与 AChR 结合形成膜攻击复合体而使抗体触发了补体瀑布链，导致突触后膜的破坏，但是完整的肌肉纤维均没有任何溶解发生，因为巨大的合胞体（syncytium）对降解过程有抵制作用。③针对乙酰胆碱结合位点或离子通道的抗体也可以抑制 AChR 的功能。

　　MG 作为一种典型的体液免疫疾病，在其发病过程中，抗体反应依赖胸腺依赖性淋巴细胞（简称 T 细胞），T 辅助细胞及 CD4+ 细胞在主要组织相容性复合体（MHC）Ⅱ类分子的协助下识别 AChR 表位，促进B细胞产生抗体[12]。在临床检查中，MG 患者血清中可检测出多种不同的抗体。也正是血清中特异性抗体滴度增高，构成 MG 免疫学的特点，也是自身免疫攻击的重要一环。认识不同抗体并了解其不同的免疫通路，可进一步揭示 MG 的病理机制，在临床上分析 MG 患者的抗体类型可以提供更为合理有效的治疗方案，同时也可以通过监测体内抗体水平的变化来评价治疗效果、判断预后。

（一）T 细胞亚群

　　T 细胞表面有多种标志性抗原。按照功能和表面标志可以分为辅助性 T 细胞（helper T cell，Th cell，简称 Th 细胞）、细胞毒性 T 细胞（cytotoxic T cell，Tc cell，简称Tc细胞）、调节性 T 细胞（regulatory Tr cell，简称 Tr 细胞）。Th 细胞可通过增生扩散来激活其他类型的免疫细胞，调控或辅助其他淋巴细胞发挥功能。其可协助活化B细胞产生抗体，同时可协助杀伤性 T 细胞及巨噬细胞发挥免疫功能。CD4+ 是 Th 细胞主要的表面标志，而 CD8+ 则是 Tc 细胞主要的表面标志，Tc 细胞可对产生特殊抗原反应的目标细胞进行杀灭。此外，Tr 细胞负责调节机体免疫反应，对各种 T 细胞和B细胞皆具有一定的抑制作用，调节和控制免疫反应，维持免疫耐受性。

1. CD4+ 细胞

　　CD4+ 细胞也称为 Th 细胞，初始 CD4+T 细胞接受抗原刺激后先分化为 Th0 细胞，继而分化为 3 种 Th 细胞亚群，即 Th1 细胞、Th2 细胞和 Th3 细胞。有研究表明，MG 患者的 Th1 细胞和 Th2 细胞的免疫活性均有增强的表现，可能是通过细胞因子作用于 AChR 特异性 B 细胞激活体液免疫而引起的。Th3 细胞分泌的转化生长因子-β（TGF-β）则主要发挥抑制作用。

2. CD8+T 细胞

CD8+T 细胞也称为抑制性 T 细胞（Ts 细胞），主要通过分泌穿孔素、颗粒酶、颗粒溶解素和淋巴毒素等物质直接杀伤靶细胞，以及通过 Fas/Fas L 途径诱导靶细胞凋亡发挥细胞毒作用。Th 细胞与 Ts 细胞生理情况下处于动态平衡，如有失调则将导致病理性反应，故而 Th 细胞与 Ts 细胞对于免疫应答的调控和免疫自稳均具有重要意义。但 CD8+T 细胞参与 MG 发生的机制目前尚存在争议。

3. Tr 细胞

CD4+CD25+Tr 细胞的主要功能是通过抑制性调节 CD4+ 和 CD8+T 细胞的活化与增殖，以起到免疫负调节的作用。人类自身免疫性疾病一直以来被认为是 CD4+CD25+Tr 细胞相对缺乏。有学者将含有 IL-2 和抗 IL-2 的 mAb 组成的免疫复合物注射至实验性自动免疫性重症肌无力（EAMG）模型中，发现 Tr 细胞在模型中稳定且有效地增长。增殖的 Tr 细胞可能通过抑制 T 细胞及 B 细胞对 AChR 的自体反应，并缓解肌肉无力的症状。而 Tr 细胞主要产生于正常胸腺，是一种功能成熟的 T 细胞亚群，具有抑制抗原特异性反应性 T 细胞免疫反应的功能，也与维持免疫自稳性有关。此外，有学者发现 Tr 细胞的比值下降，与 EAMG 的发病关系密切，因此，调节 Tr 细胞水平对 MG 未来的治疗有着重要的意义。

（二）B 淋巴细胞亚群

B 淋巴细胞（B-lymphocytes）起源于骨髓，是体液免疫的主导细胞。B 淋巴细胞发育成熟后进入外周血淋巴细胞池（主要包括脾脏、淋巴结等）。外周 B 淋巴细胞通常处于静息状态，当遇到特异性抗原与相关细胞因子的刺激会被诱导成活化性 B 淋巴细胞，在抗原提呈细胞（APC）与 Th 细胞的协助下，进行一系列复杂的细胞信号传导，诱导 B 淋巴细胞转化成分泌特异性抗体的浆细胞及记忆性 B 淋巴细胞，最终发挥免疫作用。在临床观察中，MG 患者的胸腺发现大量 B 淋巴细胞聚集，并形成典型的生发中心，而在正常情况下，胸腺 B 淋巴细胞的数量只占 1%，故而 B 淋巴细胞的聚集被认为是 MG 发生发展的关键病变。在不明诱因的炎性反应下，补体系统被激活，B 淋巴细胞被破坏，大量 AChR 和肌肉特异性酪氨酸激酶抗体（MuSK-Ab）等释放。在趋化因子的介导下，外周大量 B 淋巴细胞聚集到胸腺当中，形成生发中心，继而 Tr 细胞调节功能异常，活化静息 B 淋巴细胞，各种 APC（如树突状细胞、巨噬细胞等）将 AChR 和 MuSK-Ab 提呈给活化 B 淋巴细胞，诱导 B 淋巴细胞转化成分泌抗 AChR-Ab 或 MuSK-Ab 的浆细胞，这些细胞进入血液循环后继而导致 MG。免疫抑制剂中环磷酰胺对 B 细胞有很强的抑制作用,利妥昔单抗通过多种机制清除体内 B 细胞,故两者均被推荐用于难治性 MG。

(三)相关致病抗体

1. AChR抗体(AChR-Ab)

AChR-Ab 是 MG 患者最常见的抗体类型,据报道有 80% 的全身型 MG 患者可通过放射免疫沉淀法检出 AChR-Ab。很多证据表明 AChR 抗体是致病性的,它可破坏突触后膜结构,影响 NMJ 信号传导,导致 AChR 数量减少。通过对实验小鼠注射 AChR 抗体可使小鼠出现肌无力症状,而通过胸导管引流或者血浆置换以减少抗体时可获得肌无力症状改善[13]。目前认为 AChR 抗体为免疫球蛋白G(IgG)抗体,可分为 IgG1 和 IgG3 两种亚型,其破坏 AChR 可通过三种机制解释:①激活补体使突触后膜皱褶溶解、终板形态学破坏,进一步导致 AChR 和相关蛋白(Rapsyn 和电压门控钠通道)的破坏。②相邻 AChR 的交联加速了其间的内部化和退化。③阻断 AChR 中乙酰胆碱(ACh)的结合位点[14]。

AChR-Ab 也与胸腺密切相关。大多数 MG 患者有胸腺异常,超过50% 的患者伴有胸腺增生,10%～15% 的患者有胸腺肿瘤[15]。在 MG 患者增生的胸腺中,发现 T 细胞、B 细胞和浆细胞,以及表达 AChR 的肌样细胞,而这些都是机体对 AChR 产生免疫应答的必需材料[16]。在培养的胸腺组织中又可发现其自发产生的抗 AChR 抗体,由此可推测作为一个建立免疫调节的主要场所,胸腺可发展抗 AChR 的相关免疫环节,诱使 MG 的发病[14]。在抗 AChR 抗体阳性的 MG 患者的血液中发现 AChR 特异性CD4+T 细胞存在,并且在他们的胸腺组织中含量特别丰富,由此支持胸腺是在 MG 中发生 T 细胞致敏化的位点的观点。

2. MuSK-Ab

肌肉特异性酪氨酸激酶(MuSK)是位于突触后膜的跨膜蛋白,对于调节 AChR 聚集簇形成和维持神经肌肉接头正常功能具有重要作用。抗 MuSK 是 IgG4 亚型,MuSK-Ab 结合到 MuSK 细胞外结构域的部分,抑制突触蛋白聚糖诱导的 AChR 的聚集,可能是 MuSK-Ab 的病理机制。但对于 MuSK-Ab 阳性患者其发病机制尚未完全明了,多数研究认为 MuSK-Ab 不激活补体,但在有的动物实验中又能观察到 MuSK-Ab 蛋白激活了小鼠的补体系统[14]。将人体抗 MuSK 的 IgG4 提纯被动转移到实验小鼠中,可观察到突触后膜 ACh 敏感性的下降及突触前膜 ACh 释放的减少,从而证明 MuSK-Ab 致病可能与影响神经肌肉接头的突触前膜和突触后膜有关,而与激活补体无关[17]。另外,有研究表明 MuSK-Ab 可以干扰 MuSK 与胶原蛋白Q 的结合,从而推测 MuSK-Ab 的靶点是 MuSK 和胶原蛋白的交联体[18]。因此 MuSK-Ab 可能通过不同的机制影响神经肌肉接头的信号传递。

据报道，有超过50%的AChR-Ab阴性的全身型MG患者可以检测到MuSK-Ab[19]。与AChR-Ab阳性的患者相比，MuSK-Ab阳性的患者往往具有非典型的临床特征，如选择性面肌、延髓肌、颈部和呼吸性肌无力和明显的肌肉萎缩，他们的发病年龄较小，而且以女性居多[20]。亚洲人群的MuSK-Ab检出率较低。多数认为治疗上对这类患者用胆碱酯酶抑制剂效果不佳，且他们的胸腺组织多不受累[21]，胸腺切除效果亦不佳[22-23]。但目前对具有抗肌肉特异性酪氨酸激酶抗体的重症肌无力类型（MuSK-MG）的治疗存在争议，《重症肌无力管理国际共识（2016）》认为胆碱酯酶抑制剂治疗效果反应差，而对泼尼松和血浆置换治疗反应好，但对静脉注射丙种球蛋白反应不佳[24-25]。如果初始免疫治疗效果不好应尽早使用利妥昔单抗。《中国重症肌无力诊断和治疗指南（2015）》认为这类患者用胆碱酯酶抑制剂、糖皮质激素和免疫抑制剂疗效较差，目前尚无特殊治疗方法。血浆置换可短期缓解肌无力症状。进行胸腺手术可使部分患者从中获益[26]。目前认为MuSK-Ab滴度与病情及免疫治疗的效果相关，再经过大样本研究后有望通过监测MuSK-Ab以评估病情及治疗效果。

3. 低密度脂蛋白受体相关蛋白4抗体（LRP4-Ab）

LRP4是低密度脂蛋白受体（LRP-R）家族的一员，也是一种跨膜蛋白。LRP4的首个β螺旋桨结构域与细胞外基质蛋白（agrin）结合后激活MuSK的磷酸化从而进一步导致AChR的聚集；同时LRP4还是Wnt信号通路上的阻断剂，可调控骨骼肌的形成及肾脏发育，在NMJ功能的形成和维系中LRP4发挥着重要作用[27]。

抗LRP4-Ab属于IgG1，也可激活补体，推测其参与MG发病可能的机制与AChR-Ab致病的机制相似：由抗体激活补体致突触后膜损伤、促使LRP4内化降解和阻断LRP4和agrin/MuSK的结合[28]。在所有全身型MG患者中，大约有10%的患者是检测不出AChR-Ab或MuSK-Ab的，这部分患者可能可以检测出LRP4-Ab。但由于种族、地域以及抗体检测方法的不同，LRP4抗体阳性检出率在全球不同地区差别很大，范围在3%～50%。有学者通过对LRP4-Ab阳性的MG患者进行研究发现，此病以女性患者居多，平均发病年龄为50岁，多数患者未发现胸腺瘤，而绝大部分患者重复神经刺激（RNS）低频衰减试验阳性，所有患者依酚氯铵试验阳性。绝大部分患者单用乙酰胆碱酯酶抑制剂或者合并小剂量糖皮质激素治疗有效，预后较MuSK-MG患者好[29]。因此，LRP4-Ab对于临床检测以辅助诊断、治疗的判断具有一定作用。

4. 横纹肌抗体

MG患者血清还可以检测出一种针对人体横纹肌抗原的抗体，称为"横纹肌抗体"，主要有肌联蛋白抗体、兰尼碱受体抗体（RyR-Ab）及其他抗体。

（1）肌联蛋白抗体（Titin-Ab）：肌联蛋白（Titin）又称连接素，是横纹肌中除粗、细肌原纤维之外的第三种结构蛋白，相对分子质量为 3 000 000。由 27 000 个氨基酸组成。它是一种存在于脊椎动物骨骼肌的丝状蛋白，具有稳定肌纤维、控制肌节各成分组成并为肌节提供弹性的生理作用，因此 Titin 受损可影响肌肉的正常收缩。Titin 可分为 Z 线部分、I 带部分、A 带部分和 M 线部分，其中 I 带部分生理功能最重要，主要免疫原区位于 A/I 带的交界处[30]。Titin-Ab 是针对 Titin 中 A/I 带的交界处的主要免疫原区产生的抗体，是一种诊断伴有胸腺瘤 MG，尤其是上皮细胞型胸腺瘤较为敏感、特异、简便易行的实验室抗体参数。抗 Titin-Ab 是一种 IgG1 亚型，其致病机制可能与激活补体破坏骨骼肌正常结构相关。目前国内外研究表明 Titin-Ab 与 MG 合并胸腺瘤患者的诊断有高度相关性，多篇文献报道 Titin-Ab 在 MG 合并胸腺瘤的患者中的检出率为 54%～95%，Titin-Ab 对 MG 并发胸腺瘤的敏感度为 88.9%，特异度为 89.3%[31]。Titin-Ab 检测对于判断 MG 患者是否有合并胸腺瘤具有重要意义。

（2）兰尼碱受体抗体（RyR-Ab）：RyR 是一种跨膜钙通道蛋白，可在短时间内从内质网/肌质网释放大量的钙离子至细胞质，从而发挥一系列的生理功能，引起骨骼肌的收缩。RyR 抗体主要属于 IgG1 和 IgG3 亚型，通过激活补体导致 RyR 构象改变，抑制 Ca^{2+} 释放[23]。也有观点认为胸腺瘤中增生的上皮细胞具有部分骨骼肌 RyR 抗原或是与之有交叉反应的抗原表达，从而致敏 T 淋巴细胞与 B 淋巴细胞产生抗 RyR-Ab，干扰 RyR 和二氢吡啶受体（DHPR）的相互作用，抑制 RyR 通道开放和钙离子释放，影响骨骼肌正常有效收缩而致病[32]。与 Titin-Ab 相似，RyR 抗体也与胸腺病变有较高相关性。该类抗体阳性 MG 患者的临床表现较 Titin-Ab 阳性 MG 患者重，常常累及延髓、呼吸及颈项肌，也可伴发肌无力危象。多项研究发现 MG 合并胸腺瘤患者的 RyR 抗体阳性率为 50%～80%[33-34]，伴发胸腺瘤的 RyR-Ab 阳性 MG 患者预后不佳[34]，而联合检测 Titin -Ab 和 RyR-Ab 可协助鉴别 MG 患者是否合并胸腺瘤。此外，Titin-Ab 和 RyR-Ab 滴度与肌无力严重程度呈正相关，病情越严重的患者，Titin-Ab 和 RyR-Ab 吸光度值越高[35]，可见 Titin-Ab 和 RyR-Ab 水平均可作为评价 MG 严重程度的一个客观指标。

MG 与胸腺瘤之间具有相互关联性，文献报道约 20% 的 MG 患者伴有胸腺瘤，另有 70% MG 患者伴有胸腺增生[36-37]。尽管众多证据表明胸腺在 MG 发病过程中起重要作用，但到目前为止胸腺在 MG 发病中的作用尚不十分明确，有学者指出胸腺自身免疫耐受机制破坏是胸腺瘤患者发生包括 MG 在内的自身免疫性疾病的重要原因[38]，而且胸腺瘤相关性 MG 者不同于胸腺增生者具有增生胸腺内肌样细胞，因为这种内肌样细胞表达与神经肌肉接头 AChR 类似的抗原表位才导致了交叉免疫的发生。胸腺瘤没有髓质，没有 B 细胞和生发中心，增强 AChRα 亚单位表达的肌样细胞、组织

相容性复合体 Ⅱ（MHC Ⅱ）分子和自身免疫调节因子（AIRE）在胸腺瘤中都不存在[39-40]，所以胸腺瘤诱发 MG 具有另外的机制。目前有 3 种学说对胸腺瘤相关性 MG 的发生机制从不同层面进行阐述，包括不成熟 T 细胞学说、肿瘤–基因学说及细胞免疫和体液免疫联合机制学说[41]，但都离不开免疫耐受缺失的特点。

由此可见，MG 目前研究较为明确地涉及体液免疫及细胞免疫的自身免疫性疾病，但其发病机制较为复杂。近年来随着自身免疫疾病研究的不断深入，重症肌无力的发病机制及其相应治疗取得了一定进展，在 MG 发病机制方面的研究热点主要集中在免疫学及分子生物学。免疫学方面包括各种抗原、抗体机制的研究，树突状细胞的抗原提呈作用及其介导的免疫耐受的研究，各种淋巴细胞在重症肌无力中的作用，细胞因子、补体作用机制等方面。分子生物学机制研究已经查明编码 AChR-Ab 各亚基的 cDNA 序列，也在一些重症肌无力患者胸腺组织中检测到一些骨骼肌成分的表达，但各抗体分子生物学作用的机制仍不明确，正在进一步研究中。随着各项实验技术的普及和更新，免疫学相关指标的检测将进入临床并用于辅助诊断 MG，尤其是对 MG 的各种亚型的判断有重要意义，从而为 MG 提供更具有针对性的治疗方案及预后指导。

（陈卓群）

参考文献

［1］CONTI-FINE B M，MILANI M，KAMINSKI H J．Myasthenia gravis：past，present，and future［J］．The Journal of Clinical Investigation，2006，116（11）：2843-2854.

［2］CARR A S，CARDWELL C R，MCCARRON P O，et al．A systematic review of population based epidemiological studies in Myasthenia Gravis［J］．BMC Neurology，2010，10（1）：46-48.

［3］MCGROGAN A，SNEDDON S，DE VRIES C S．The incidence of myasthenia gravis：a systematic literature review［J］．Neuroepidemiology，2010，34（3）：171-183.

［4］MARTINKA I，FULOVA M，SPALEKOVA M，et al．Epidemiology of myasthenia gravis in Slovakia in the years 1977-2015［J］．Neuroepidemiology，2018，50（3-4）：153-159.

［5］LAI C H，TSENG H F．Nationwide population-based epidemiological

study of myasthenia gravis in Taiwan [J]. Neuroepidemiology, 2010, 35
（1）：66–71.

[6] DRACHMAN D B. Myasthenia gravis [J]. The New England Journal of
Medicine, 1994, 330（25）：1797–1810.

[7] VINCENT A, PALACE J, HILTON-JONES D. Myasthenia Gravis [J].
The Lancet, 2001, 357：2122–2128.

[8] 李海峰, 张栩, 从志强. 重症肌无力发生与发展的临床流行病学研究
[J]. 临床神经病学杂志, 2006, 19（6）：468–470.

[9] 乔杉杉, 谢琰臣, 李尧. 重症肌无力的流行病学研究进展 [J]. 中华
医学杂志, 2013, 93（39）：3157–3159.

[10] CEA G, MARTINEZ D, SALINAS R, et al. Clinical and
epidemiological features of myasthenia gravis in Chilean population [J].
Acta Neurologica Scandinavica, 2018, 138（4）：338–343.

[11] SOMNIER F E, KEIDING N, PAULSON O B. Epidemiology of
myasthenia gravis in Denmark. a longitudinal and comprehensive population
survey [J]. Archives of Neurology, 1991, 48（7）：733–739.

[12] DALAKAS, M C. Novel future therapeutic options in myasthenia gravis
[J]. Autoimmunity Reviews, 2013, 12（9）：936–941.

[13] PEELER C E, DE LOTT L B, NAGIA L, et al. Clinical utility of
acetylcholine receptor antibody testing in ocular myasthenia gravis [J].
JAMA Neurology, 2015, 72（10）：1170–1174.

[14] MERIGGIOLI M N, SANDERS D B. Muscle autoantibodies in
myasthenia gravis: beyond diagnosis? [J]. Expert Review of Clinical
Immunology, 2012, 8（5）：427–438.

[15] WILLCOX N, LEITE M I, KADOTA Y, et al. Autoimmunizing
mechanisms in thymoma and thymus [J]. Annals of the New York Academy
of Sciences, 2008, 1132：163–173.

[16] MERIGGIOLI M N, SANDERS D B. Autoimmune myasthenia
gravis: emerging clinical and biological heterogeneity [J]. The Lancet
Neurology, 2009, 8（5）：475–490.

[17] MORI S, KUBO S, AKIYOSHI T, et al. Antibodies against
musclespecific kinase impair both presynaptic and postsynaptic functions
in a murine model of myasthenia gravis [J]. The American Journal of

Pathology, 2012, 180（2）：798-810.

[18] KAWAKAMI Y, ITO M, HIRAYAMA M, et al. Anti-MuSK autoantibodies block binding of collagen Q to MuSK［J］. Neurology, 2011, 77（20）：1819-1826.

[19] GUPTILL J T, SANDERS D B, EVOLI A. Anti-MuSK antibody myasthenia gravis: clinical findings and response to treatment in two large cohorts［J］. Muscle Nerve, 2011, 44（1）：36-40.

[20] SANDERS D B, ELSALEM K, MASSEY J M, et al. Clinical aspects of MuSK antibody positive seronegative MG［J］. Neurology, 2003, 60（12）：1978-1980.

[21] EVOLI A, TONALI P A, PADUA L, et al. Clinical correlates with anti-MuSK, antibodies in generalized seronegative myasthenia gravis［J］. Brain, 2003, 126（10）：2304-2311.

[22] BAGGI F, ANDREETTA F, MAGGI L, et al. Complete stable remission and autoantibody specificity in myasthenia gravis［J］. Neurology, 2013, 80（2）：188-195.

[23] 井峰, 黄旭升. 重症肌无力相关抗体的研究进展［J］. 中国神经免疫学和神经病学杂志, 2014, 21（2）：126-129.

[24] 刘卫彬. 重症肌无力管理国际共识（2016）的创新与中国实践［J］. 中华医学杂志, 2017, 97（37）：2881-2883.

[25] 王维治, 刘卫彬. 重症肌无力管理国际共识（2016）解读［J］. 中华神经科杂志, 2017, 50（2）：83-87.

[26] 李柱一. 中国重症肌无力诊断和治疗指南（2015 年简版）［J］. 中华医学会信息导报, 2015, 30（18）：20.

[27] ZHANG B, TZARTOS J S, BELIMEZI M, et al. Autoantibodies to lipoprotein-related protein 4 in patients with double-seronegative myasthenia gravis［J］. Archives of Neurology, 2012, 69（4）：445-451.

[28] 张大启, 杨丽. LRP4 抗体阳性的重症肌无力研究进展［J］. 天津医科大学学报, 2016, 22（1）：87-89.

[29] 李媛, 楚兰, 张艺凡. 重症肌无力免疫学机制研究进展［J］. 中国神经免疫学和神经病学杂志, 2015, 22（3）：209-214.

[30] 吴君霞, 王训. 重症肌无力相关自身抗体的研究进展［J］. 医学综述,

2013, 19（19）：3491-3493.

［31］梁芸，万玲玲，王之瑜，等．重症肌无力患者 AChR-Ab、Titin-Ab
的检测及其临床意义［J］．标记免疫分析与临床，2017，24（1）：
58-59，101.

［32］SKEIE G O, AARLI J A, GILHUS N E. Titin and ryanodine receptor
antibodies in myasthenia gravis［J］. Acta Neurologica Scandinavica,
2006, 183: 19-23.

［33］阎志慧，徐东，刘凡英，等．重症肌无力患者血清连接素抗体与临床
的关系［J］．临床神经病学杂志，2005，18（6）：409-411.

［34］高枫，梁芙茹，郝洪军，等．重症肌无力患者血清抗 Titin 抗体检测的
临床意义［J］．中国神经免疫学和神经病学杂志，2006，13（1）：
15-17.

［35］戴俊杰，曾庆意，丁美萍．重症肌无力患者血清 Titin 抗体和 RyR 抗
体的临床研究［J］．浙江医学，2016，38（12）：977-980.

［36］SOUSA B, ARAUJO A, AMARO T, et al. Malignant thymomas— the
experience of the Portuguese Oncological Institute, Porto, and literature
review［J］. Revisa Portuguesa de Pneunmologia, 2007, 13（4）:
553-585.

［37］QIAO J, ZHOU G, DING Y, et al. Multiple paraneoplastic syn-
dromes: myasthenia gravis, vitiligo, alopecia areata, and oral lichen planus
associated with thymoma［J］. Journal of the Neurological Sciences,
2011, 308（1-2）: 177-179.

［38］王卫，魏东宁．胸腺瘤相关重症肌无力发病的免疫学机制研究进展
［J］．解放军医学杂志，2013，38（7）：606-610.

［39］TAUBERT R, SCHWENDEMANN J, KYEWSKI B. Highly
variable expression of tissue-restricted self-antigens in human thymus:
implications for self-tolerance and autoimmunity［J］. European Journal
of Immunology, 2007, 37（3）: 838-848.

［40］WILLCOX N, LEITE M I, KADOTA Y, et al. Autoimmunizing
mechanisms in thymoma and thymus［J］. Annals of the New York Academy
of Sciences, 2008, 1132（1）: 163-173.

［41］沈展，毕明慧，吴涛．胸腺瘤组织学分型与重症肌无力关系的研究进
展［J］．实用临床医药杂志，2015，19（5）：157-160.

第二节 中医对重症肌无力的认识

在中医的古籍文献中并无重症肌无力病名的记载，虽然中医并无特定的疾病与重症肌无力相对应，但根据重症肌无力的临床症状表现，如四肢乏力、复视、斜视、眼睑下垂、呼吸困难等，与中医古籍所描述的"痿病""睑废""视歧""大气下陷"颇多相似。中医学者借鉴"痿病""睑废""视歧""大气下陷"等病证的治疗经验，治疗重症肌无力，并取得了一定的疗效。以下将从如上病证，探讨中医对重症肌无力的认识。

一、痿病

痿病系指外感或内伤，使精血受损，肌肉筋脉失养以致肢体弛缓、软弱无力，甚至日久不用，引起肌肉萎缩或瘫痪的一种病证，符合重症肌无力的症状体征，可以说，中医对痿证的病因病机认识一样适合重症肌无力。

（一）痿病简述

中医古籍《黄帝内经》（分《素问》《灵枢》两部分）中设立专门篇章对痿病进行讨论，阐述了"肉痿""脉痿""骨痿""筋疾"，已确定了"痿"的病名，为历代辨治痿病奠定了理论基础。《素问·痿论》曰："五脏使人痿，何也？岐伯对曰：肺主身之皮毛……故肺热叶焦，则皮毛虚弱，急薄，著则生痿躄也。"张景岳注解："五脏各有所合，故皆能使人痿。痿者，痿弱无力，举动不能也。"由此可见，古代医家选用"痿"作为病名的意义有二：一为机体废而不用，即肢体、组织器官功能衰退或废用；二为狭义理解，为不荣，即形体、毛发、肌肤等表现枯槁萎缩的征象。

《难经》扩展了《黄帝内经》关于痿病的内容，书中论述了痿病的临床表现、传变规律和预后。如《难经·十四难》曰："一损损于皮毛，皮聚而毛落；二损损于血脉，血脉虚少，不能荣于五脏六腑也；三损损于肌肉，肌肉消瘦，饮食不为肌肤；四损损于筋，筋缓不能自收持；五损损于骨，骨痿不能起于床。"

《儒门事亲·指风痹痿厥近世差玄说》指出："夫四末之疾，动而或痉者，为风；不仁或痛者，为痹；弱而不用者，为痿；逆而寒热者，为厥；此其状未尝同也。故其本源，又复大异。"朱丹溪在《丹溪心法》一书中进一步指出"痿证断不可作风治，而用风药。有湿热、湿痰、气虚、血虚、瘀血。湿热，东垣健步丸……加沥、姜汁……气虚，四君子汤加黄芩、黄柏、苍术之类；血虚，四物汤加黄柏、苍术，煎送补阴丸；亦有食积、死血妨碍不得下降者，大率属热，用参术四物汤、黄柏之类"。

《景岳全书·杂证谟·痿证》指出痿病"元气败伤，则精虚不能灌溉，血虚不能营养者，亦不少矣。若概从火论，则恐真阳亏败，及土衰水涸者，有不能堪，故当酌寒热之浅深，审虚实之缓急，以施治疗，庶得治痿之全矣"。治疗以鹿角胶、鹿角霜为主，为痿病的治疗开启新的法门。

清代医家对痿病又有了突破性的认识。例如《清代名医医话精华·徐玉台》论曰"筋痿、骨痿，皆属奇经络病"。林佩琴所著《类证治裁》则集各家论痿之说，主要论述了肾虚致痿和奇经八脉虚致痿，从而突破了单从五脏论治痿病的途径。

（二）痿病的病因病机

我国历代医术对痿病的病因病机阐述丰富，认为痿病发病主要因六淫致病，房事劳累，阴阳气血亏虚，七情所伤，饮食不节等。

1. 肺热津伤

《黄帝内经》对痿病的重要观点是"肺热叶焦，发为痿躄"。《黄帝内经》认为在五脏痿病中，与肺有最为密切的关系。盖肺为五脏之华盖，为水之上源，水之上源不足，清肃之令失司，津液和水谷精微不能敷布，导致五脏六腑不能濡养而发为痿病。《素问·至真要大论》云："诸痿喘呕，皆属于上。"以上皆指出痿病的发生由肺病导致。

张子和《儒门事亲》认为："总因肺受火热，叶焦之故。相传于四脏，痿病成矣。直断曰痿病无寒。"因此不提倡使用温热药。张子和的医案中使用黄连解毒汤、凉膈散、柴胡饮子及泻心汤治疗重症肌无力。清代叶天士在《临证指南医案·痿》记载2例痿病医案均为"肺热叶焦"所致，均以甘寒清热为治法拟方。

2. 湿热浸淫

气血不运，外感湿热之邪，或久居湿地，冒受雨露，感受寒湿之邪，郁遏化热，或饮食不节，生冷肥甘太过，损伤脾胃，脾不能运化水湿而内生湿热，若湿热未及时清除，濡滞肌肉，浸淫经脉，气血不运，肌肉筋脉失养而发为痿病。此即《素问·生气通天论》所谓"湿热不攘，大筋緛短，小筋弛长，緛短为拘，弛长为痿"之义。

朱丹溪在《丹溪心法》即言："湿热成痿，以燥金受湿热之邪，是绝寒水生化之源，源绝则肾亏，痿厥之病大作，腰以下痿软，瘫痪不能动。"并制方二妙散治疗湿热痿病。

岭南医家何梦瑶在《医碥》中概述湿热痿病说："痿者，手足软弱，纵缓不收也

（即俗所谓手瘫脚软之意），盖热而兼湿使然。观物之寒而干者，必坚硬收引；热而湿者，必柔软弛长可见。湿属土，胃为水谷之海，主润筋脉。胃病则不能运化水谷，湿停筋脉中，不为润而为涝，与热相合，故治痿独取阳明也。"并强调"然此证之有热无寒则然矣，其有湿与否则须细辨，若无湿而概用燥药以利水，则火益燥烈，筋脉反致枯干挛缩，求为弛长缓纵而不可得矣，治者审之"。

3. 内脏精血亏虚，荣卫气血失和

痿病不仅局限于肺热叶焦，湿热成痿，属于内伤导致虚证者为多数，从宋元时期开始医家对此观点更加偏重。陈无择首次提出痿躄属于内伤导致气血不足的观点，强调气血亏虚导致内脏不足，其在《三因极一病证方论》中明确指出："若随情妄用，喜怒不节，劳佚兼并，致内脏精血虚耗，荣卫失度，发为寒热，使皮血、筋骨、肌肉痿弱，无力以运动，故致痿躄。"

张景岳曰："元气败伤，则精虚不能灌溉，血虚不能营养者，亦不少矣。"提出元气耗伤则精血亏虚不能濡养者居多，这使陈无择提出的痿病"内脏精血虚耗"的概念更清晰。对于此类痿病，历代医家提出"养五脏，补气血"治法治则。宋代陈无择用加味四斤丸治疗"肝肾脏虚，热淫于内"之痿病，症见"筋骨痿弱，不自胜持……不生气力，诸虚不足"。该方也多为后世医家熟用。元代朱丹溪在《丹溪心法》治痿中曰："痿证断不可作风治，而用风药。有湿热、湿痰、气虚、血虚、瘀血。湿热，东垣健步丸……加沥、姜汁……气虚，四君子汤……血虚，四物汤……煎送补阴丸；亦有食积、死血妨碍不得下降者，大率属热，用参术四物汤、黄柏之类。"

4. 脾气亏虚，四肢痿而废用

《素问·太阴阳明论》曰："今脾病不能为胃行其津液，四肢不得禀水谷之气，气日以衰，脉道不利，筋骨肌肉皆无气以生，故不用焉。"脾胃是后天之本，津液气血化生之源。如素体脾胃虚弱，饮食不洁或饮食不节，脾胃损伤；或情志不畅，忧思伤脾，暴怒伤肝，损伤脾胃；或久病身体亏虚，纳食减少，耗伤脾胃。脾胃虚损，气血津液皆亏，五脏六腑不得后天水谷之养则发为痿病。

李东垣《脾胃论·脾胃胜衰论》曰："形体劳役则脾病，脾病则怠惰嗜卧，四肢不收，大便泄泻；脾既病，则其胃不能独行津液，故亦从而病焉。"李东垣强调脾胃亏虚致痿的同时，还说明了内生胃火而致痿，即饱食辛辣油腻耗伤胃阴，胃火消谷而不能养气血以濡养宗筋，则宗筋不收，四肢痿而不用则发为痿病。脾主四肢肌肉，治痿独取阳明注重调和脾胃。《黄帝内经》云："各补其荥而通其俞，调其虚实，和其逆顺，筋脉骨肉。"李东垣《脾胃论》云："大抵脾胃虚弱，阳气不能生长……若用辛甘之药滋胃，当升当浮，使生长之气旺。"治疗以辛甘养脾胃。陈无择五痿治法，强调当养阳明和冲脉："诸治痿法，当养阳明与冲脉。"

（三）痿病的古代医案

中医先贤亦曾存留很多痿病医案，为我们今天进一步探讨重症肌无力相关病症的治疗，提供了很好的借鉴。例如《名医类案》记载："滑伯仁治一妇……终日端坐如常人，第目昏不能视，足弱不能履，腰胯困软，肌肉虚肥……遂以东垣长夏湿热成痿之法治之。日食益减，目渐能视，至冬末，忽下榻行步如故。"目昏不能视，足弱不能行，已符合重症肌无力的证候表现，滑伯仁治以李东垣名方清暑益气汤，疗效显著，较快治愈。同书记载："江篁南治一妇，年近四十，寡居数年，因劳役倦怠，忽项强难转，既而手不能运上头，渐次足疼。莫能移步，不嗜食，呕恶，微咳稠痰，肌体清瘦，经事不甚愆期……以芪、参、归、术、茯苓、生地、麦冬、香附、黄柏、知母、甘草煎服，二十余日稍愈，间服清燥汤，两月而安。"病者项强难转、手足不运、纳差、体瘦，与重症肌无力的表现较为相似，江篁南治以补气清燥之法，服药两个月，而得痊愈。

二、睑废

睑废，指上胞下垂较为严重的病症，是重症肌无力早期常见的证候表现之一。古称"侵风""眼睑垂缓""眼皮下垂""睑倦"，如《诸病源候论·目病诸候》记载说："若血气虚则肤腠开而受风，风客于睑肤之间，所以其皮缓纵，垂覆于目，则不能开，世呼为睢目，亦名侵风。"《目经大成》记载："此症视目内如常，自觉亦无恙，只上下左右两睑，日夜长闭而不能开，攀开而不能眨。"

该病症多见于气血不足或脾虚清阳不升。正如《目经大成》所言"脾倦所致……此脾肺虚而有湿痰"，并提供药方"人参、贝母、麦冬、云红、夏枯草"以治疗此症。

三、视歧

视歧，又称"复视"，指看东西时将一个物体看成两个，也是重症肌无力早期常见的证候表现之一。《灵枢·大惑论》："邪其精，其精所中不相比也，则精散，精散则视歧，视歧见两物。"即汇聚于目中五脏六腑之精气散乱失权，致使出现视一物为两物的现象。王肯堂《证治准绳》中认为"谓一物而目视为二，即《黄帝内经》所谓视歧也，乃精华衰乱……病在肾胆……而阳光失其主倚，故视一为二"，指出了复视的病因病机是肾胆元精亏虚不能上承于目，以滋神光，阳光失其主倚，精气散乱，约束无权所致。

四、大气下陷

大气下陷，指气短不足以息；或努力呼吸，有似乎喘；或气息将停，危在顷刻的一种情况，与胸闷气短，行走乏力，不能久行的重症肌无力危象证候表现，颇为相近。大气下陷是民国时期著名中医张锡纯的特色理论之一。

《灵枢·五味》篇云："其大气之搏而不行者，积于胸中，命曰气海，出于肺，循喉咽，故呼则出，吸则入。"《灵枢·邪客》篇云："故宗气积于胸中，出于喉咙，以贯心脉，而行呼吸焉。"清代医家喻嘉言在《医门法律》一书中论曰："五脏六腑，大经小络，昼夜循行不息，必赖胸中大气，斡旋其间。"张锡纯在综合前人的基础上，明确提出"元气藏于脐下，为先天生命之根底，道家所谓祖气；大气积于胸中，为后天全身之桢干，《黄帝内经》所谓宗气。祖为一身之远命脉，宗为一身之近命脉，命脉虽有远近，其关于人身之紧要相同"。

大气是以元气为根本，以水谷之气为养料，能撑持全身，司呼吸枢机。大气一虚，呼吸即觉不利。若其气虚而且下陷，就有呼吸顿停的危险，此与呼吸肌严重无力导致的呼吸困难，如出一辙。张锡纯先生制方升陷汤治疗此病症，药用"黄芪六钱，知母三钱，柴胡一钱五分，桔梗一钱五分，升麻一钱"。

五、现代中医名家对重症肌无力的认识

现代中医认为重症肌无力的病机与五脏相关，其中以脾、肾、肝为主，同时与络脉也有一定关联。

（一）从脾肾论治

脾为后天之本，肾为先天之本。脾主肉，肾主骨。脾肾亏虚，周身失养，骨肉自然痿废不用，所以部分中医学家从"脾肾"论治重症肌无力，如李庚和、周仲瑛、张海龙等。

（二）从肝脏论治

肝主藏血，肝主筋，若肝脏气血不足，筋脉失养，则筋软不用。肝主疏泄，调节着脾胃升降功能，若肝疏泄失常，脾的升清功能紊乱，则出现眼睑下垂等症状；且"肝者，罢极之本"。《广雅·释诂一》云："罢，劳也"，作疲劳解。《说文解

字》云："燕人谓劳曰极。"清代吴善述《说文广义校订》云："极，又因穷极之义引为困也、病也、疲也。"罢极是同义词复用，"肝者，罢极之本"，肝主管筋的活动，能够耐受疲劳，是运动功能的根本。而重症肌无力的一大特点，即不能耐受疲劳。所以部分现代中医学家从肝论治重症肌无力取得了一定疗效，如周慎、尚尔寿、苏卫东、李寿山等。

（三）从奇经八脉论治

奇经八脉是任脉、督脉、冲脉、带脉、阴跷脉、阳跷脉、阴维脉、阳维脉的总称，具有沟通十二经脉之间联系的作用，统摄相关经脉气血，协调阴阳。督脉与六阳经有联系，称为"阳脉之海"，具有调节全身阳经经气的作用；任脉与六阴经有联系，称为"阴脉之海"，具有调节全身阴经经气的作用；冲脉与足阳明、足少阴等经有联系，故有"十二经之海"之称；带脉约束联系纵行躯干部的诸条足经；阴维脉与阳维脉联系阴经与阳经，分别主管一身之表里；阴跷脉、阳跷脉有濡养眼目、司眼睑开合和下肢运动的功能。其中任脉、督脉、带脉、阴跷脉、阳跷脉与重症肌无力尤为相关。奇经亏虚，真元颓废，则鼓动无力，十二经脉失去约束，运行紊乱，即会出现眼睑下垂、四肢无力等症状。陈金亮、吴以岭、李平等现代中医学家，即从奇经论治重症肌无力。

（四）从毒论治

况时祥等[1]认为："重症肌无力活动后加重、休息后减轻，精神刺激、劳累、受寒感冒、腹泻、月经期等都可能引起机体免疫功能变化而导致病情加重、反复发作、缠绵难愈、病程漫长，这些临床特点与湿毒之邪所致疾病之特征颇为吻合。"并强调应将化湿解毒法作为必备之法而贯穿于本病治疗的始终。一则因为湿毒不祛，会继续腐害脏腑及肌肉筋脉，加重其损伤，导致病情长期顽固难愈；二则由于诸脏功能异常会继续导致湿毒的产生。因此化湿解毒有助于病理产物的完全清除，有助于诸脏功能的正常恢复，是提高临床治疗效果的重要环节。

（五）从虚邪论治

苏卫东等[2]认为虚邪是重症肌无力发病之标，体虚是发病之本。虚邪为自然界四时不正之气，其为病，由皮毛而入，侵入机体后邪气留恋，着而难除，如《灵枢·刺节真邪》所述"虚风之贼伤人也，其中人也深，不能自去"。虚邪为病，"不能自去"的特性与重症肌无力患者具有缓解与反复发作的特点相合。若起居不时，摄生不慎，虚邪数犯，可导致疾病加重，甚至死亡。重症肌无力患者因感冒缠绵难愈而诱发肌无力危象的，临床中并不少见。虚邪由外侵入人体，其临床表现复杂多变，此与重症肌无力根据临床不同肌群组合的症状而分为不同的类型，亦相符。

（六）从脾胃论治

纵观中医关于与重症肌无力相关的痿病的历史沿革，可以发现"治痿独取阳明"的理论贯穿历史各个时期。阳明即足阳明胃经，"治痿独取阳明"是强调脾胃在治疗痿病中的作用。现代中医学家借鉴此理论，重视从脾胃论治重症肌无力。例如国医大师邓铁涛[3-4]认为本病病因可归纳为先天不足，后天失养，或七情内伤，或外邪所伤，或疾病施治不当，或大病瘥愈时失养，导致脾胃亏虚，形成虚损。

曹洪欣[5]认为重症肌无力主要病机是脾虚气陷。因为眼睑在眼科五轮部位中定为"肉轮"，属脾胃，司眼之开合，脾虚气陷致下垂不举。脾主肌肉、四肢，脾气虚弱则肌肉瘦削，软弱无力甚至痿弱不用，正如《灵枢·本神》所说"脾气虚则四肢不用"。重症肌无力的特点是病在肌肉，症在无力，与脾的生理、病理范围相吻合。

六、小结

基于病证结合理论，在治疗重症肌无力上使用辨病与辨证相结合的理念，探讨中西医结合治疗重症肌无力很有必要。运用古代名方、经验方、针灸、中西医结合等治疗重症肌无力都取得了明显的疗效。同时有研究表明，中医药治疗重症肌无力在缓解临床症状、减少病情反复、提高生活质量及危象抢救等方面都显示了其独特的治疗优势[6-7]，同时在很大程度上缓解了单纯应用西药治疗重症肌无力的副作用，相对西医的单纯疗法有明显优势。在中医整体观念指导下形成的"预防—治疗—防复发"机制以及贯穿重症肌无力论治始终的病因、病机、辨证论治的有机统一弥补了现代医学在治疗重症肌无力上的治疗缺陷[8]。

（周登威）

参考文献

［1］况时祥，况耀鋆. 重症肌无力从湿毒论治探讨［J］. 湖南中医杂志，2013，29（12）：5-7.

［2］苏卫东，陈金亮，陆春玲，等. 眼肌型重症肌无力早期应用托法的理论探析［J］. 辽宁中医杂志，2013，40（4）：696-697.

［3］全世建，肖会泉. 邓铁涛治疗重症肌无力经验［J］. 山东中医杂志，
　　2004（10）：626-627.

［4］阳涛，周欣欣，刘小斌. 邓铁涛教授函诊治疗重症肌无力用药特点浅析
　　［J］. 新中医，2011，43（4）：134-135.

［5］李春杰，余柏林. 曹洪欣教授治疗重症肌无力的经验［J］. 中国中医
　　药信息杂志，1999（11）：27.

［6］潘以丰. 补脾益肾法治疗重症肌无力的疗效评价［D］. 广州：广州中
　　医药大学，2008.

［7］董秀娟. 重症肌无力危象诱因分析及中西医结合救治疗效的评价［D］.
　　广州：广州中医药大学，2008.

［8］胡明哲，崔赛男，李衍滨，等. 中医药治疗重症肌无力的研究概况
　　［J］. 湖南中医杂志，2017，33（3）：163-165.

重症肌无力的医学研究难点

自身免疫性疾病是继癌症和心血管疾病后的第三类最为常见的疾病，其在人群中的发生率约为5%，自身免疫性疾病目前仍呈上升趋势，已逐渐成为影响人类健康的主要疾病之一[1]。

作为一种最经典的神经系统自身免疫性疾病，重症肌无力（myasthenia gravis，MG）是一种神经肌肉接头传递障碍的获得性自身免疫系统疾病，是由细胞免疫途径和胆碱能受体抗体途径介导形成的，与介导的乙酰胆碱受体受损有关，主要累及患者的神经肌肉接头，分全身型和眼肌型两种形式[2]，其发病机制主要以体液免疫、细胞免疫依赖及补体参与为主。目前临床上对于重症肌无力的治疗主要包括对症治疗及免疫治疗[3]，可显著降低重症肌无力的发生率和病死率。但重症肌无力相关合并症发生率及重症肌无力危象病死率较高，病情容易反复，迁延不愈，对患者生活造成极大影响并带来沉重经济负担，故需要筛选并优化出一套针对重症肌无力的综合治疗方案，以提高临床疗效并可加以推广，因此在重症肌无力的发病机制及诊疗上依然存在较大的研究难点。

一、发病机制尚不明确

重症肌无力的发病机制尚未被完全阐明，一般认为重症肌无力是由神经肌肉接头处突触后膜乙酰胆碱受体（AChR）被自身抗体破坏，导致神经肌肉信号传导发生障碍，累及患者的神经肌肉接头，致使骨骼肌的收缩减弱而导致肌无力。但近年来随着研究的不断深入，发现MG患者血清中除了检测出AChR-Ab外，还存在一些其他自身抗体，如肌肉特异性酪氨酸激酶抗体（MuSK-Ab）、低密度脂蛋白受体相关蛋白4（LRP4）抗体、连接素抗体（Titin-Ab）、兰尼碱受体抗体（RyR-Ab）、细胞外基质蛋白（agrin）抗体、突触前膜抗体（PsM-Ab）、抗细胞因子抗体、电压门控性钾通道蛋白4抗体、胶原蛋白Q抗体及Cortactin抗体等，这些抗体均可通过不同方式影响神经肌肉传导，进而引发症状[4]。同时重症肌无力的发病机制主要还涉及体液免疫、细胞免疫依赖及补体参与。但是，引起重症肌无力免疫应答的始动环节仍不清楚，由于大部分的重症肌无力患者都有胸腺异常，推断诱发免疫反应的起始部位在胸腺。因此，重症肌无力具体明确的发病机制仍需进一步探讨。

二、临床常用治疗效果不显著

目前对于重症肌无力（MG）的治疗包括对症治疗和免疫治疗，其中对症治疗包括胆碱酯酶抑制剂（溴吡斯的明）和 β2 肾上腺素受体激动剂（特布他林）等。免疫治疗包括胸腺切除、糖皮质激素、静脉注射免疫球蛋白、血浆置换、免疫抑制剂[5]，综合近年研究表明胸腺自身免疫耐受机制的破坏可能是胸腺瘤发生，以及包括 MG 在内的自身免疫性疾病发生的重要原因[6]。因而针对这些相关机制进行免疫性的药物治疗，此种治疗方法是目前治疗重症肌无力的主要方法[7]，主要包括糖皮质激素和免疫抑制剂。糖皮质激素虽然经济实用，多数 MG 患者使用后确能缓解症状，且国际指南和中国指南都认为糖皮质激素是免疫治疗的一线药物[8]。但是药物用量的把握和调整、药物疗程的控制、激素冲击法的运用等需要医生对病情有准确的评估、对疾病用药有足够的经验，因此如何在兼顾病情的同时改善和降低激素不良反应，从而使患者获益最大，一直是临床医生所追求的临床结局。而至于非类固醇类免疫抑制药，尽管其疗效肯定，但此类药物往往有药物严重不良反应和药物相互作用，使用疗程长，部分药物价格不菲，也是临床应用的难点所在。其中他克莫司是一种新型的免疫抑制剂，近年来用于 MG 的治疗取得了令人鼓舞的效果，但他克莫司的治疗窗窄和个体间血药浓度差异大已成为临床上合理用药的一个难点[8-9]。如何提高药物特异性、减少药物不良反应、减少病情复发、阻止病程进展等仍是治疗上的重大难题。

三、难治性重症肌无力

一些患者对多种免疫治疗效果均差者归属于难治性 MG。通常难治性 MG 患者是长期未行系统免疫治疗者，但也有一些患者发病之初即比较难治，可能是患者对药物敏感性的差异所致。MG 患者存在威胁生命的征象，多与呼吸困难、分泌物难以排出致使机体严重缺氧有关，若不及时救治可能导致患者死亡[10]。

相关研究认为，大剂量激素冲击治疗加重肌无力可能与激素影响神经肌肉接头处传递功能有关[11]。同时，MG 患者合并呼吸道感染后易引发气道高反应性或狭窄，气道阻力上升，致使呼吸道分泌物增多，而患者难以有效咳出分泌物，若多次咳嗽则会导致呼吸肌疲劳，进而引发呼吸困难等严重并发症，发生重症肌无力危象[12]。

临床治疗 MG 危象方法较多，包括大剂量激素用药、血浆置换、呼吸机干预等，虽在一定程度上可降低病死率，但据统计，MG 危象患者病死率仍高达 15%～45%[13]。

由此可见，针对 MG 缺乏较为理想的治疗方法。因此需要建立药物联合躯体精神状态和改善人际关系的方法来改善 MG 患者的临床症状。

四、胸腺切除与重症肌无力

据报道 75%～90% 的 MG 患者伴有胸腺异常，其中 85% 为胸腺增生、15% 为胸腺瘤[14]。MG 合并胸腺瘤以及胸腺增生者规范西医治疗较长时间而无明显疗效时，一般主张行胸腺切除术，但行胸腺切除术后 MG 症状无明显改善甚至加重者也占有相当比例[15]。同时，MG 胸腺切除术后发生肌无力危象的危险因素也明显上升[16]。因此胸腺切除术与 MG 之间的关系尚待进一步明确。

五、重症肌无力伴其他自身免疫性疾病

MG 的合并症目前仍然是临床上的一个巨大挑战，研究表明[17]，MG 容易伴发其他各种自身免疫性疾病或表现为多器官的损伤，其发生率达 15%，最常见的为自身免疫性甲状腺炎，其次为系统性红斑狼疮和类风湿性关节炎，对患者的预后、生存率、生活质量均造成了不良的影响。

六、中医药诊治重症肌无力规范性有待提高

近年来，中医药治疗 MG 在基础理论及临床实践方面都积累了丰富的经验，对 MG 的病因、病机、辨证治疗和药物研制等做了许多研究，由此可显示中医药在神经免疫性疾病特别是 MG 防治方面的潜在优势[18]，但还存在诸多问题。

中医药治疗重症肌无力的临床研究数量逐年上升，涵盖各种临床研究类型，干预措施多样又统一，表现在个性化辨证，汤剂组方多样，但主要治则较统一，补益为主，另外非药物治疗应用相对较少，但治疗形式多样。研究质量普遍较低，与评价条目有关的信息报告率偏低，或具体细节报告不清楚，导致不能提供足够的信息对研究细节进行评价。同时中医对于 MG 的辨证分型缺乏统一标准，通过中医辨证所确立的证候很难与西医分型之间确立有效联系，可能会造成患者依从性较差，难以坚持系统治疗，增加了治疗的盲目性，延误了最佳治疗时机。但中医药注重整体观念及辨证论治，可有效消除 MG 复杂的临床症状。

中医药治疗 MG 在缓解临床症状、减少病情反复、减轻药物毒副作用、提高生活质量以及危象抢救等方面都显示了其独特的治疗优势，在中医药学漫长的历史发展过

程中，岭南医家结合岭南地区特点，重视岭南地区人群体质特点，重视应用岭南地区特产药材和民间经验，重视吸收新知识，在各自的学术领域上各领风骚、独树一帜形成了具自身特色的学术理论。而 MG 作为中医药的优势病种，岭南医家在对 MG 的辨证论治上积累了丰富的临床经验，隐含了经典的辨证论治规律，值得进一步深入探讨。

（周登威）

参考文献

[1] 张大启，杨丽. LRP4 抗体阳性的重症肌无力研究进展 [J]. 天津医科大学学报，2016，22（1）：87-89.

[2] 赵重波，朱雯华，卢家红，等. 小剂量他克莫司治疗难治性全身型重症肌无力的初步研究 [J]. 中国临床神经科学，2005，13（4）：406-409.

[3] 郭东，李聪，万婷，等. 丙种球蛋白联用泼尼松治疗重症肌无力临床疗效 [J]. 检验医学与临床，2017，14（20）：3040-3042.

[4] 黄方杰. 重症肌无力发病机制以及相关自身抗体研究 [D]. 天津：天津医科大学，2014.

[5] 侯世芳，许贤豪，刘银红. 沙丁胺醇治疗重症肌无力的临床观察 [J]. 中国神经免疫学和神经病学杂志，2011，18（5）：325-327，331.

[6] 王中魁，黄旭升. 伴胸腺瘤重症肌无力发病机制研究进展 [J]. 中国神经免疫学和神经病学杂志，2017，24（2）：139-142，146.

[7] 冯慧宇，刘卫彬，邱力，等. 他克莫司治疗难治性重症肌无力 36 例疗效与安全性的观察 [J]. 中华医学杂志，2011，91（45）：3190-3192.

[8] 王维治，刘卫彬. 重症肌无力管理国际共识（2016）解读 [J]. 中华神经科杂志，2017，50（2）：83-87.

[9] 傅求真，王磊，童卫杭，等. CYP3A5 基因多态性指导他克莫司治疗重症肌无力的初步探讨 [J]. 中国神经免疫学和神经病学杂志，2013，20（1）：17-19，23.

[10] 田钦勇. 胸腺瘤的病理类型、Masaoka 临床分期与重症肌无力、术后重症肌无力危象相关性分析 [D]. 福州：福建医科大学，2014.

[11] 李付华，刘小军，张清勇，等. 重症肌无力危象 32 例集束化治疗的临床观察 [J]. 中国实用神经疾病杂志，2012，15（22）：52-54.

［12］王洪敏. 研究重症肌无力危象发生的危险因素及其防治措施［J］. 中国实用神经疾病杂志，2016，19（21）：82-84.

［13］赵红霞. 重症肌无力危象的诱发因素、抢救及其护理［J］. 中国实用神经疾病杂志，2011，14（20）：68-69.

［14］STRÖBEL P，CHUANG W，MARX A. Thymoma-associated paraneoplastic myasthenia gravis［J］. Humana Press，2009：105-117.

［15］况时祥. 难治性重症肌无力的中西医结合治疗［C］//中华医学会，中华医学会神经分会. 中华医学会第十七次全国神经病学学术会议论文汇编（下）.［出版地不详］：［出版者不详］，2014：533.

［16］钱昆杰，张力为，李德生，等. 重症肌无力胸腺切除术后发生肌无力危象危险因素的 Meta 分析［J］. 中国循证医学杂志，2016，16（7）：788-794.

［17］ANDERSEN J B，OWE J F，ENGELAND A，et al. Total drug treatment and comorbidity in myasthenia gravis：a population-based cohort study［J］. Europe an Journal of Neurology，2014，21（7）：948-955.

［18］王元元，韩艾. 重症肌无力的中医临床治疗概述［J］. 辽宁中医药大学学报，2008，10（8）：61-63.

02

第二章

中医脾胃理论研究

━━━━━━━━━ ● 观点与观念 ● ━━━━━━━━━

　　数千年来，祖国医学以其博大精深、疗效显著而经久不衰。其中，始于《黄帝内经》的脾胃理论是中医理论体系中起到基础支撑作用的学说之一。

　　脾胃理论是随着整个医学发展的进程而逐步形成的，并且越来越受到人们重视，从前贤所言"百病皆由脾胃衰而生""脾胃为水谷之海""治脾胃即可安五脏"等论述即可见一斑。

　　本章通过系统整理、归纳脾胃理论的基本内涵及其形成和发展，对脾胃理论在不同历史时期的发展及其不同学术观点进行分析，以使读者能对脾胃理论中的各种学术观点及其渊源关系有所了解。同时，通过近现代医家对脾胃理论的临床及理论验证及深入研究，展示其重要作用及突出贡献。

第一节 脾胃理论的基本内涵

中医脾胃系统，简称为脾系。脾胃系统是由口腔、咽部、食道、胃腑、小肠、大肠、脾脏，以及与之密切相关的唾液腺、胃腺、肠腺、胰腺、肝脏、胆囊、经脉等多脏腑器官组成，纵贯于头、颈、胸腔与整个腹腔之中，是人体涉及脏腑最多的系统之一。人体的脾胃系统，是能对饮食进行摄取、受纳、腐熟、化物、饮食精微的转输与运化，以及饮食糟粕排泄的系统，是人体后天获取营养物质、保证生命活动的重要系统之一。

一、脾的生理功能与特性

脾位于中焦，在左膈之下，胃的后下方，其形扁长如刀镰，为"后天之本""仓廪之官"，脾的主要生理功能如下。

（一）脾的功能

脾与心肝肺肾合称五脏，位于中焦，与胃互为表里，开窍于口，其华在唇，主四肢、肌肉。其功能主要为吸收和转输水谷精微、运送及排泄水湿、统摄营血、充养宗气等，故称之为一身之气机枢纽，气血生化之源，五脏六腑、四肢百骸皆赖以所养。

1. 主运化

"脾主运化"是中医脾的最基本的生理功能，指脾具有将水谷化为精微，并将精微物质转输至全身各脏腑组织的功能。饮食物经过胃和小肠的消化，吸收进入人体后，必须在脾气的推动以及肝胆、大小肠等其他脏腑的协同作用下，转化为精、气、津液，才能内养五脏六腑、外养四肢百骸和皮毛筋肉，否则并不能被人体直接利用。脾的运化功能主要依赖脾气升清和脾阳温煦的作用来实现，所谓"脾升而善磨"（《四圣心源》）。水谷入胃，全赖脾阳为之运化，故"脾有一分之阳，能消一分之水谷；脾有十分之阳，能消十分之水谷"（《医原》）。

脾的运化功能，统而言之，分别是运化水谷和运化水液。脾主运化水谷，包括消化水谷、吸收转输精微并将精微转化为气血的重要生理作用。此过程全依赖于脾气的作用。邓伟民[1]将"脾主运化"过程分为三个阶段：①帮助胃肠将食物分解成精微和糟粕两个部分，这个过程简称消化；②帮助胃肠道吸收水谷精微；③把吸收的水谷精微输送到全身。运化水液又称运化水湿，是指脾通过调节水液的吸收和转输，达到发挥调节人体水液代谢的作用，正如《灵枢·经脉别论》曰："饮入于胃，游溢精气，上输于脾，脾气散精，上归于肺，通调水道，下输膀胱。水精四布，五经并行，合于四时五脏阴阳，揆度以为常也。"脾主运化水液包括了对水液的吸收、转输和布散功能，是调节人体水液代谢的关键环节，如《素问·厥论》云："脾主为胃行其津液者也。"脾为人体气机升降的枢纽，故在人体水液代谢过程中，起着重要的枢纽作用。《素问·至真要大论》云："诸湿肿满，皆属于脾。"因此，脾气强健，运化水液的功能正常运行，就能防止体内的水液发生不正常的停滞和潴留，进而防止水湿、痰饮等病理产物的产生及水肿的发生。脾运化水谷和运化水液两个方面的作用，是互为联系，相互影响的，在病理上往往互为因果。在全身型重症肌无力患者中如发展到发音、吞咽、呼吸困难时，往往痰涎较多，且随着痰涎症状的解除，病情亦随之好转。脾主运化水湿，为生痰之源，正如张景岳所说："虚而多痰者……此为水源之痰，脾虚不能制水也。"可见脾主运化水湿功能与重症肌无力有着密切关系。

《黄帝内经》对重症肌无力的常见症状眼睑下垂的病因"脾胃气虚"有较为详细的阐述。《灵枢·大惑论》记载："五脏六腑之精气，皆上注于目而为之精……肌肉之精为约束。"《类经》注解为："约束者，眼胞也，能开能合，为肌肉之精，主于脾也。"据此可知《黄帝内经》认为主司眼睑开合的结构"约束"与"肌肉"有关，而"肌肉"功能的正常与否则取决于脾，脾的功能可以间接影响眼睑。

2. 主肌肉、四肢

主肌肉，指脾具有输布精微于全身以营养肌肉而言。《素问·痿论》说："脾主身之肌肉。"《素问·五脏生成》说："脾之合肉也。"脾主运化的功能是"脾主肌肉"的生理基础。如《素问集注·五脏生成》所云："脾主运化水谷之精，以生养肌肉，故主肉。"《太平圣惠方》曰："脾胃者，水谷之精，化为气血，气血充盛，营卫流通，润养身形，荣于肌肉也。"正是脾为气血生化之源的体现，脾气健旺，精微来源充足，则肌肉丰满结实。若脾气虚弱，运化不健，精微乏源，不能濡养肌肉，就会出现消瘦等症。故李东垣说"脾胃俱旺，则能食而肥，脾胃俱虚，则不食而瘦"；黄元御在《四圣心源》中说"肌肉者，脾土之所生也，脾气盛则肌肉丰满而充实"；《灵枢·经脉第十》说"足太阴气绝者，则脉不荣肌肉"。

四肢也赖脾之水谷精微所滋养。如脾气健旺，化源充足，则四肢轻劲，灵活有力。若脾气虚弱，运化失权，精微来源不足，四肢失于充养，就会出现手足软弱无力，甚至痿废不用等症。中医认为，重症肌无力的四肢不用，病本在脾。脾主肌肉，四肢又是诸阳之末，《灵枢·本神》说："脾气虚则四肢不用。"《难经·十六难》进而阐述："怠惰嗜卧、四肢不收，有是者脾也。"《素问·太阴阳明论》说："帝曰：脾病而四肢不用，何也？岐伯曰：四肢皆禀气于胃，而不得至经，必因于脾，乃得禀也。今脾病不能为胃行其津液，四肢不得禀水谷气，气日以衰，脉道不利，筋骨肌肉皆无气以生，故不用焉。"《素问·示从容论》又说："四肢懈惰，此脾精之不行也。"脾胃乃仓廪之官，后天之本，津液气血及精气生化之源。因此，脾主肌肉的发育和运动，如素体脾胃虚弱，或饮食不节，损伤脾胃；或忧思伤脾，或情志不舒，郁怒伤肝，损伤脾胃；或久病体虚，纳差食少，损及脾胃。脾胃日损，接济无源，气血俱虚，则五脏六腑、四肢百骸皆不得后天水谷精微之滋养而发为重症肌无力。

3. 主统血与生血

统血，指脾具有统摄和控制血液运行于脉道中，不致溢出脉道之外的功能而言。实际上是脾气对血液的固摄作用。因脾虚而引起的出血病证称为"脾不统血"。临床上常采用补脾益气、引血归经的方法治疗。血是人体的重要物质，是人体摄入的食物通过气化作用而产生，生血之源在于中焦的脾胃。饮食入胃，经过消化其中水谷精微成分，经脾之运化，上注于肺脉而化为血。故《灵枢·决气》说："中焦受气取汁，变化而赤，是谓血。"

（二）脾的特性

脾的特性，可包括两个方面：一为主升清气，二为喜燥恶湿。

1. 主升清气

升，即升举、转输；清，即水谷精微。脾主升清气，即指精微物质的上升布散，同时脾气的升提是维持人体各内脏正常位置的基础。脾气健旺，才能不断将饮食中的精微、津液加以吸收，转输于肺，再输布于其他脏腑，营养全身各处。若脾气虚弱，升清失司，不能转输水谷精微，就会出现精神疲惫，四肢软弱无力、目糊耳鸣、嗜睡懒言等症，故《灵枢·本神》说："脾气虚则四肢不用，五脏不安。"如脾气下陷，升举无权，还会出现腹重欲坠、脱肛、阴挺等。

中医学认为，头为诸阳之会，抬头为阳气上布之功，正如《脾胃论》云："上气不足……头为之苦倾，目为之瞑……皆由脾胃先虚，气不上行之所致也。"因此证实重症肌无力患者出现的抬颈无力亦与脾不升清相关。

2. 喜燥恶湿

喜燥恶湿，指脾的特性是喜温燥而恶寒湿而言。《素问·宣明五气》说："五脏所恶……脾恶湿。"因脾为太阴湿土，湿最易伤脾，脾最易生湿，故叶天士说"湿喜归脾者，以其同气相感故也"。湿属阴，得阳气始运，若脾阳失充，阴湿所胜，就能影响脾之运化，发生湿困脾阳，出现头身沉重、四肢困倦、脘腹满闷、大便泄泻、舌苔白腻，脉象濡缓等症。

脾开窍于口，在志为思。发音之生理，来源于气。《灵枢·海论》言"气海不足，则气少不足以言""言而微……此气夺也"。脾气不升则出现音暗。咀嚼、吞咽则为口唇、牙齿、舌本、咽喉、颜面诸肌协同所司，其中"口唇者脾之官""咽喉者水谷之道""脾胃为仓廪之官，谷气通于脾"，颜面、齿龈上下为阳明经所络。张子和论九气之病，对吞咽困难之原因提出"思气（脾）所致……为咽嗌不利"，《素问·经脉》说"肌肉软则舌痿"，说明重症肌无力患者的声嘶、吞咽无力、呼吸困难等表现与脾胃密切相关。

二、胃的功能与特性

（一）胃的功能

胃为六腑之一，上接食道，下连小肠，胃的上口为贲门，下口为幽门，职司受纳和腐熟水谷，同时与脘腹、咽、舌苔有着密切的联系。

1. 主受纳、腐熟水谷

饮食入口，经过食道，储存于胃，腐熟磨化而成糜物正是对胃主受纳、腐熟水谷而言。《素问·五脏别论》说："胃者水谷之海，六腑之大源也。五味入口，藏于胃，以养五脏气。"饮食经胃腐熟磨化后，下传于小肠，其精微部分，由脾转输，以营养脏腑。《灵枢·营卫生会》曰"中焦如沤"，胃中腐熟的水谷之状，犹如浸泡发酵沤物之状。《素问·平人气象论》又说"平人之常气禀于胃，胃者平人之常气也。人无胃气曰逆，逆者死"，这充分说明了胃的作用，故有"有胃气则生，无胃气则死"之说。胃气充足，纳腐之职正常，则形神俱足，肌肉丰满，四肢轻劲。若胃气不足，纳腐无权，则知饥不欲食，或食而不消，或呕吐，或反胃，形体羸瘦，精神疲惫。如胃气不降，纳腐失司，则出现呕吐、嗳气、呃逆、不思饮食等。

2. 主脘腹

胃位于膈下，上口为上脘，下口为下脘，上下脘之中间名中脘，上、中、下三脘统称胃脘。脘腹内属胃腑，外属上腹正中，故有"脘腹属胃"之说。胃气充足，纳磨正常，则脘腹柔软、平、不胀、不痛。若胃气不足，纳磨无权，则脘腹痞满，外形膨。如胃气失调，纳磨不健，则脘腹硬满，时有疼痛，所以《灵枢·海论》说"水谷之海有余，则腹胀"，《灵枢·胀论》又说"胃胀者，腹满胃脘痛"。

3. 主咽部

饮食入口咀嚼后，经咽部，通过食道，送至胃中。故《灵枢·忧恚无言》说："咽喉者，水谷之道也。"《灵枢·胀论》又说："胃者，太仓也；咽……传送也，胃之五窍者，间里门户也。"说明胃是饮食物的仓库，咽是主管传送饮食的道路。胃有咽门、贲门、幽门、阑门、魄门五个窍门，像间里的门户一样。所以咽由胃所统主，胃气顺和，通降之职正常，则咽部畅通，不肿不痛，无噎阻感觉。若胃气不足，通降失权，则咽物噎阻不下，胃火炽盛，上熏于咽，则咽部焮红疼痛，甚至发为喉风、喉蛾等。

（二）胃的特性

胃的特性与脾相反，即胃气主顺降、喜润恶燥。

1. 主顺降

胃气主顺降，指胃气必须时时和顺通达，下降不逆而言。叶天士说："纳食主胃……胃宜降则和。"胃虽有受纳、腐熟水谷的功能，还必须赖于通降，食物才能下行于小肠，分别清浊。若胃气不调，通降失常，食物不能及时下行，就会出现胃脘痞满或疼痛，大便秘结；如胃气上逆，不能顺降，就会出现呕吐，或嗳气，或呃逆等症。

2. 喜润恶燥

胃喜润恶燥，指胃好滋润而恶温燥而言。叶天士说："阳明胃土，得阴自安。"胃不仅需要阳气的蒸化，更需要阴液的濡养，胃中阴液充足，则有助于腐熟水谷和顺降胃气，故叶天士又说"胃喜柔润"。若胃阴不足，津液不能上承，则口燥咽干；胃中邪热内蕴，津液受伤，热邪杀谷，则可见口苦而干、嘈杂似饥等症。

三、脾胃的综合协调功能

脾与胃均位于腹内，以膜相隔，在经络上构成表里关系，脾为脏属里，胃为腑属表，足太阴脾经属脾络胃，足阳明胃经属胃络脾。因此，它们之间的关系甚为密切，并共同担负着化生水谷精微，濡养五脏六腑、四肢百骸的作用。这些作用，主要依靠两者的不同功能和特性，即一纳与二运，一降与一升的相反相成的作用来完成。具体的相互关系有以下三个方面。

（一）纳运互助

纳运互助是脾胃功能的纳与运的关系的解释。水谷经过胃的受纳腐熟后，为脾之运化水谷精微做准备，与此同时，脾之运化输布是适应胃之继续纳食的需要。胃主纳与脾主运化，互相协助，共同完成对饮食物的摄取、腐熟、消化与吸收。胃纳反常日久，可累及脾运化失常；脾运化失常日久，亦可累及胃纳失常。两者的功能和特性虽然不同，但所达到的目的却是一致的。故《景岳全书·饮食门》曰："胃司受纳，脾司运化，一纳一运，化生精气。"

（二）升降协作

脾属阴而主升，胃属阳而主降。升降出入是人体气机运动的基本形式。脾胃的健运，依赖于升降，故叶天士曰："脾宜升则健，胃宜降则和。"脾胃理论的核心内容——脾胃为人体元气之本，脾胃为精气升降运动之枢纽，脾胃主水谷精微之运化，为气血生化之源，这些功能无一不与升降密切相关。脾升胃降才能保证脾胃实现正常的生理功能。脾的升清和胃的降浊作用，饮食经胃的纳磨腐熟后，通过胃气通降作用，下行至小肠，由小肠泌别清浊。其清者由脾气升发，转输于全身各部分，其浊者下注大肠或渗入膀胱，形成大小便排出体外，一降与一升构成了饮食物的消化、吸收、输布、排泄的全过程，两者不可偏废。

（三）燥湿相济

脾为阴脏，属太阴湿土，则阴盛于阳，故性喜燥而恶湿。胃为阳腑，属阳明燥土，则阳盛于阴，故性喜润而恶燥。脾胃之性虽有燥润喜恶之不同，但两者协调，脾可为胃以受燥，胃可为脾以受湿，脾可为胃输布津液以润养，胃可为脾通降湿浊以除湿，故《临证指南医案·脾胃》曰："太阴湿土，得阳始运，阳明燥土，得阴自安，因脾喜刚燥，胃喜柔润故也。"若燥湿偏盛，失去相对平衡，即脾因湿盛而病，胃因燥热而疾。

脾胃病损是重症肌无力的主要病机。作为后天之本的脾胃，是气血生化之源，位居于中焦，为气机升降出入的枢机。如上所述，脾主肌肉四肢，若脾虚则气血生化濡养不足，所以四肢痿软不能随用。脾主升主运，脾虚气陷，则升举无力，上睑属脾，故提睑无力而下垂；胃主降主纳，与脾相表里，脾虚胃亦弱，则升降之枢机不利，受纳无权，故纳呆溏泄，吞咽困难；脾气主升，上充于肺，积于胸中而为宗气大气，司呼吸，贯百脉，中气下陷，胸中之大气难以接续，肺之包举无力，故气短不足以息，若胸中大气亦下陷，则气息将停，危在顷刻，发为重症肌无力危象。

四、脾胃与五脏的关系

（一）脾胃与心

脾胃与心是相生关系，即所谓火生土。心属火为母，脾属土为子，火能生土，脾胃的运化，有赖于心阳的温运。总而言之，脾胃与心之间的关系，主要是以下三方面：①主血与生血；②行血与统血；③脾主运化与心血养神的关系。

血液生成方面。饮食物经过胃的受纳腐熟后，精微部分通过脾的升清运化作用，向上输于心肺，贯注于心脉变化而赤为血。气血生化之源是脾主运化的具体体现。脾气健旺，血液化生有源，且脾能摄血，以保证心血随之盈满。

血液运行方面。血液在脉管中的正常运行，既依赖心气的推动作用，以维持血液运行通畅而不迟缓，又依靠脾气的统摄作用，以使血液行于脉中而不溢出脉管外，并在心神的统率下维持其正常的生理活动，故《医碥·五脏生克说》曰："脾之所以能运行饮食者，气也。气寒则凝滞不行，得心火以温之，乃健运而不息，是为心火生脾土。" 血液正常运行而不致脱陷妄行，全赖心主行血与脾主统血的协调。

神志活动方面。心藏神，在志为喜；脾藏意，在志为思。而五脏藏神，心为主导。人身以气血为本，精神为用。血气者，身之神。心生血而主血脉，脾胃为气血生化之源，生血而又统血。血为水谷之精，总统于心而生化于脾。血之与气，一阴一阳，两相维系，气能生血，血能化气，气非血不和，血非气不运。气血冲和，阴平阳秘，化源充足，气充血盈，充养心神，则心有所主。心血运于脾，心神统于脾，脾强则能主运化，而生血统血。

（二）脾胃与肺

脾胃与肺在生理上密切相关。脾与肺在生理上是相生的关系，即肺属金，脾属土，按五行生克关系，则土能生金，脾为肺之母，肺为脾之子。经络学认为手太阴肺与足太阴脾皆属于太阴。脾胃与肺的关系，主要表现在气的生成与水液代谢两方面。

气的生成方面。《医碥》云："饮食入胃，脾为运行其精英之气，虽曰周布诸脏，实先上输于肺，肺先受其益，是为脾土生肺金，肺受脾之益，则气愈旺，化水下降，泽及百体。"肺主气，不仅主呼吸之气，而且主一身之气，而脾为气血生化之源。宗气是肺吸入之清气与脾胃运化而来的水谷之精气相结合而成，肺与宗气的生成密切相关，因此，肺主一身之气是以脾胃为气血生化之源为前提的，故有"肺为主气之枢，脾为生气之源"之说。

水液代谢方面。《素问·经脉别论》说"脾气散精，上归于肺，通调水道，下输膀胱"，指出脾不但需要肺协助把水谷精微输布于全身，而且还要把水湿从上焦导行于下焦，直至膀胱，从小便排出体外，故曰"脾为生痰之源，肺为贮痰之器"，即指出了肺脾共同参与水液代谢，并发挥着重要的作用。

（三）脾胃与肝

肝藏血，又主疏泄；脾胃主纳运，为气血生化之源。肝所藏之血，赖于脾胃资生；

脾胃之升降纳运，又赖于肝气之疏泄，故《血证论》说："食气入胃，全赖肝木之气以疏泄之。"脾胃与肝的关系，主要在于生血与藏血，升降、纳运与疏泄等方面。

饮食物消化。《素问·经脉别论》曰"食气入胃，散精于肝，淫气于筋"，即指出了饮食物通过脾胃的受纳腐熟及运化，化生气血精液濡养肝气，经过肝气的疏泄，进而使全身的筋脉得到滋养。肝主疏泄，调畅全身气机，且肝与脾胃同处于中焦，因此肝的功能失调，常常影响脾胃正常生理功能，导致脾胃病的发生、发展。在临床中，重症肌无力的患者，往往因为情绪激动抑或低落，导致肝气郁结，疏泄不及，导致气机紊乱，进而加重病情，影响预后。

血液运行。肝主藏血，调节血量；脾主生血，统摄血液在脉管中正常运行，而不至于溢出脉外。因此，肝脾共同作用以保障血液的正常运行。同时脾运健旺，生血有源，统血有力，也会使肝有所藏，反过来帮助脾发挥统血的功能，以防止出血的发生。

（四）脾胃与肾

肾为先天之本，脾为后天之本。肾为主水之脏，脾主运化水液。因此脾胃与肾的关系主要表现为先天与后天的相互资助、相互促进的关系及水液代谢方面。

先天与后天相互资生方面。《素问·六节脏象论》说"肾者，主蛰，封藏之本，精之处也"，指出了肾所主藏之精包括先天之精与后天之精两部分，因此，肾被称为先天之本。《素问·上古天真论》云："肾者，主水，受五脏六腑之精而藏之。"五脏六腑之精即指脾胃运化饮食物生成的气血津液为后天之精。因此，先天之精与后天之精互相依存，相互为用。

水液代谢。在水液代谢方面，脾与肾相互影响。一方面，脾脏属土，肾脏属水，土克水；另一方面，命火生脾土。脾主运化水湿，需要有肾之命火的温煦蒸化资助脾阳，以加强脾的运化功能、转输强度；肾主水，司开阖，使水液的吸收和排泄正常。但开阖作用，又依靠脾气的制约，即所谓"土能制水"。脾肾两脏相互协作，共同完成水液的新陈代谢。故《是斋百一选方》说："脾胃既壮，则能饮食，饮食既进，能生营卫，营卫既壮，滋养骨髓，补益精血。"

五、脾胃与六腑的关系

六腑与脾胃构成了完整的消化、吸收、排泄体系。

（一）脾胃与胆

脾胃与胆的关系，主要体现在饮食物的消化吸收方面。胆附于肝叶间，禀肝之余

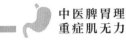
气，内藏精汁。精汁即胆汁，来源于肝，下注于小肠，有促进饮食物消化作用。若胆中精汁不足，不能助脾胃消化，或脾胃湿热，累及胆，就会出现上腹部疼痛，呕吐苦水，不思饮食等症。

（二）脾胃与大肠、小肠

脾胃与大肠、小肠的关系主要体现在饮食物的消化吸收及废物的排泄方面。《素问·灵兰秘典论》曰："小肠者，受盛之官，化物出焉。""大肠者，传道之官，变化出焉。"在饮食物的消化、吸收及废物的排泄过程中，脾胃与大肠、小肠各司其职，密切合作。小肠上端与胃相接，下端与大肠相通。大肠上接小肠，与胃、脾相通，下连广肠，与肛门相通。所以古人谈及脾胃常常包括大肠、小肠，如《灵枢·本输》云："大肠、小肠皆属于胃。"正如《医学入门》云："胃中腐熟水谷……自胃之下口传入于小肠……泌别清浊。水液入于膀胱上口，滓秽入于大肠上口。"饮食物经脾胃的受纳、消化、吸收、传导和排泄的功能，是由脾、胃、大肠、小肠共同参与，并通过"胃实而肠虚""肠实而胃虚"的虚实交替的运动过程来实现的，所以在病理上相互影响。

（三）脾胃与膀胱

脾胃与膀胱的相互作用，主要体现在尿液的排泄方面。膀胱位于小腹内，为贮尿和排尿之腑。故《素问·灵兰秘典论》说："膀胱者，州都之官，津液藏焉，气化则能出矣。"尿为水液变化而成。水液经胃的作用下传于膀胱，通过气化而排出体外。膀胱的气化不但赖于肾中元阳温化且必须依靠脾气之充养。如脾气不足，气化无权，则小便也随之失常，故《灵枢·口问》说："中气不足，溲便为之变。"

（四）脾胃与三焦

脾胃与三焦及大肠、小肠、膀胱共同完成水谷的消化、吸收、输送排泄。三焦是上焦、中焦、下焦的总称。从部位来说，胃脘部相当于中焦。从脏腑来说，上焦包括心、肺，中焦包括脾、胃、肝（但肝有列入于下焦的，按肝脏部位应属中焦，从功能来讲，则部分属于下焦，尤其与肾相提并论的情况下），下焦包括肾、大肠、小肠、膀胱。

三焦的主要功能为总司气化，凡饮食的受纳腐熟，水谷精微的输布，水液的转化，以及糟粕的排泄等，均与三焦有关，故《素问·灵兰秘典论》说："三焦者，决渎之官，水道出焉。"

六、脾胃与奇恒之腑的关系

奇恒之腑具有藏精功能。如《素问·五脏别论》云："脑、髓、骨、脉、胆、女子胞，此六者地气之所生也，皆藏于阴而象于地，故藏而不泻，名曰奇恒之腑。"其中胆亦为六腑之一，既为清宁之府，又有疏泄作用，故两者兼收之。胆与脾胃的关系，已于"脾胃与六腑的关系"中介绍，这里不再重述。

（一）脾胃与脑

脑髓之充满，全赖于脾胃之资生。脑位于头颅内，上有天灵盖，下至风府穴，故《灵枢·海论》说："脑为髓之海，其输上在于其盖，下在风府。"脑由髓汇集而成，故《素问·五脏生成》云："诸髓者，皆属于脑。"脑担负着听觉、视觉、肢体运动和一切精神活动。诚如《灵枢·海论》说："髓海有余，则轻劲多力，自过其度，髓海不足，则脑转耳鸣，胫酸眩冒，目无所见，懈怠安卧。"这些方面亦与脾胃关系至为密切，脾胃所化生之水谷精微，通过肾的作用，不断注入脑髓之中，使脑髓充满，记忆力强，耳聪目明，身轻体健。故《医林改错》指出："灵机记性在脑者，因饮食生气血，长肌肉，精汁之清者，化而为髓，由脊骨上行入脑，名曰脑髓……两耳通脑，所听之声归于脑……鼻通于脑，所闻香臭，归于脑……"

（二）脾胃与髓

脾胃与髓的关系，主要在于髓由脾胃之水谷精微不断补充。髓，位于骨腔之中，以充养骨骼和不断送入于脑，使脑充足。髓虽由肾精所化生，但肾精的来源，又赖于脾胃，正是脾胃运化而来的气精液，输入于肾，化以成髓。

（三）脾胃与骨

骨的生长与滋养，全赖于脾胃。骨性坚刚，能支持形体，为人身之支架。故《灵枢·经脉》说："骨为干。"骨所以能支持形体，全赖于骨髓之充养。《素问·阴阳应象大论》说："肾生骨髓。"肾之生髓，来于脾胃之水谷精微。因此，脾胃与骨的关系，是滋养与被滋养的关系。

以上脑、髓、骨三者关系密切，骨为髓所养，髓居骨中，髓聚为脑。所以它们与脾胃的关系，可视为资生与被资生的关系。

（四）脾胃与脉

脉为血府，是血液通行的隧道，故《灵枢·决气》说："壅遏营气，令无所避，是谓脉。"脾胃与脉的关系，主要表现在两个方面：其一，脉能接受脾胃之水谷精微，转输于全身，以资营养；其二，脉本身亦需要脾胃所化生的水谷精微来滋养，脉得精微充养，才能脉管柔和，气血运行畅通。此外，在诊断角度上，脉的强与弱，往往可反映胃气强与弱。脾胃之气健旺，水谷精微充足，脉道则盈满有力。反之，脾胃之气虚弱，水谷精微乏源，脉中营血不足，则脉象虚弱无力。

（五）脾胃与女子胞

女子胞，位于女性小腹内，主月经和孕育胎儿。胞宫虽与肾及冲任脉关系密切，但与脾胃也有关联。脾气充足，能统摄血液，则月经按时而下，孕胎正常发育。若脾气虚弱，统血失司，即可出现月经先期、量多、色淡，甚至崩中漏下，或孕胎坠落，如脾胃运化失健，气血来源不足，就会出现月经不调甚至闭经，或不孕，或孕后气血虚少，不能养胎，使胎元不得发育，如中气下陷，损及于肾，肾不系胞，可出现阴挺，或堕胎、早产等。

七、脾胃与精、神、气、血、津液的关系

（一）脾胃与精

精是构成人体的基本物质，也是人体各脏腑功能活动的物质基础。故《素问·金匮真言论》说："夫精者，身之本也。"先天之精禀受于父母，后天之精来源于饮食之中。饮食物经过脾胃作用化生水谷精微，以灌溉五脏，洒陈六腑，从而促进人体的生长、发育和维持生命活动。这种精，生于脾胃，藏于肾中。先天之精和后天之精有着至密关系，人出生之前，先天之精为后天之精提供了物质基础，出生之后，后天之精不断供养先天之精，两者相互依赖，相互为用，不可分离。

（二）脾胃与神

神是生命活动的体现，正如《灵枢·本神》说："故生之来谓之精，两精相搏谓之神。"神成之于先天精气，但神的活动必须依赖后天脾胃所化生的水谷精气不断充养，才能使神充足，形体健壮，精力充沛，面色红润光泽，两目炯炯有神。故《灵枢·平人绝谷》说："神者，水谷之精气也。"若脾胃虚弱，运化不健，水谷精微乏源，神失濡养，就会出现形体虚羸、精神萎靡、面无红泽、目无神采等症。

（三）脾胃与气

由于气的生成、功能、分布范围不同，常分为元气、宗气、营气、卫气四种。

①元气，又称原气、真气，是由先天之精化生而来，继由后天水谷精气不断充养，经三焦输布于周身，无问内外上下，无处不到，激发、推动各脏腑之功能，维持人体的正常活动。②宗气，是由呼吸之气与脾胃之水谷精气结合而成，积于胸中，推动肺的呼吸和心血的运行，故《灵枢·邪客》说："宗气积于胸中，出于喉咙，以贯心脉，而行呼吸焉。"③营气，源于脾胃水谷精微，行于脉中，具有充养周身和化生血液的作用，故《灵枢·邪客》说："营气者，泌其津液，注之于脉，化以为血，以荣四末，内注五脏六腑。"《素问·痹论》又说："营者，水谷之精气也，和调于五脏，洒陈于六腑，乃能入于脉也，故循脉上下，贯五脏，络六腑也。"④卫气，卫气和营气均源于水谷精气，仅是清浊不同而已，故《灵枢·营卫生会》说："其清者为营，浊者为卫。"《素问·痹论》又说："卫者，水谷之悍气也。"卫气不受脉道约束，行于脉外，具有护肌表、御外邪、泽皮毛等作用，故《灵枢·本脏》说："卫气者，所以温分肉，充皮肤，肥腠理，司开阖者也。"

（四）脾胃与血

血行于脉中，遍及全身，有营养和滋润作用。血主要由水谷精微所化生，故《灵枢·决气》说："中焦受气取汁，变化而赤，是谓血。"《灵枢·营卫生会》又说："中焦亦并胃中，出上焦之后，此所受气者，泌糟粕，蒸津液，化其精微，上注于肺脉，乃化而为血。"同时血的化生，还必须有营气的参与，故《灵枢·邪客》说："营气者，泌其精液，注之于脉，化以为血。"营气是血的基本物质之一，对血生成起着重要作用。此外，血还可由精转化而来，如《张氏医通》所说："气不耗，归精于肾而为精，精不泄，归精于肝而化清血。"总之，血的生成以水谷精微为主，诚如《景岳全书》说："血者水谷之精气也，源源而来，而实生化于脾。"

（五）脾胃与津液

津液，是体内各种正常水液的总称。津液的生成，是水谷经过胃的"游溢"，脾的"散精"，三焦的气化作用，变化而成。《素问·经脉别论》说："饮入于胃，游溢精气，上输于脾，脾气散精，上归于肺，通调水道，下输膀胱。水精四布，五经并行。"这是对津液生成与输布的简要概括。如《灵枢·五癃津液别》指出："五谷之津液和合而为膏者，内渗入于骨空，补益脑髓。"由此可知，津液主要由脾胃所化生，脾胃健旺，津液充足。如脾胃虚弱，运化无权，津液生成不足，可出现皮肤干皱、口唇燥裂、咽干鼻燥、大便秘结、小便短少等症；若脾胃失调，或胃强脾弱，脾不能为胃行其津液，津液蓄积于内，变为水邪，可出现水肿、痰饮等病证。

重症肌无力的病机主要为脾胃虚损，气血生化乏源。肝开窍于目，肝受血而能视；肝血不足，肝窍失养，精明失养，故见复视、斜视或视物模糊。气出于肺而根于肾，需脾于中间斡旋转运，使宗气充足以司呼吸。脾胃虚损则枢机不运，聚湿生痰，壅阻于肺，故见气促、疼痛、胸闷等。肾主纳气，脾病及肾，气难归根，甚或大气下陷，而出现肌无力危象。声音嘶哑、构音不清、吞咽困难等与脾、胃、肺、肾的病理变化关系密切。重症肌无力患者由于脾胃虚损、心血不足而致胸闷、心悸、失眠等症。根据《黄帝内经》"虚则补之""损者益之"之旨，脾虚是重症肌无力的主要矛盾，运用脾胃理论，治疗当以补脾益气。

（李海文）

参考文献

［1］邓伟民，刘友章. 中医脾本质的现代研究［M］. 北京：人民军医出版社，2010.

第二节　脾胃理论的形成与发展

中医学源远流长，受不同的历史时期、社会背景、文化气息影响，形成各种理论学说。各种理论学说产生取决于中医学本身的特点，同时又与各医学流派昌盛之争鸣密不可分。脾胃理论也正是如此，它的发展经历了萌芽、奠基与形成、发展、鼎盛、继承、完善几个阶段。

一、在《黄帝内经》中萌芽

中医学的渊源应从《黄帝内经》形成开始，春秋战国到两汉时期是脾胃理论的形成与奠基阶段。《黄帝内经》虽对脾胃理论未有专论，但对脾胃的解剖形态、生理功能及脾胃之病的病因病机、治疗、预防等均有精辟阐述，散见于各论之中，为脾胃理论的形成和发展，奠定了深厚理论基础。

（一）脾胃的解剖形态

《黄帝内经》有关脾胃解剖形态的记载尚欠缺系统论述，《灵枢·肠胃》只提到胃，并指出食道长度与大小肠长度比例约一比三十五，与现代解剖已近相似。如提出："胃长一尺六寸，胃纡曲屈，伸之，长二尺六寸，大一尺五寸，径五寸，大容三斗五升。"《难经》开始有脾的明确描述，《难经·四十二难》说："脾重二斤三两，扁广三寸，长五寸，有散膏半斤，主裹血，温五脏，主藏意。"《难经》对胃的描述，除了形状，还提到了重量与容积。以上论述说明，中医学关于脾胃脏腑形态的描述，是通过原始解剖实践精准度量从而得出大致相符的长度以及重量的。但是，传统医学采用"取象比类"的方法，认为"脏居于内，形见于外"，因此与现代医学脏腑器官的解剖实际又是有距离的。

（二）有关脾胃生理功能

脾胃主水谷精微之运化。在脾胃的生理方面，《黄帝内经》指出"谷气通于脾"（《素问·阴阳应象大论》），"脾为之使、胃为之市"（《素问·刺禁论》），"脾胃者，仓廪之官，五味出焉"（《素问·灵兰秘典论》），王冰注"包容五谷，是为仓廪之官；营养四旁，故云五味出焉"，是对脾胃消化食物、运化水谷、输送营养等功能的概括。民以食为天，在《黄帝内经》时代，将脾胃比喻为粮食仓库，说明人们很早就意识到脾胃在人体生命活动过程中的重要地位。《素问·经脉别论》则全面系统地描述了水谷精气的输布过程，如"饮入于胃，游溢精气，上输于脾，脾气散精，上归于肺，通调水道，下输膀胱。水精四布，五经并行"。

脾胃为气化生之源。《灵枢·邪客》说："五谷入于胃也，其糟粕、津液、宗气分为三隧。故宗气积于胸中，出于喉咙，以贯心脉，而行呼吸焉。营气者，泌其津液，注之于脉，化以为血，以荣四末，内注五脏六腑……卫气者，出其悍气之慓疾，而先行于四末分肉皮肤之间而不休者也。"《灵枢·营卫生会》说："中焦亦并胃中，出上焦之后，此所受气者，泌糟粕，蒸津液，化其精微，上注于肺脉，乃化而为血，以奉生身，莫贵于此，故独得行于经隧，命曰营气。"总之，营气、卫气都有赖于脾胃的运化功能。"中焦受气取汁，变化而赤，是谓血"（《灵枢·决气》），描述了脾胃具有化生气血等功能。李东垣"元气非胃气不能滋之"著名学术观点的理论先导正是出自《灵枢·刺节真邪》提出的"真气者所受于天，与谷气并而充身"。

脾胃具有濡养四肢肌肉及其他脏腑的作用。如"脾生肉"（《素问·阴阳应象大论》）；"脾主身之肌肉"（《素问·痿论》）；"脏真濡于脾，脾藏肌肉之气也"（《素问·平人气象论》）；"脾脉者土也，孤脏以灌四旁者也"（《素问·玉机真脏论》）；"四肢皆禀气于胃""必因于脾，乃得禀也"（《素问·太阴阳明论》）。

《黄帝内经》还对脾与"营""意""五脏"的关系有较为详细的论述，说明脾胃功能与精神活动密切相关。如《灵枢·本神》云："脾藏营，营舍意，脾气虚则四肢不用，五脏不安；实则腹胀经溲不利。"《素问·阴阳应象大论》论脾："在志为思，思伤脾。"

脾胃的功能如此丰富，对人体的影响又是如此重要，以至于《黄帝内经》做如下论述："有胃气则生，无胃气则死。"《黄帝内经》有关脾胃生理功能的论述，不仅成为历代医家研究脾胃的理论指导，同时也与近年来对中医脾胃与免疫、神经、内分泌以及代谢等多系统功能的研究高度吻合。

（三）脾胃病的病因病机

《黄帝内经》指出脾胃病的发生，与饮食、精神情志因素、劳倦、气候以及其他脏腑的影响相关。关系最为密切的是饮食不节，主要包括饥饱不适及五味失调两方面。在饥饱不适方面，主要的论述是"饮食自倍，肠胃乃伤"（《素问·痹论》）；"因而饱食，筋脉横解，肠澼为痔；因而大饮，则气逆"（《素问·生气通天论》）。在五味失调方面，主要提及"阴之所生，本在五味，阴之五宫，伤在五味""味过于酸，肝气以津，脾气乃绝；味过于咸，大骨气劳，短肌，心气抑；味过于甘，心气喘满，色黑，肾气不衡；味过于苦，脾气不濡，胃气乃厚；味过于辛，筋脉沮弛，精神乃央"（《素问·生气通天论》）。因此《素问·生气通天论》指出"谨和五味，骨正筋柔，气血以流，腠理以密……长有天命"。五志失调，可影响脾胃运化，致成脾胃病变。《素问·阴阳应象大论》言"思伤脾"。劳倦也是脾胃病的病因，如"久坐伤肉""用力过度……肠胃之经络伤，则血溢于肠外"。脾和胃分别为阴土和阳土，脾土喜燥恶湿，胃土恶燥喜润，脾气以升为健，胃以降为安。因此，脾胃的性质决定了太阴湿气行令，每多伤脾。《素问·至真要大论》说："诸湿肿满，皆属于脾""太阴之复，湿变乃举，体重中满，食饮不化，阴气上厥……""太阴之胜，火气内郁……胃满……少腹满……善注泄……头重，足胫肘肿，饮发于中，肘肿于上。"《素问·本病论》说："太阴不退位，而取寒暑不时，埃昏布作，湿令不去，民病四肢少力，食饮不下，泄注淋满，足胫寒……""太阴不迁正，即云雨失令，万物枯焦，当生不发，民病手足肢节肿满，大腹水肿，填臆不食，飧泄胁满，四肢不举。"上述论述强调了异常气候常是脾胃病证的病因之一。

此外，《素问·玉机真脏论》说："肝传之脾，病名曰脾风，发瘅，腹中热，烦心出黄。"《素问·热论》与《伤寒论》均言："二日，阳明受之，阳明主肉，其脉侠鼻络于目，故身热目疼而鼻干，不得卧也。"这些论述均表明脾胃病证常可由其他脏腑经络传变而来。

在脾胃病的病理方面，《黄帝内经》详细分析了其虚实寒热等各个方面，如虚："脾虚则四肢不用，五脏不安"；实："水谷之海有余，则腹满"；寒："胃中寒则腹胀"；热："胃中热则消谷，令人善饥，脐以上皮热"。

综上所述，《黄帝内经》提出了导致脾胃病的主要病因，并以饮食受纳运化失常，津液转输与布散失调，气机郁滞等为其转归，继而对诸多病证的成因、病机、证候表现等，都做了较为深入的论述。

（四）脾胃病的预防与治疗

在治疗方面，《黄帝内经》提出一些治则和方药，如：病则以"实则泻之，虚则补之"为其治疗总则；进而以"脾苦湿，急食苦以燥之，脾欲缓，急食甘以缓之，用苦泻之，甘补之"，以此为后世医家遵循的脾胃病的治疗原则，在此治疗原则基础上，又根据《素问·阴阳应象大论》云"中满者，泻之于内""其实者，散而泻之"，建立了完整的方药体系。在药物治疗方面，《黄帝内经》仅有的十三方中与脾胃病相关的有二："脾瘅者，口中甘，治之以兰，除陈气也""胃不和则卧不安，半夏秫米汤主之"，半夏秫米汤组成是半夏五合、秫米一升，该方被视为治疗胃逆不和、不得眠的主要方剂，沿用至今。此外，以刺灸治疗脾胃及其有关病证散见于各篇，如《素问·刺热》治脾热病以"刺足太阴阳明"。

在疾病的预防方面，可以概括为"节饮食，调五味，和情志，适寒温"。《黄帝内经》告诫人们："饮食有节，起居有常，不妄作劳，故能形与神俱，而尽终其天年。"以饮食有节为预防脾胃病与保健延年的重要方法，再以适其寒温，如"热无灼灼，寒无凄凄，寒温适中"，以避外邪之侵袭，不妄作劳以免伤脾胃之气。

综观《黄帝内经》所论，该书中有关脾胃理论的论述，虽然散在于诸篇之中，但是，无论是脾胃的解剖、生理功能、病因病机，还是诊断与治疗及预防，《黄帝内经》的论述都颇具规模，因此，为脾胃理论的产生和发展奠定了基础。

二、在《伤寒杂病论》中奠定临床证治基础

隋唐时期是脾胃学说的充实发展阶段，中医学在《黄帝内经》《难经》《神农本草经》《伤寒杂病论》所建构的学术范式支配下，在中医基础理论、中药学、中医临证等各科方面都有了较大的发展。宋代高保衡等在《备急千金要方·后序》中言道："臣等读唐令，见其制，为医者皆习张仲景《伤寒》……"发展至晋代，在医学教育课程设置中已经有由王叔和编撰且融入了张仲景学术思想的《脉经》一书。由此可知，张仲景的《伤寒杂病论》在医学史上有非常重要的地位。至金元时期，医学百家争鸣，学术创新层出不穷，金元时期被称为医学史上承秦汉晋唐宋，下启明清两代的重要历史阶段。刘河间、张元素、张子和、李东垣、朱丹溪、许文懿等是历史上对后世医学有重要影响的医学家，他们极力推崇辨证论治，形成了这一时期生动活泼的学术形象。他们不仅改变了唐宋以来崇尚集方、推行成药的现状，同时，各承家技，著书立说，论点鲜明，深推细敲，改变了喜言温补，烦琐而又僵化的局面。

张仲景著《伤寒杂病论》，创造性将其贯穿到伤寒外感病和内伤杂病辨证施治的全过程，从而为脾胃理论奠定了临床证治基础。《伤寒杂病论》一书虽为外感立法，然而其中处处蕴含了张仲景重视的脾胃，遵照《黄帝内经》"有胃气则生"的思想，创立了一系列治疗胃病的有效方剂，如治疗虚证温中止泻的理中汤，甘缓止痛的建中汤，治疗胃经实热证的白虎汤，治疗阳明腑实证的承气汤。如清代徐春甫在《古今医统大全》所说："汉张仲景著《伤寒杂病论》，专以外感为法，其中顾盼脾胃之秘，世医鲜有知之者。观其少阳证小柴胡汤用人参，则防邪之入三阴，或恐脾胃稍虚，邪乘而入，必用人参甘草固脾胃以充元气，是外伤未尝忘内因也。"历代医家无不奉《伤寒杂病论》为医方之祖，而其中脾胃学术思想对后世医家产生了深远影响。在后人对张仲景脾胃学术思想的揭示、继承过程中，脾胃理论逐渐形成，成为中医学术体

系中重要的组成部分，为脾胃理论的临床应用开辟了广阔的前景。张仲景对脾胃理论的贡献主要表现在如下方面。

（一）强调"实脾"防治功用

依据《素问·太阴阳明论》中脾"治中央，常以四时长四脏，各十八日寄治，不得独主于时也"及有关五脏病传的论述，张仲景首先提出临床治疗应当"实脾"的主张，指出"见肝之病，知肝传脾，当先实脾"，所谓"四季脾旺不受邪"，并将这一措施称为"上工治未病"（《金匮要略·脏腑经络先后病脉证第一》）。这一观点，实开李东垣脾胃理论之先河，也受到历代医家的重视。而且，他还将这一理论应用于伤寒热病。例如《伤寒论·太阳病脉证并治》说："太阳病……若欲作再经者，针足阳明，使经不传则愈。"这些论述对未病早防、已病防变，提高疗效，缩短病程有着积极意义，同时也经得起临床实践的重复与检验。

（二）阐述脾胃病的辨病、辨治纲要

张仲景不仅运用脾胃理论解释疾病的病因病机及传变规律，同时，还利用脾胃理论来指导疾病的辨病辨证与治疗和转归，对后世医家构建系统完善的脾胃理论提供了思路与拓展空间。

1. 脾胃理论与六经传变和脏腑传变

在疾病的传变过程中，张仲景把《黄帝内经》所载的脾胃理论进行了具体的应用。张仲景认为"正气存内，邪不可干"，在其《金匮要略》的首篇就提及"四季脾旺不受邪"，正是其观点的发展，张仲景进一步列举的风湿、历节、痰饮、水气、黄疸、虚劳等疾病均与脾胃功能失调密切相关。六经辨证的理论是《伤寒论》的核心，它不仅是治疗伤寒热病的大经大法，也广泛应用于杂病辨治。它是张仲景根据《素问·热论》六经分证的论述发展、完善起来的。张仲景在《伤寒论》中将《素问·热论》有关六经病证思想结合自己在脾胃病的临床实践进行总结，所谓"实则阳明，虚则太阴"，说明六经病证，脾胃已居其二。至于其他四经病证，以"保胃气，存津液"为宗旨的《伤寒论》，也无不贯穿养胃扶正的精神。

2. "补法""泻法"在脾胃病证中的应用

张仲景认为临证治病应以脾胃为本，必须重视脾胃，总的治疗原则以"补""泻"为根本大法，具体运用时多补泻兼施。

补法。张仲景认为脾气充实，可以阻止疾病蔓延，因此指出"四季脾旺不受邪""见肝之病，知肝传脾，当先实脾"。在治疗虚劳病时健运中气，以达到治疗疾病的目的，也是其重视脾胃的具体体现。采用吴茱萸汤、四君子汤治胃中虚寒，胃气

不和，阴寒上逆等；在"血痹虚劳病脉证并治"篇中，以小建中汤、黄芪建中汤等，治虚劳里急，腹中冷痛，诸虚不足等证；以大黄䗪虫丸等，以缓中补虚，攻补兼施，治内因脾胃久虚，食少腹满，外而形体消瘦，肌肤甲错，风气百疾等虚实相兼证。

泻法。在《金匮要略》一书中，专列了"腹满寒疝宿食病脉证治"篇。张仲景提出"心下痞，按之濡""胃中虚，客气上逆""痞硬""但满而不痛"等多种邪气致病的病理表现，制定出以协调寒热的半夏泻心汤，清热和胃的大黄甘草汤，导滞和胃的大承气汤等许多祛邪以扶正的方剂。麻子仁丸、大黄附子汤，治腹胀不减，大便不畅，心下痛满等胃肠实证。以大黄附子汤，治脾胃虚寒所致便秘；以厚朴三物汤、厚朴七物汤，治腹胀；以乌头桂枝汤、大建中汤、附子粳米汤等，治脾胃虚寒证，腹中冷痛，虚寒呕吐；以当归生姜羊肉汤，治虚寒腹痛里急，血虚久病等。在"呕吐哕下利病脉证治"篇中，以半夏泻心汤、黄芩加半夏生姜汤、橘皮竹茹汤等，治寒热内滞，胃中不和，所致痞满、干呕、呃逆等症。

张仲景根据病情的轻重缓急提出临床治病的先后取舍，《金匮要略·脏腑经络先后病脉证》曰："病有急当救里救表者，何谓也？师曰：病，医下之，续得下利清谷不止，身体疼痛者，急当救里；后身体疼痛，清便自调者，急当救表也。"说明治病当首重脾胃。

（三）建立脾胃调护法则

张仲景的《伤寒论》中有不少方剂，或兼顾脾胃阳气，或兼顾脾胃阴津，为后世脾胃病证，尤以虚寒为主证的分型与论治，以及方药的具体应用提供了参考。论发病与传变，重视脾胃，以"阳明居中属土，万物所归""脾旺不受邪"为立论之主导，故未病之人，强调"服食节其冷热苦酸辛甘"，防止"食伤脾胃"，为预防疾病、抵御邪气侵袭的方法，被历代养生医家所重视。《金匮要略·脏腑经络先后病脉证》指出："房室勿令竭乏，服食节其冷热苦酸辛甘，不遗形体有衰。" 在《金匮要略·禽兽鱼虫禁忌并治》中，张仲景又强调："凡饮食滋味，以养于生，食之有妨，反能为害。"上述均强调脾胃的功能不仅在治疗疾病的过程中不容忽视，在疾病的预防与保健方面也同样需要重视。若已经患病，张仲景强调补脾胃可以阻止疾病的传变，提出"见肝之病，知肝传脾，当先实脾""四季脾旺不受邪"，在临床中具有重要指导意义。如大承气汤"得下，余勿服"，以免过下伤胃。张仲景在治疗其他病证中，亦特别注意固护脾胃，避免脾胃阳气或阴津的伤损。如白虎汤中用粳米、甘草，小柴胡汤中用人参、甘草，十枣汤中用大枣等，皆既能攻其邪，又兼能固护脾胃。正如后世医家所赞誉："汉张仲景著《伤寒论》，专以外感为法，其中顾盼脾胃之秘，世医鲜有知之者。观其少阳证小柴胡汤用人参，则防邪之入三阴，或恐脾胃稍虚，邪乘而入，必用人参甘草固脾胃以充元气，是外伤未尝忘内因也。"

（四）四诊在脾胃病中的运用

"四诊"方面，张仲景亦受到了《黄帝内经》《难经》的影响，如《灵枢·邪气脏腑病形》篇说："见其色，知其病，命曰明；按其脉，知其病，命曰神；问其病，知其处，命曰工……能参合而行之者，可以为上工。"《难经·六十一难》说："望而知之者，望见其五色，以知其病；闻而知之者，闻其五音，以别其病；问而知之者，问其所欲五味，以知共病所起所在也；切脉而知之者，诊其寸口，视其虚实，以知其病，病在何脏腑也。经言以外知之曰圣，以内知之曰神，此之谓也。"张仲景在此基础上将其应用于脾胃病的诊断。以望诊为例，已不限于颜面五色之诊，还注意到鼻、齿、舌苔、大小便的性状、颜色等。如黄疸"身体尽黄"提出望肤色，如《金匮要略·腹满寒疝宿食病脉证治》"病者腹满，按之不痛为虚，痛者为实，可下之。舌黄未下者，下之黄自去"提出望舌诊，如《金匮要略·腹满寒疝宿食病脉证治》篇"腹中寒，上冲皮起，出见有头足，上下痛而不可触近"提出望形态，如《伤寒论》第307条"下利不止，便脓血"提出望大小便等排泄物。

纵观张仲景的脾胃学说与病证防治，是在《黄帝内经》与《难经》学术思想的影响下，总结前人的临证经验，结合临证实践探索而创新，在论治外感与内伤病证中，均列脾胃病证专篇论治，提出脾胃病证的分类方法，创制了卓有成效的方药，极大地丰富了临证实践内容。脾胃学说发展至此，可谓理法方药皆具，对后世进一步形成和发展脾胃学说与病证的防治，做出了巨大的贡献。总之，《伤寒杂病论》十分重视脾胃，亦即着眼整体，无论从理论去看，还是从辨证、诊断、立法、治则、方药及各科临床去看，它都为脾胃学说之临床证治奠定了基础。

三、通过《脾胃论》进行系统建立和阐发

唐宋时期为脾胃理论的发展时期，许多方书巨著相继问世，使脾胃病治疗方药更为丰富系统。如仅仅在《千金要方》卷十五、卷十六中就记载了治疗脾胃病证的方剂120多首，其中许多著名方剂，如治疗"脾胃冷实不消"的温脾汤，颇为后世医家推崇。以五脏六腑为纲，寒热虚实为目，确立了"春夏取冷太过"，提出"温食"，固护脾阳的内容，对后世脾胃理论起到了承上启下的作用。宋代主要是儿科脾胃理论的发展，其中，根据儿科脾胃特点，钱乙首创泻黄散、易黄散等方。唐代，食疗的兴起，是唐代治疗学的一大特点。以孙思邈为代表，著有《备急千金要方》及《千金翼方》二书，着意于《诸病源候论》有论无方，故广为收集方药，增补了大量成

方、单方、验方，从而极大地丰富了脾胃病证的药治疗效，并持论以"五脏不足，调于胃"，强调治脏腑虚证之要领，在于调补脾胃。同时提倡饮食疗法，谓："夫为医者，当须先晓病源，知其所犯，以食治之，食疗不愈，然后用药。""若能用食平疴，释情遣疾者，可谓良工。"《备急千金要方·食疗》强调在辨证论治的基础上，药治与食疗并用，方如当归羊肉汤、杜仲羊肉汤、生姜羊肉汤等。同时强调对脾胃的保健，提出"食当熟嚼，使米脂入腹""饱食即卧，乃生百病，不消成积聚""若要身体安，三里常不干"等，注意饮食，配合针灸，用以治疗和预防脾胃病证。孙思邈对脾胃学说与病证防治的贡献，在于极大地丰富了药治的内容，以及提倡食疗、针灸与气功并用，注意脾胃的保健等。

宋元时期是中医学界百家争鸣，学术思想繁荣昌盛的时期。这一时期，在脾胃理论学术方面，各医家根据临床实践，提出了各自的论点观点，充实丰富了脾胃理论，并在医事制度上已设有脾胃专科，为本学科的发展进一步打好了基础。在诸多的论著之中，由宋代太医局所编《太平惠民和剂局方》中，首载治疗脾胃气虚病证的有效方剂如四君子汤、参苓白术散等方。钱乙著《小儿药证直诀》，创治疗小儿发热腹泻、脾虚发热的七味白术散，开创"甘温除热"之法。张元素著《脏腑虚实标本用药式》，重在强调养胃气。

金元至明清时期是脾胃理论发展的鼎盛时期。因金元时期的社会背景特殊，导致百姓因连年战争流离失所，脾胃病尤为突出，在这一特殊时期，脾胃理论的发展尤为迅速。李东垣学术思想《脾胃论》为代表的脾胃内伤学说，具有重要的影响，从而将脾胃理论推至至高地位。

李东垣是金元时期四大医学家之一，他主张应根据四时节气的变化，探讨疾病的发生、发展和传变，在理论和临床上，李东垣发明了"内伤"一证，论证了《黄帝内经》"四时皆以胃气为本"理论的重要性，创立了"脾胃学说"，著《脾胃论》，提出了"脾胃为元气之本，气机升降的枢纽""内伤脾胃，百病由生"等为主要内容的脾胃理论。根据其长期的临床实践，"外感宗仲景，内伤法东垣"正是因为李东垣创立了一系列治疗脾胃病的有效方剂，为充实和发展中医学做出了卓越的贡献。

（一）元气非胃气不能滋

元气、真气为维系生命活动之根本。李东垣认为"真气又名元气，乃先身生之精气也，非胃气不能滋之""元气之充足，皆由脾胃之气无所伤，而后能滋养元气"，这些观点为"脾胃为后天之本"奠定了基础，进而导出"养生当实元气"，欲实元气，当调脾胃的著名论点，成为其全部脾胃理论之宗旨。李东垣在《脾胃论·脾胃虚实传变论》中提出："历观诸篇而参考之，则元气之充足，皆由脾胃之气无所伤，而后能滋养元气；若胃气之本弱，饮食自倍，则脾胃之气既伤，而元气亦不能充，而诸病之所由生也。"其论本于《黄帝内经》"真气者，所受于天，与谷气并而充身者也"，认为脾胃为元气之本，元气乃人体之根本，是属人体至要之脏腑，强调脾胃对身体整体功能具有重要作用。

（二）论述脾胃病的发病机制

饮食不节伤胃。李东垣在《脾胃论·饮食伤脾论》中指出："夫脾者行胃津液，磨胃中之谷，主五味也。胃既伤，则饮食不化，口不知味，四肢困倦，心腹痞满，兀兀欲吐而恶食，或为飧泄，或为肠澼，此胃伤脾亦伤明矣。"他又在"脾胃虚实传变论"中说："元气之充足，皆由脾胃之气无所伤，而后能滋养元气；若胃气之本弱，饮食自倍，则脾胃之气既伤，而元气亦不能充，而诸病之所由生也。"饮食不节都会影响脾的运化功能及胃的腐熟功能导致脾胃功能失常，出现胃肠紊乱的症状如胸膈痞满、嗳气、精神困倦等。

劳倦过度伤脾。《脾胃论·脾胃胜衰论》提出："形体劳役则脾病，脾病则怠惰嗜卧，四肢不收，大便泄泻。"过度劳累和过度安逸均可伤及脾脏。其中劳力过度，形气俱伤，衰则火旺，火旺则乘其脾土；劳神过度可暗耗心血，损伤脾气。反之，过度安逸、四肢少动则脾运不健，以致气血生化不足。因此，正常的劳动才能有助于气血的流通，利于身心健康。

七情所伤。中医基础理论认为，五志七情过极都会妨碍脾胃的阴阳升降，导致气机失常，出现脾失健运，胃失腐熟和降，出现食欲不振、呕吐、嗳气、腹胀、大便失调等症状。就此，李东垣提出："凡怒、忿、悲、思、恐惧，皆损元气。"情志致病往往直接损伤脏腑功能。

外感时邪。"肠胃为市，无物不包，无物不入，若风寒暑湿燥一气偏盛亦能伤脾损胃"，可见，外感时邪影响脾胃功能，导致脾胃病的发生。在诸多病因中，李东垣尤其重视情志因素在发病过程中的先导作用。他提出："皆先由喜怒悲忧恐，为五贼所伤，而后胃气不行，劳役饮食不节继之，则元气乃伤。"元气既伤，则"邪之所凑，其气必虚"，故又易感受外邪。各种致病因素往往相互影响，互为因果，相互交错。这是脾胃病的一般发病规律。内伤病的形成常常是各种病因综合作用的结果，而又均归之于脾胃损伤，这就是李东垣倡言升阳益气、补脾健胃的理论依据。

（三）脾胃是人体气机升降之枢纽

《黄帝内经》虽然论述了阴阳升降理论的重要性，但未涉及具体的脏腑。李东垣不仅非常重视阴阳升降的理论，而且将之实践于临床。他在《脾胃论·天地阴阳生杀之理在升降浮沉之间论》中云："万物之中，人一也，呼吸升降，效象天地，准绳阴阳。盖胃为水谷之海，饮食入胃，而精气先输脾归肺，上行春夏之令，以滋养周身，乃清气为天者也；升已而下输膀胱。行秋冬之令，为传化糟粕，转味而出，乃浊阴为地者也。"他把《黄帝内经》升降理论具体应用到了脏腑，同时重视脾胃的升清降浊作用，提出"真气又名元气，乃先身之精气也，非胃气不能滋之"（《内外伤辨惑论·辨阴证阳证》），即人受水谷之气以生，脾胃为气血生化之源，人以胃气为本的观点。由此可见，李东垣的脾胃理论不仅从脾胃生化之源来立论，而且从阴阳升降与人体整体关系角度展开，强调脾升胃降是全身气机的枢纽。

不过，李东垣在升降问题上特别重视升发脾阳，指出"虚则脏腑、经络皆无所受气而俱病""脾胃虚则九窍不通""胃虚，元气不足，诸病所生"，在治疗时善用升麻、柴胡，制定了如补中益气汤、升阳益胃汤、黄芪人参汤、清暑益气汤等以补脾升阳为主的方剂。同时，他主张升发脾胃之气的同时，也要注意到潜降阴火的另一方面。

（四）春气升则万化安

李东垣认为春气的变化决定十一脏的变化。《脾胃论·脾胃虚实传变论》中提出："胆者，少阳春升之气，春气升则万化安，故胆气春升，则余脏从之，所以十一脏皆取决于胆也。"《内外伤辨惑论》亦指出："谷气者，升腾之气也，乃足少阳胆，手少阳元气始发生长，万化之别名也。""胃气、谷气、元气、肝胆上升之气，一也，异名虽多，正是胃气上升者也。"李东垣在临床遣方用药时充分发挥"春气升则万化安"这一理论。如李东垣在制定补脾胃方剂中，多在重用人参、黄芪、甘草甘温之品补脾胃元气的基础上加入了少量味薄气轻、有发散上升作用的药物如升麻、柴胡、防风、羌活等，从而使脏腑具有生发之机，增强抵抗疾病的能力。

（五）因时制宜，制方用药

因时制宜的治疗原则强调治疗疾病时应充分考虑时令气候的影响，制定适宜的治法方药，这一原则体现了中医的特色和优势。李东垣灵活运用这一原则，在辨证、立法、用药等方面，均考虑到时令因素的影响，提出"人与天地相参"的论点。"五脏各以其时受病"，说明自然界四季气候的变化，对人体气血阴阳和脏腑的功能活动有一定的影响，不同的时令季节变化，可引起相应的疾病。如《脉诀指掌病式图说》云："风善伤肝，热善伤心，湿善伤脾，燥善伤肺，寒善伤肾。"所以在临床用药时应充分考虑四季气候对人体的影响，遵循"必本四时"的原则。如提出"冬不用白虎，夏不用青龙"的用药原则，在《脾胃论》中系统论述了诸病四时用药之法："如春时有疾，于所用药内加清凉风药，夏月有疾加大寒之药，秋月有疾加温气药，冬日有疾加大热药，是不绝生化之源也。"

李东垣继承《黄帝内经》的因时制宜学术思想，在辨证、治疗、用药诸方面创新性考虑到时令因素的影响。其主要内容是：①治疗疾病时应当谨遵顺应四时变化，无伐天和；②根据因时制宜的原则，制定四季时方，以脾为主线；③在辨证论治施药论治时，强调顺应时令，加减用药；④患者服用药物应该遵时，顺应自然，如《内外伤辨惑论》提出"夏月大热之时，伤生冷硬物，当用热药木香见现丸治之，须少加三黄丸，谓天时不可伐，故加寒药以顺时令；若伤热物，只用三黄丸。假令冬天大寒之时，伤羊肉湿面等热物，当用三黄丸治之，须加热药少许，草豆蔻丸之类是也，为引用，又为时药"。突出体现了法随时（时令）立、方随时变、药随时加、服药适时等顺应四时的思想。这种天人相应的整体思想，因时制宜的辩证观，至今仍指导临床。

（六）内伤脾胃，百病由生

李东垣依据临床实践，结合医学理论，提出"内伤脾胃，百病由生"的理论。如《脾胃论·脾胃胜衰论》载："夫饮食不节则胃病，胃病则气短精神少而生大热，有时而显火上行，独燎其面，胃既病，则脾无所禀受，脾为死阴，不主时也，故亦从而病焉。""形体劳役则脾病，脾病则怠惰嗜卧，四肢不收，大便泄泻；脾既病，则其胃不能独行津液，故亦从而病焉。"李东垣强调脾胃对于人体健康的重要性，提出"阴精所奉，谓脾胃既和，谷气上升"，认为脾胃具有维持"清阳出上窍，浊阴出下窍；清阳发腠理，浊阴走五脏；清阳实四肢，浊阴归六腑"的正常功能。《脾胃论·脾胃虚实传变论》载："故夫饮食失节，寒温不适，脾胃乃伤。此因喜怒忧恐，损耗元气，资助心火。火与元气不两立，火胜则乘其土位，此所以病也。"李东垣认为脾胃一荣俱荣，一损俱损，两者功能相互依存，相互促进。重症肌无力患者往往有吞咽困难饮食难纳入的症状，李东垣在《脾胃论》提到咽喉不利，饮食不下，并指出其为重症。《脾胃论·随时加减用药法》曰："堵塞咽喉，阳气不得出者，曰塞。阴气不得下降者，曰噎。夫噎塞迎逆于咽喉胸膈之间，令诸经不行，则口开目瞪气欲绝。"因此指出脾胃亏虚是饮食不下的根本病机。

（七）倡导"益胃升阳""甘温除热"之治则与方药

综观《脾胃论》的精髓，是以脾胃内伤为发病之由，以脾胃虚、气机失调、升降失司为主要病机，以生发脾阳为治疗之本。因此，李东垣创"益胃升阳"之法；亦以内伤发热源于脾胃之虚，而创立"甘温除大热"之法，主张用补中升阳，少佐甘寒泻热清阴火，以治疗脾胃内伤，阴火上乘而见身热而烦、头痛而渴诸症。其代表方为"补中益气汤"和"升阳散火汤"，这两种方剂对后世医家产生重大影响。其他如兼治肺脾之虚的升阳益胃汤，补脾胃兼能清阴火的补脾胃泻阴火升阳汤，能补虚而兼清暑热的清暑益气汤，皆李东垣脾胃理论指导下的创见性新方。

总之，脾胃理论至李东垣而系统建立，无论是脾胃的病机还是治疗，都经李东垣的阐发而愈加明确与丰富。李东垣既继承了《黄帝内经》《难经》的学术思想及其理论观点，又提出了新的独创性的见解。后人对李东垣建立脾胃理论的功绩给予了极高评价。然而李东垣的脾胃论尚且存在不足之处，如《临证指南医案》华岫云按"盖东垣之法不过详于治脾而略于治胃耳"，指出《脾胃论》详于升脾，略于降胃，详于温补，略于清滋之偏，指出了脾胃理论应加以发展与完善。

四、明清时期各家学说充实和发展脾胃理论

随着中医理论全面深入发展，至明清时期，脾胃理论得以进一步充实丰富。明清医家在继承先人的脾胃理论基础上，进一步发展、丰富脾胃理论的内容。同时涌现出新安医学、温补学派、温病学派、孟河医派等多种学派。各学派代表人物的学术思想也皆涉及脾胃，因此，脾胃理论进入百家争鸣的成熟阶段。

（一）强调"脾为后天之本"的重要性

明代医家龚廷贤精研《黄帝内经》《难经》的经旨，取法金元时期诸名家学说，并有所发挥。龚廷贤强调人身之安危全在胃气，"胃气亏则五脏六腑之气亦馁矣""人之一身，以脾胃为主……脾胃既虚，四脏俱无生气"，如他在《寿世保元》中专立脾胃论云："古今论脾胃及内外伤辨，惟东垣老人用心矣，但繁文衍义，卒难措用。"因而删繁就简，结合个人的经验总汇为三点，使后学者把握其精义："盖内伤之要有三致焉，一曰饮食劳倦即伤脾，此常人之患也，因而气血不足，胃脘之阳不举，宜补中益气汤主之。二曰思欲而伤脾，此富贵之患也，资以浓味则生痰而泥膈，纵其情欲，则耗精而散气……故吞酸而艰难，胸膈渐觉不舒爽，宜加味六君子汤加红花三分，知母盐炒一钱主之。三曰饮食自倍，肠胃乃伤者，藜藿人之患也，宜保和丸、三因和中丸权之。"

在治疗上，他则强调以养心、健脾、疏肝为治本之要，因为"心气和则脾土荣昌，疏肝则胃气畅"。同时他还指出世俗善用香燥耗气，常久服枳术丸以为健脾胃之要药等错误之举，不知其剥削真气之害，倡家传之三因和中健脾丸，为调护脾胃通用之剂。龚廷贤脾胃论的核心，强调安危全在胃气："运食者元气也，生血气者饮食也""胃气亏则五脏六腑之气亦馁矣"，并提出"善用药者，必以胃药助之"的论断。

李中梓在继承前人理论的基础上，首次明确提出脾胃为"后天之本"，强调了脾胃的重要地位，如"谷入于胃，洒陈于六腑而气至，和调于五脏而血生，而人资之以为生者也，故曰后天之本在脾"。李中梓引用《周易》卦爻，坎离既济，阴阳水火相生之理，解释人体生化之机，认为水能上升，赖于火气蒸腾；火能下降，赖于水湿润泽。固护重脾阴，治病求本，重视先后二天，李中梓重视脾、肾，认为脾胃为元气之本，土为万物之母，提出："人之有脾胃，犹兵家之有饷道，饷道一绝，万众立散，脾胃一败，百药难施。上古圣人见土为后天之本，故其著述言脉者，曰四时皆以胃气为本，有胃气则生，无胃气则死。"又云："脾何以为后天之本？盖婴儿既生，一日不食则饥，七日不食则胃涸绝而死。故曰安谷则昌，绝谷则亡，脾胃一败，百药难施。一有此身，必资谷气，洒陈于六腑而气至，和调于五脏而血生，而人资之以生者也，故曰后天之本在脾""治先天根本，则有水火之分，水不足者，用六味丸壮火之主，以制阳光；火不足者，用八味丸益火之源，以消阴翳。治后天根本，则有饮食劳倦之分，饮食伤者，枳术丸主之。"李中梓脾肾并重，求得其本，极大地丰富了脾胃学说。

（二）张景岳"调五脏可以安脾胃"论

张景岳是明代温补学派之中坚。张景岳著《景岳全书》，广引经文，博采医家之长，推崇李东垣"元气"之说，以"脾与肾"相关并重立论，强调以后天养先天的重要性。在临床实践中，张景岳在《景岳全书·论治脾胃》强调："脾胃有病，自宜治脾，然脾为土脏，灌溉四旁，是以五脏中皆有脾气，而脾胃中亦皆有五脏之气，此其互为相使，有可分而不分者在焉。故善治脾者，能调五脏，即所以治脾胃也。能治脾胃，而使食进胃强，即所以安五脏也。"张景岳提出五脏相关，治疗时应固护五脏的相互影响，为脾胃系统病证的论治，提供了更为广阔深入的思维方法。在脾胃病证的辨证论治方面，亦分门别类，详加论述。张景岳认为："脾胃为水谷之海，得后天之气也。"人始生，为本于精血之源，而人既生，则赖于水谷的荣养。张景岳对"有胃气则生，无胃气则死"有其独到见解。他认为："凡胃气之关于人者，无所不至，即脏腑、声色、脉候、形体，无不皆有胃气，若失，便是凶候。"表明张景岳是通过脾胃预后，见解独到。张景岳还强调了以后天养先天的重要性。他认为："非精血无以立形体之基，非水谷无以成形体之壮；精血之司在命门，水谷之司在脾胃；先天精血之亏，急当峻补，然补药须借脾胃为之运化转输，方能息息达于命门；水谷之海本赖先天为之主，而精血之海又赖后天为之资。"因此，他指出："人之自生至老，凡先天之有不足者，但得后天培养之力，则补先天之功，亦可居其强半，此脾胃之气所关于人生者不小。"总之，张景岳在发展完善脾胃学说理论，丰富病证的分型与论治，选方用药等诸方面，都做出了显著的贡献。

（三）薛立斋"脾统血"论

薛立斋将《黄帝内经》中脾胃是化生气血之源的观点及《难经·四十二难》中"脾裹血"理论深入发展，首创"脾统血"理论。薛立斋通过对脾的原始解剖进行归纳总结，在注释《妇人良方》中提出："愚按经云，脾统血，肝藏血。""血者水谷之精气也，和调五脏，洒陈六腑，在男子则化为精，在妇人上为乳汁，下为血海。故虽心主血，肝藏血，亦皆统于脾。"其曰："血生于脾，故云脾统血，凡血病当用苦甘之剂，以助阳气而生阴血。"脾裹血指脾具有包裹血液，使之不散的作用；脾统血主要体现脾的生理功能，不仅指脾具有统摄血液在经脉中运行而不逸出脉外的作用，同时还包含脾生血之义。薛立斋对明确脾的生理功能概念做出重要贡献，巩固了脾胃为后天之本的思想，使"脾裹血"发展到"脾统血"。

（四）陈实功"诸疮全赖于脾土"论

陈实功是明代南通中医外科"正宗派"创始人，著有《外科正宗》一书，以"列症详，论治精"著称。纵观全书字里行间，陈实功重视"脾胃"的思想，尤为突出。故在其《外科正宗·痈疽治法总论》中即明言："盖疮全赖脾土，调理必要端详。"陈实功疮科脾胃论，主要体现在以下三个方面：第一，脾胃与疮科疾患发生的关系。陈实功指出："脾胃者，脾为仓廪之官，胃为水谷之海，胃主司纳，脾主消导，一表一里一纳一消，运行不息，生化无穷，至于周身气血，遍体脉络……所以命赖以活，病赖以安，况外科尤为紧要。"陈实功在《外科正宗·痈疽原委论》中指出："膏粱厚味多无忌。"并进一步阐明："膏粱者，醇酒肥鲜炙爆之物也……其味香燥甘甜，其性咸酸辛辣，又至于涂藏浓料，顿煮重汤，以取其爽口快心罔顾其消阴烁脏。"表明疮疡的发生与脾胃受损，升降失常，气血不畅密切相关。第二，脾胃与疮疾治疗的关系。陈实功对疡科诸病的治疗，主张内外并治，尤其重视调理脾胃功能。陈实功在《外科正宗·痈疽治法总论》中曰："大抵首尾，俱不可损伤元气，脾胃为要。"又曰："今之治法，不论首尾标本，先必固护脾胃，次行托药，谓本立而道生，病无不活。"表明在治疗过程中一定兼顾脾胃，以养胃而固后天之本为要。第三，脾胃与疮疡病防治的关系。对于疡疾，陈实功不仅重视疾病的治疗，更关心其预防和调理。《外科正宗·调理须知第十三》中指出："凡人无病时，不善调理而致生百病，况既病之后，若不调摄，而病岂能得愈乎？"又曰："如人之病中肿痛时，自然痛伤胃气，诸味不喜，直待溃后，脓毒一出，胃气便回，方欲思食，彼时但所喜者，便可与之接补脾胃，如所思之物，不与，此为逆其胃气，而反致不能食也。"由此可知，陈实功尤其重视调理饮食，保全脾胃，从而使脾胃强健，而达防病于未然的目的，强调外科疾患的预后转归与脾胃气血盛衰有关，从而把脾胃理论由内科引申到外科领域，并做出了新的发挥。

（五）万全小儿脾胃理论析要

万全，字密斋，是明代著名的儿科及养生学家。万全创新性提出小儿三有余、二不足的生理特点，为中医儿科的发展做出了重大的贡献。在长期的临床实践中，万全高度重视调护脾胃，时时固护脾胃，于《幼科发挥·原病论》中提出："胃者主纳受，脾者主运化，脾胃壮实，四肢安宁，脾胃虚弱，百病蜂起。故调理脾胃者，医中之王道义也。"《万氏家藏育婴秘诀·卷之一·脾脏证治》提出"儿之初生，脾薄而弱，乳食易伤，故曰脾常不足也"，高度概括了儿童脾胃系统疾病的生理特点。

万全提出"脾胃虚弱，百病蜂起"，认为幼科疾病发生的基础是脾胃功能失调。如《幼科发挥·卷之一·小儿正诀指南赋》将脾胃受损的原因概括为："肠胃脆薄兮，饮食易伤，筋骨柔弱兮，风寒易袭。父母何知，看承太重，重绵厚褥，反助阳以耗阴；流歠放饭，总败脾而损胃。闻异声，见异物，失以提防；深其居，简其出，固于周密。未期而行立兮，喜其长成；无事而喜笑兮，谓其聪明；一旦病生，而人心戚，不信医而信巫，不求药而求鬼，此人事之不修，谓天命之如此。"万全认为常见病和多发病，无一不与脾胃有关，其在《万氏家藏育婴秘诀·卷之一·脾脏证治》中详述为："脾土主湿，湿伤则为肿，为胀，为黄，为吐泻不止，则成慢惊风。土为坤土，坤为腹，故脾病则腹中痛，脾疳则肚大筋青也。脾之窍在口唇，脾有风则口唇动，热则口臭唇疮，寒则口角流涎，谓之滞颐，气不和则口频撮。脾主舌本，热则吐舌弄舌。脾主肉，脾虚则瘦，大肉折。脾主味，脾虚则不喜食，脾热则食不作肌肤，伤于食则成积，积久则成癖。脾主津液，脾热则口干饮水，虚则津液不生而成疳也。"

万全在治疗上选方用药精练轻灵，主张饮食调护，治疗以调理脾胃为医中之王道。补脾重在健运，他在《幼科发挥》中说："小儿泄泻，依法治之不效者，脾胃已衰，不能转运药性以施变化……白术散主之。"从白术散组方来看，用药平和中正，助脾健运，以起脾胃之衰。同时万全认为儿科疾病做好调护固摄对于预防小儿脾胃疾病十分重要，故在《万氏家传幼科发挥·卷之三·调理脾胃》中说："调理之法，不专在医，唯调乳母，节饮食，慎医药，使脾胃无伤，则根本常固矣。"《万氏家传幼科发挥·卷之三·调理脾胃》云："五脏以胃气为本，赖其滋养也。胃者，中和之气也，非若五脏之偏也。如五脏有病，或泻或补，慎勿犯其胃气，胃气若伤，则不食而瘦，或善食而瘦，疳病成矣，不可治。"万全提倡治疗应该时时固护胃气，勿伤脾胃。

综上，万全的小儿脾胃理论为后世众多医家推崇备至，具有重要的理论价值，更是治疗儿科多种疾病的重要法则，使脾胃理论在儿科的运用更为完善。

（六）以脾胃分治思想为基础的脾阴胃阴学说

从《素问·太阴阳明论》的"阳道实，阴道虚"，到张仲景的六经辨证，强调脾胃分治，脾阴胃阴学说相继被提出。

薛己结合温病，巩固了脾阴学说，提出"阴虚乃脾虚也，脾为至阴"，对虚损证强调肝、脾、肾三脏调治，尤以脾土之阴为要。

明代医家缪希雍首倡脾阴说。他强调临证当分脾阴、脾阳。对于脾阴虚的论治，缪希雍提出"甘凉滋润、酸甘化阴"为治脾阴虚大法，在其《先醒斋医学广笔记·痘疹续论》云："世人徒知香燥温补为治脾虚之法，而不知甘寒滋润益阴之有益于脾也。"张景岳在《景岳全书·传忠录》中指出："凡劳倦伤脾而发热者，以脾阴不足，故易于伤，伤则热生于肌肉之分，亦阴虚也。"至清初，脾阴之说渐趋发展，诸医家开始重视补脾阴。

清代吴澄在其《不居集》中专论虚损之证，如"古方理脾健胃，多偏胃中之阳，而不及脾中之阴火所灼，津液不足，筋脉皮骨皆无所养，而精神亦见羸弱，百症丛生焉"，并拟出"脾胃虚损主方"。清朝唐容川治疗血证重视养脾阴，张锡纯论"阴虚专责重于脾"，以及近年关于脾阴的广泛研究，实得力于吴澄之论。

清代温病大家叶天士创立了以卫气营血为纲的证治体系，明确提出了脾胃分治理论和胃阴辨治理论。《临证指南医案》指出："纳食主胃，运化主脾，脾宜升则健，胃宜降则和。""脾喜刚燥……得阳始运，胃喜柔润……得阴自安。""太阴湿土，得阳始运，阳明燥土，得阴自安，以脾喜刚燥，胃喜柔润也。"这不仅指明脾与胃的不同特性，与李东垣的温脾升阳相辅相成，而且同时提出了胃阴辨治，为创制养胃阴一法奠定了理论基础。据其实践体会，脾胃病的虚证，一般均以阳虚为多，阴虚较少，在治疗上亦以温补脾阳为其常规，滋养胃阴仅属变法，但如忽视胃阴的重要性，概以治脾之法治胃，也是不够全面的。故提出临床治疗脾胃病不能一概以脾论之，"脾胃当分析而论"。叶天士认为治胃之通降法，既不是用辛开苦降之药，也不是用苦寒下夺之品，此二者均易损伤胃气，因而主张"腑宜通即是补，甘凉濡润，胃气下行，则有效验"，故运用甘寒益胃之品，如沙参、麦冬、玉竹、石斛之属，常以益胃汤、玉女煎调胃阴不足、内热津伤之病变，所谓"甘平或甘寒濡润，以养胃阴，则津液来复，使之通降而已矣"，可见叶天士甘润通降的治胃法得通降法之精髓。叶天士滋养胃阴法广泛地运用于外感热病及杂病的论治之中，所以特别重视审察时令和体质。叶天士临证凡是遇到禀赋木火之体，患燥热之证，或病后热伤肺胃津液而致虚痞不食、舌绛咽干、烦渴不寐、便不通爽，都从胃阴虚乏论治，以甘平、甘凉濡润胃津，通降胃腑，其所制益胃生津的益胃汤和急下存阴的泻下剂等方，皆是从脾胃论治的，被临床医家争相运用，历久不衰。此外，叶天士还明确提出"胃易燥""胃为阳明之土，非阴柔不肯协和"的论点。叶氏在强调胃阴学说的同时，又提出"脾胃分治"的观点，尤其是其中"胃阴宜养"的学术观点给后世医家很大启迪。

由上可见，在明清时期，脾胃理论有了更为长足的发展。其发展体现了两大特点：一是对脾胃的生理病理特点及辨证施治规律有了更为深刻的认识；二是对脾胃理论之运用已由内科向外科、儿科等各科全面展开，从而使脾胃理论更加完善。

综上所述，中医脾胃理论的形成和发展，其源悠久。《黄帝内经》与《难经》奠定了脾胃系统的形态结构与学说的理论基础，已经为后世从不同角度认识"眼睑下垂""痿证""吞咽困难"诊治提供了理论基础。《伤寒论》开创了脾胃病证中以实证、热证为主证的辨证与论治。《金匮要略》创以脾胃阳虚为主证之证治。至此，有关脾胃学说与病证防治的理法方药已初具。隋唐时期的《诸病源候论》，对脾胃病证的分类、病因、证候、诊断与鉴别，其论尤详于《备急千金要方》与《千金翼方》，为脾胃病证的防治，提供了丰富的方药与相关疗法。其后，李东垣著《脾胃论》，立论"内伤脾胃"之说，侧重于脾胃之气虚。温补学派的张景岳充实和发展了脾胃理论，提出"脾胃后天，人生根本"的重要思想，对于脾胃理论与病证的防治，有其独到的见解与贡献。温病学派全面推动脾胃理论的发展，其中叶天士取法于李东垣，创立胃阴学说。至此，集历代诸家之说，内容更加丰富，已逐渐形成理论与实践结合，成为中医学术之一的"脾胃理论"，并在实践中指导着脾胃病的研究与防治，为进一步研究和完善脾胃理论，提供了丰富的内容，奠定了坚实的理论基础。临床实践是检验理论学说合理与否的唯一标准。通过对脾胃理论学说的形成进行梳理，可知脾胃理论与"眼睑下垂""痿证与四肢无力、肌肉萎缩""吞咽困难与饮食不下""大气下陷，呼吸困难"的病因病机及证治密切相关，因此，基于脾胃理论可以更透彻、准确诊治重症肌无力。

（刘　伟）

第三节 脾胃理论的现代研究

脾胃学说是中医学的重要理论，是中医学脏象理论的重要组成部分。它是历代医家在《黄帝内经》关于脾胃生理功能、病理特点等理论的基础上，结合临床实践，逐渐形成的针对脾胃病及相关疾病的诊治，包括理、法、方、药在内的一整套理论。其奠基于秦汉时期的《黄帝内经》《难经》等经典著作中的基础理论，发展于汉末至两宋时期诸医家在临床实践中对其的不断完善，形成于金元时期李东垣脾胃理论的系统论述，充实于明清脾阴、胃阴等理论对其的进一步丰富。近现代以来，通过利用现代科学技术的手段和方法（主要包括现代医学的方法），对脾胃理论的科学内涵有了进一步的认识和提高，现简要概述如下。

一、脾主运化

脾主运化理论是脾胃理论的核心。运有转输、运送之意，脾主"运"是指脾将精微物质运输至全身的功能；化有消化、变化之意，脾主"化"是指脾将水谷转化为精微的这一过程。因此，脾主运化是指脾把水谷化为精微，并将精微转输至全身的生理功能。早在20世纪90年代，中国中医研究院基础理论研究所[1]通过动物模型和电子显微镜的观察，试图揭示"脾主运化"的机制，发现脾气虚证的动物的红细胞质膜蛋白发生变构，导致红细胞携氧的能力下降；广泛分布的线粒体（包括胃壁细胞）结构破坏，出现肿胀、膜缺损、嵴断裂，导致线粒体内的生物氧化功能不足，能量物质的储存、转化、利用不足；小肠微绒毛破坏，影响肝糖原、肌糖原及脂肪等能源物质吸收和储存。表示"脾主运化"的实质在于物质能源的吸收和能量的转化、利用问题，此点可为脾虚证患者表现倦怠、疲乏无力提供依据。电镜下又发现胃的主细胞酶原颗粒、G细胞分泌颗粒的数密度均低，展示了脾虚证患者的消化功能减退的超微变化根源。胃黏膜上皮和结肠柱状细胞的微绒毛变稀、变短、脱落或消失，导致水分吸收障碍，可能为大便稀、次数增多的主要机制。

肝细胞线粒体呼吸控制率（RCR）和肝细胞能荷是反映肝脏物质代谢功能的评价指标。RCR是反应线粒体氧化磷酸化功能的重要指标，RCR值越大，说明腺苷三磷酸（ATP）合成增加。此外，肝细胞能荷是机体组织细胞能量状态的一种参数，正常机体一般在0.80～0.95较窄范围内波动，并受多种生理或病理因素调节。易崇勤等[2]研究人员用小承气汤合并半量饮食塑造小鼠"脾虚"消化功能紊乱模型，发现脾虚小鼠小肠糖吸收功能低下，体重下降，自主活动能力减弱，RCR和肝细胞能荷均低于正常对照组，说明"脾虚"小鼠肝脏能量代谢紊乱，与脾主运化失调导致的胃肠功能紊乱有关。该课题组选择健脾助运的四君子汤，发现以上观察指标均有明显改善，说明健脾助运恢复"脾主运化"具有纠正胃肠功能紊乱和调整肝脏能量代谢的作用。以上结果提示，脾主运化应涉及两方面内容：胃肠消化吸收过程（外运化）以及被吸收的物质在肝脏转化和能量的生成过程（内运化）。

项婷等[3]从马兜铃酸-Ⅰ（AA-Ⅰ）代谢与脾虚大鼠肺、肝、胃、小肠组织中阴离子转运肽oatp2a1表达[4]之间的相关性，以此为切入点探讨脾主运化的功能及内涵。研究发现，空白组大鼠肺、肝、胃、小肠组织中均有oatp2a1的基因及蛋白的表达，证实oatp2a1广泛分布在消化道及肺等组织中，通过跨膜转运介导物质的转运排泄，为中医脾主运化与oatp2a1相关性理论提供必要前提。而脾虚组胃、肺、肝组织中表达降低，提示胃胞质对物质代谢吸收减少，物质入肝跨膜转运减少，而肝巨噬细胞对异物的吞噬清除功能下降，肺泡上皮细胞对肺水转运的功能下降，AA-Ⅰ在体内聚集。从5 min开始脾虚组AA-Ⅰ血药浓度较空白组升高，峰值时间较空白组晚15 min，在60 min时血药浓度明显下降，但仍比空白组浓度高，提示脾虚状态下AA-Ⅰ吸收、代谢、排泄均出现延迟，可能与脾虚状态下脾主运化功能障碍相关。李志勇等[5]发现，脾虚大鼠模型出现体质量下降，自主活动水平、血清D-木糖含量及骨骼肌肌酸激酶（CPK）活性下降等脾虚表现，从能量代谢角度为脾主运化提供了依据。此外，现代研究初步证实脾主运化功能还与唾液淀粉酶活性、小肠吸收功能、胃肠激素分泌等相关[6]。

"脾主运化水液"的功能健旺，是"脾主运化"的重要组成部分，可防止体内水液不正常的停滞，防止湿、痰、饮等病理产物的生成，对于维持体内津液平衡起着重要作用。研究证实，脾胃湿热证的慢性浅表性胃炎患者胃黏膜的水通道蛋白AQP3、AQP4的基因表达异常，通过津液代谢和水平衡这一中心环节，"脾主运化水液"和水通道蛋白AQPs可能存在着某种联系，水通道蛋白的正常表达可能是脾主运化水液的分子生物学基础[7]。另一课题组通过建立脾虚水湿不化大鼠模型，检测一般状况、自主活动、胃排空率、水负荷指数等指标，并运用因子分析进行模型综合评价。结果显示脾虚水湿不化证的主要影响因子为"水液运化"因子、"蛋白和血脂"因子、"一般状况"因子和"胃肠功能"因子，累计贡献率达82.97%，以上研究结果为中医"脾主运化水液"脏象理论提供了初步科学依据。

以上研究表明，"脾主运化"是一个涉及多脏腑、多层次的概念。现代医学认为中医"脾主运化"不仅包含传统观念中的对物质的运化转输功能，更涵括对全身器官组织物质和能量新陈代谢的调控机制，脾主运化脏象理论的本质涵盖了神经-内分泌-免疫网络，涉及疾病包括胃肠道、肝胆系统、呼吸系统、心脑血管、内分泌代谢、泌尿生殖、妇产科及神经系统疾病，值得进一步探索研究。

二、脾主生血、统血

自 20 世纪 50 年代开始，利用现代科技手段探讨脾本质的研究已拉开序幕。迄今为止，国内学者利用现代科技手段，从免疫、神经、微循环、酶学、分子生物学等方面对脾本质进行了多学科的研究，取得了一定成绩。半个世纪的研究主要集中在"脾主运化"实质研究，而有关"脾生血"的研究较少。

中医学认为，血液生成与肝、脾、肾的功能密切相关，肝、脾、肾三脏功能协作促进血液化生，其中脾发挥着重要作用。1985 年，科研人员运用健脾益气药治疗血虚动物，实验结果充分说明健脾益气药物治疗血虚证及贫血类疾病的疗效机制在于增进食欲，改善脾胃功能，从而增加造血营养物质的吸收和利用，这就是对"脾生血"理论实质的初步验证。现代医学认为，脾脏含有大量的免疫活性细胞，这些活性细胞可以释放大量造血因子，因此在机体防御和造血方面起重要作用。研究发现脾虚证患者血红细胞、血红蛋白量随脾虚程度加重而减少，脾虚患者的血清游离氨基酸（FAA）含量低于正常对照组，提示可能与肠道吸收不良有一定关系。研究发现，再生障碍性贫血是造血干细胞质和量的缺陷为主的造血障碍性疾病，其发病机制尚不完全清楚，属于疑难病的范畴。研究表明，对造血干细胞和造血祖细胞黏附于骨髓造血微环境起着关键作用的造血干细胞因子（SCF）在儿童再生障碍性贫血发病机制中起着一定作用。造血组织中的绝大多数造血干细胞集中在 CD34+ 细胞群体中，因此 CD34+ 造血细胞包含造血干细胞和造血祖细胞。小鼠骨髓中 CD34+ 细胞的比例，可反映骨髓中造血干/祖细胞的数量。由此可见，中医脾生血与干细胞因子及 CD34+ 表达异常影响造血调控机制的研究将可能为中医脾本质研究找到新的突破点。近年一项研究报道[8]，归脾汤可激活小鼠骨髓造血干细胞使 Sca-1 和 CD34+ 抗原的表达升高，形成更为原始的造血干细胞，从而使其数量增加；大剂量归脾汤可促进骨髓 G0/G1 期细胞向 S 期细胞及 S 期细胞向 G2/M 期细胞的转化，增殖指数（PI）也明显升高，并能明显升高外周血白细胞、血红蛋白，但对血小板的作用不明显。另一项研究[9]运用补中益气汤干预骨髓抑制贫血大鼠，发现本方能显著提升骨髓抑制小鼠的促红细胞生成素（EPO）mRNA 及红细胞生成素受体（EPOR）mRNA 的表达水平，促进红系祖细胞的存活增殖与分化，促进骨髓抑制贫血小鼠造血功能恢复，提高外周血象。以上结果说明健脾益气法可促进骨髓造血细胞增殖，提高外周血象，促进骨髓造血功能的恢复，从治法角度佐证了中医"脾生血"的科学性。

脾主统血也是脾脏象的功能特点之一。《难经·四十二难》记载："（脾）主裹血，温五脏。"气为血之帅，对血液运行有推动、固摄的作用，脾是气血生化之源，是人体气机升降的枢纽。脾的功能健旺，不仅气之生化有源，血液化生充足，而且统摄有力，血液循环于脉中而不外溢。如果脾的功能失司，不仅气血生化之源匮乏，血液来源不足，而且脾不能固摄血液，溢出脉外，导致各种出血证。中国中医研究院基础理论研究所[1]观察脾虚动物模型发现，心肌及血管平滑肌细胞线粒体有改变，血小板收缩，黏附聚集力下降，毛细血管脆性增加等变化，是脾气虚证脾不统血的科学依据。这些变化除与"脾主运化"的实质有关外，还与血小板的功能有关。另一项研究发现[10]，脾虚大鼠在 10 /s、60 /s、150 /s 切变率下全血黏度（ηb）和还原黏度（WBRV）及红细胞比容（HT）均显著升高，血浆黏度（ηp）、红细胞电泳指数均显著降低，说明脾虚证存在不同程度的血液高黏状态。这一研究结论与陈达理等的研究结果一致[11]，该课题组通过观察脾气虚证患者在血浆纤溶、凝血、血小板活化指标上的改变，主要测定血浆组织型纤溶酶原激活剂活性、组织型纤溶酶原激活抑制剂活性、纤溶酶活性、血浆 D-二聚体、血浆纤维蛋白原、抗凝血酶-Ⅲ 及纤维蛋白单体聚合功能等。结果提示，脾气虚证患者存在高凝状态，同时存在着继发性纤溶，而脾不统血可能与这种继发性纤溶相关。虽不是每例脾气虚证患者存在明显的出血现象，但确实存在可导致出血的病理基础。

近几年研究显示，中医脾不统血与脑-肠轴释放的活性物质失衡有一定的关联性。陈科[12]基于脑-肠轴平衡理论，选择了异病同证（辨证属于脾不统血证）的免疫性血小板减少症、功能失调性子宫出血、消化道肿瘤患者与正常人群对照，检测血清神经递质 5-羟色胺（5-HT）、β-内啡肽、血管活性肠肽的表达，发现脾主统血功能的发挥与人体血清神经递质含量存在一定关联性，当患者表现为脾不统血证候时，β-内啡肽、血管活性肠肽表达水平会下调，而 5-HT 的表达水平与疾病有一定的相关性。血液神经递质在同属脾不统血证的不同疾病中表达各异。其中，β-内啡肽、血管活性肠肽表达水平下调在非免疫性疾病中为共性特征，而 5-HT 在免疫性疾病，特别是出血性免疫疾病中表达水平升高，具有明显的个性特征，其与血小板功能状态有一定关系，也可能是一种有利于止血的保护机制。以上研究从血流动力学、血小板功能、纤溶系统和脑-肠轴平衡等不同角度探索了脾主统血的现代科学依据，取得了初步的研究结论。

三、脾主肌肉

脾与肌肉的关系十分密切。肌肉的功能活动隶属于脾，肌肉的功能状态及其变化可以反映脾脏功能的盛衰，正如《素问·痿论》所言："脾主身之肌肉。"早期的研究发现，"脾虚"动物模型出现明显消瘦，肌力下降，重要内脏（心、肝、脾、肾、胰腺）的重量减轻，骨骼肌和眼肌的肌纤维萎缩、变小；熊海等[13]研究人员发现脾虚小鼠的体重体温均明显降低，比目鱼肌横截面积变小，Ⅰ型、Ⅱ型肌纤维比例无显著性变化，等张收缩张力和强直收缩张力明显下降，脏器指数均低于正常组。以上均为脾虚状态下"脾主肌肉"的直接证据[1]。ATP 是骨骼肌运动的直接供能物质，ATP、腺苷-磷酸（AMP）的浓度可表明细胞能量代谢的功能；肌糖原和脂肪是肌组织的能量储存形式，它可反映机体能源物质的利用情况。熊海等[13]研究人员还发现，脾虚大鼠肌糖原含量（4.27 ± 0.40 mg/g）显著低于正常大鼠肌糖原含量（6.34 ± 0.20 mg/g），对脾虚大鼠用健脾益气糖浆进行治疗 7 天后，其肌糖原含量（5.35 ± 0.16 mg/g）虽然仍低于正常动物，但其回升显著快于自然康复组（4.63 ± 0.15 mg/g）。此外，中国中医研究院一研究组[14]还对肌肉抽提液和血清中相关肌酶 ATP、CPK、谷丙转氨酶（GPT）、乳酸脱氢酶（LDH）、α-羟丁酸脱氢酶（α-HBD）进行测定，以佐证"脾主肌肉"的科学性，结果提示：脾虚大鼠的肌肉 ATP 含量显著低于正常大鼠，与能量代谢密切相关的磷酸肌酸激酶活性也明显降低；此外，与肌肉物质代谢相关酶类如糖酵解代谢相关的乳酸脱氢酶，蛋白质代谢相关的谷丙转氨酶，脂肪代谢相关的 α-羟丁酸脱氢酶均明显低于正常大鼠。由此可看出，脾气虚时，由于脾运化功能失司，肌肉不得气血精微濡养，而出现相关能量、物质代谢酶类活性降低，表现为肌瘦无力。

近年一项研究[15]则从 ATP、AMP、AMP活化蛋白激酶（AMPK）的变化探讨脾虚证与能量代谢的关系，结果显示脾虚静息状态下 ATP、AMP 及 AMPK 在不同组织中表达不同，肝组织能量需求大于肌肉组织，补中益气丸则可调整脾虚状态下紊乱的能量物质，可见脾虚模型不同组织中 AMPK 表达有所区别，内脏中能量物质的提供优于四肢，符合机体安静状态下的供能需求。此外，关于脾虚本质的研究还发现，脾虚证大鼠骨骼肌的线粒体形态发生异常，线粒体里的 Na^+-K^+-ATP 酶的活性明显下降，肌纤维明显变细[16]；脾气虚时神经肌肉接头传递功能将发生障碍，并且障碍可能发生在神经肌肉接头的突触后膜[17]，而运用健脾益气方药四君子汤可恢复 Na^+-K^+-ATP 酶活性，并可增强脾气虚时神经肌肉接头的传递功能。脾为气血生化之源，脾主肌肉，脾虚失养则伤口愈合不良。一项研究[18]从健脾益气治法入手治疗观察脾气虚证大鼠手术切口愈合情况，结果显示补中益气汤组术后 7 天切口处可见新生肉芽组织，其间有大量新生血管，成纤维细胞数量显著升高，且与健脾益气方药促进羟脯氨酸、血管内皮细胞生长因子、α-平滑肌肌动蛋白（α-SMA）合成有关[19]。以上研究均从不同角度验证健脾益气具有"强肌健力""生肌长肉"等功效作用，证实了"脾主肌肉"的科学性。

四、脾在液为涎

《素问·宣明五气》首次提出："五脏化液……脾为涎。"涎为五液之一，由于涎出于口，口为脾窍，故脾主涎，涎为脾液，脾在液为涎成为中医脾胃学说的内容之一。关于脾为涎液的科学内涵本质也是研究的热点之一。早在20世纪80年代，广州中医药大学脾胃研究所曾以负荷的唾液淀粉酶活性为指标进行研究，发现脾虚患者具有潜在性功能低下现象。唾液腺能分泌多种特有成分，而唾液腺素是主要成分之一，人唾液腺分泌的唾液腺素活性比哺乳动物大10倍。研究发现通过喂饲唾液腺素，可促使小鼠胃肠道对糖的吸收和糖原的合成，可能使动物的体重和泳动耐力增加[20]。涎腺的部分分泌物能促使糖的吸收与利用，其作用与中医"脾主运化""脾为涎"理论有相通之处。另一研究[21]则从免疫学角度研究大鼠脾虚模型唾液指标的变化，探讨涎唾与脾的免疫相关性，发现脾虚大鼠的IL-6和唾液溶菌酶活性明显升高，而分泌型免疫球蛋白A活性降低，说明脾虚大鼠存在唾液免疫紊乱的病理状态，而益气健脾经典方剂四君子汤对此有明显的复建作用。研究发现[22]，慢性胃炎脾虚证患者总唾液糖蛋白及唾液淀粉酶N-聚糖结构发生了显著变化，主要表现为伴刀豆球蛋白（ConA）强结合组分所占比例显著增加，而ConA未结合及ConA弱结合组分所占比例显著减少，其特征亦以高甘露糖型和杂合型糖链为主，二、三、四天线的复杂型糖链为次；而不同糖链类型的糖蛋白组成和分布亦与脾胃湿热证组和正常组显著不同，表明脾虚证患者总唾液糖蛋白及唾液淀粉酶N-糖基化均不完全，这可能与脾虚证患者酸刺激后唾液淀粉酶活性低下有关。

近年来，一项研究[23]通过比较柠檬酸刺激对脾虚及健康儿童唾液淀粉酶（sAA）、总蛋白、唾液流率及pH的影响，结果发现：柠檬酸刺激能明显增加健康儿童的唾液流率、pH、sAA活性、sAA比活及sAA含量；脾虚患儿及健康儿童酸刺激前后各唾液测定指标差异虽无统计学意义，但脾虚患儿酸刺激前后除唾液流率及sAA糖基化水平比值升高外，各测定指标比值均较健康儿童低，两组酸刺激前后sAA活性比值、sAA比活比值及sAA糖基化水平比值比较，差异有统计学意义。说明脾虚患儿对柠檬酸刺激的敏感性降低，以上研究结果为"脾主涎"提供了一定科学依据。陈玉龙等[24]研究人员通过比较正常和脾虚大鼠在酸刺激下唾液淀粉酶分泌及cAMP-PKA信号通路变化情况，发现脾虚证大鼠唾液淀粉酶分泌障碍与cAMP-PKA信号通路的改变密切相关，包括蛋白激酶A（PKA）活性和突触小体相关蛋白质-23（SNAP-23）表达降低，揭示脾虚大鼠唾液淀粉酶分泌障碍机制。此外，研究[25]发现脾虚患者基础状态下唾液一氧化氮代谢产物浓度显著高于胃阴虚患者，酸刺激后唾液一氧化氮代谢产物浓度显著降低；基础状态下唾液淀粉酶活性略高于胃阴虚患者，酸刺激后唾液淀粉酶活性显著下降。说明脾虚证可能存在交感神经系统—氧化氮通路功能障碍，致酸刺激后唾液淀粉酶活性降低，可能存在副交感神经系统—氧化氮通路功能代偿增强，致基础状态下唾液淀粉酶活性升高。由上可知，以上研究成果进一步肯定了脾与涎的密切关系，并深化研究了脾主涎的科学实质。

五、"四季脾旺不受邪"

中医学认为，疾病的发生取决于正（气）邪（气）两方面，而正气不足是其根本原因，故经云："正气存内，邪不可干。"脾胃运化，充盈营卫气血是重要的生理环节。脾气健运，化源充足，气血旺盛，脏腑形体四肢百骸得养，正气充盛，抗病力强，腠理固密，则生机勃勃；反之，脾虚失运，化源匮乏，气血无由以生，脏腑形体四肢百骸失养，正气亏衰，抗病力弱，腠理疏松，不耐邪侵而患诸疾。故张仲景提出著名论点"四季脾旺不受邪，即勿补之"，意即脾具有卫护机体的重要作用，脾气充盛，外则邪不可犯，内而疾不能传。现代诸多学者对中医"脾"在人体免疫中角色有了进一步的研究，其所言之脾不单指解剖学的脾脏，现代研究也在向系统性、多层面、动态性方向发展，这对解释"脾旺不受邪"理论的基本科学内涵意义重大。

早在 20 世纪 90 年代，有学者通过 T 细胞亚群、NK 细胞及免疫调节因子检测，发现脾虚证患者的细胞免疫功能普遍较低下，尤以虚寒型明显，NK 细胞活性降低，免疫调节因子失衡[26]。一项研究[27]通过采用过度疲劳联合饮食失节法构建脾虚证大鼠模型，发现脾虚证大鼠的胸腺、脾指数明显下降，血清 IL-2、IL-6 降低，提示脾虚证大鼠均存在免疫应答早期的功能低下；而血清 IL-1 显著升高，以及脾 T 淋巴细胞增殖率下降，可能是因胸腺功能抑制引起的巨噬细胞释放细胞因子能力加强的一种代偿反应。另一项研究[28]则运用高脂低蛋白饲料加力竭游泳法复制脾虚水湿不化大鼠模型，发现模型组大鼠脾脏指数以及血清 IL-1、IL-2、IgG、补体 C3 水平均比正常对照组大鼠显著降低，表明脾虚水湿不化时机体免疫功能下降。以上研究说明中医脾的功能包括了免疫系统的功能，也为"四季脾旺不受邪"的中医观点提供了可以解释的依据。慢性乙肝病毒（HBV）感染也是常见临床疾病，HBV 本身并无致病性，机体感染 HBV 后，通过宿主免疫反应引起肝脏损害，按宿主免疫应答情况分为免疫耐受、免疫清除和免疫不全 3 种免疫状态，而一项研究报道[29]，脾气虚状态是慢性HBV 感染的常见基本证型，在免疫耐受（正虚邪郁）、免疫清除（正邪相争）和免疫不全（正虚邪恋）3 种状态中，脾气虚以及肝郁脾虚状态最为常见，这说明脾气虚存在 HBV 感染后导致机体免疫紊乱状态。近年来发现，海马结构在神经免疫调节中有着重要的作用，海马对下丘脑—垂体—肾上腺轴（HPA）有负向调节效应，它通过抑制促肾上腺皮质激素（ACTH）与皮质酮的分泌，最终导致免疫功能的增强。熊斌等[30]对脾虚大鼠脑内 Janus 激酶 1（JAK1）信号转导和转录激活因子 1（STAT1）、细胞因子信号抑制分子 1（SOCS1）水平进行测定发现，脾虚组大鼠脑内海马 CA1 区及下丘脑腹侧核的 JAK1 和 STAT1 的水平明显升高，SOCS1 水平明显降低，说明脾虚大鼠存在 JAK-STAT 信号通路功能异常及免疫紊乱状态。

生物信息组学研究的整体性、动态性、时空性和复杂性与中医学的整体观念辨证论治特征有较多相似之处，有可能借此而揭示中医证候的科学内涵。近年来，众多研究团队从基因组学、蛋白组学等宏观角度，试图揭示不同疾病"脾虚"状态的基因差异表达情况，寻找可能作为辨证分型的参考分子标志。一项研究[31]通过基因芯片检测，肝郁脾虚证组（A 组）和正常对照组（N 组）筛选出 7 459 个差异表达基因，其中 3 266 个上调基因，4 193 个下调基因，结果显示两组间是存在差异表达基因谱的，这也提示了中医临床证型的分类具有一定的生理指标和差异表达基因的客观依据。另一项研究发现[32]，糖尿病脾虚患者外周血白细胞免疫调节相关基因表达异常，使机体免疫细胞成熟、活化和迁移、黏附等出现异常，抗原处理及呈递出现障碍，以及补体系统活化紊乱，部分细胞因子合成受阻等；物质代谢特别是蛋白质代谢相关基因以及细胞增殖和凋亡相关基因表达出现紊乱，则将影响白细胞有效行使免疫功能，最终导致糖尿病脾虚患者机体免疫功能低下，该发现与脾虚证患者临床现象观察结果是相符的。

六、"脾"的内分泌功能

中医学认为，脾为后天之本，气血生化之源，具有运化水谷和水湿的功能，涉及现代医学的胃肠道、肝胆系统、呼吸系统、心脑血管、泌尿生殖、妇产科、内分泌代谢以及神经系统等多系统生理功能。其中，中医"脾"的内分泌功能是目前研究的热点。下丘脑—垂体—肾上腺轴作为机体对外界各种应激反应的内分泌调节轴，其应激信号与中枢神经系统密切相关，参与控制应激反应，调节包括消化、免疫、情绪、性行为及能量贮存和消耗在内的多种生理活动。一项研究[33]发现，脾虚证大鼠垂体促肾上腺皮质激素（ACTH）、血浆 ACTH 及血浆皮质酮（CORT）水平显著降低，说明了脾虚组模型大鼠肾上腺皮质功能的低下状态。多囊卵巢综合征（PCOS）是生育期女性常见的生殖内分泌疾病，可能与黄体生成素（LH）、雄激素、血浆胰岛素（PINS）、瘦素异常的分泌相关。王兴娟课题组在临床上发现[34]，PCOS 患者以体形肥胖、神疲乏力、食欲不振、大便不畅等脾气虚弱的证候为多见。通过对脾虚组与非脾虚组各实验室指标的差异性进行统计分析，发现脾虚组空腹胰岛素（FINS）、胰岛素抵抗指数（HOMA-IR）显著高于非脾虚组，Spearman 相关分析也显示 FINS、HOMA-IR 与脾虚呈显著正相关，也一定程度上印证了程若水之言："妇人经水与乳，俱由脾胃所生。"该现象可能与现代社会人们超强负荷的工作、学习，加之不规律的饮食、起居与劳逸等一系列因素有关，导致脾气虚弱，气化功能失常，使脾不散精，物不能转化为精微物质，则成痰成饮，由脾胃虚损所致 PCOS 发生率相应增多。脾虚相关的胰岛素抵抗是 PCOS 发生的重要病理环节。代谢综合征是指多种物质（糖、脂、蛋白质等）代谢异常为基础的病理生理改变，目前认为"脾虚"是代谢综合征重要的发病基础。一项研究[35]通过蛋白组学技术研究获得脾虚证代谢综合征大鼠模型 50 个差异蛋白，主要有免疫球蛋白 G（IgG）、肉碱乙酰转移酶、羧酸酯酶等，其中 IgG、肉碱乙酰转移酶、羧酸酯酶等较空白对照组出现了上调，而谷胱甘肽S-转移酶、硒结合蛋白等出现了下调，初步揭示了中医"脾"内分泌障碍与代谢综合征的生物学基础。

糖尿病是以高血糖为特征的常见内分泌代谢疾病，属于"消渴"范畴。自古以来，对消渴病机的阐述甚多，而阴虚燥热学说作为消渴基本病机的认识至今仍占有主导地位。然而，阴虚燥热学说与糖尿病患者的临床表现并不完全相符，目前大多数学者认识到，中医"脾"功能失司是糖尿病的重要病理环节，糖尿病的高血糖是脾运化水谷精微失常，脾气不能散精或散精障碍，致使水谷精微之一的葡萄糖在血中蓄积过多而成。因此，脾不散精或散精障碍是糖尿病发病之本，是其基本病机，并贯穿糖尿病全过程[36]。柯斌等[37]运用健脾化湿方治疗 2 型糖尿病（T2DM）大鼠，发现可明显降低脾虚痰湿型肥胖 T2DM 胰岛素抵抗大鼠体重、内脏脂肪、空腹血糖（FBG）、FINS、HOMA-IR 及血清总胆固醇（TC）、甘油三酯（TG）、低密度脂蛋白胆固醇（LDL-C）、游离脂脂酸（FFA）水平，升高国际敏感指数（ISI）水平，上调肝脏组织过氧化物酶体增殖物激活受体 α（PPARα）蛋白表达，佐证了从"脾"论治糖尿病的重要性。众多研究团队试图从分子层面揭示"脾"在糖尿病中的核心作用。一项研究[32]运用 Agilent 人类全基因组芯片筛选脾虚证糖尿病患者的差异表达基因，共筛选出 34 个有效差异基因，涉及白细胞的免疫调节功能、物质代谢、细胞增殖、细胞凋亡和细胞间通信等，说明"脾虚证"与"基因谱"存在内在联系是有科学依据的。另一项研究则发现[38]，在 2 型糖尿病脾虚证患者和健康志愿者的血清中发现 16 个差异表达的微RNA（miRNA），聚类分析显示，这 16 个差异表达的 miRNA 能够将 2 型糖尿病脾虚证患者和健康志愿者很好地区分。靶基因预测和功能注释显示，14 个上调miRNA 调控 122 个靶基因显著富集到 6 个 KEGG 通路和 6 个 GO 分子功能。这些富集的 KEGG 通路包括与脂肪酸、氨基酸和 2 型糖尿病相关的营养物质代谢通路，钙离子信号通路，致病的大肠杆菌感染通路和亨廷顿舞蹈症通路。该研究也为 2 型糖尿病脾虚证患者的临床辨证提供了一些血清 miRNA 标志物，同时从 miRNA 水平上为脾虚证患者的发病机制提供了依据。近十几年的研究认为，消化系统是人体内最大的内分泌器官，因此，从消化道激素分泌的变化来研究中医的脾胃学说，将有助于进一步阐释脾的实质和中医药干预的疗效机制。研究发现[39]，脾虚造模早期 D 细胞分泌功能下降，M0 细胞和 M1 细胞的合成功能增强；脾虚造模晚期 D 细胞合成功能增强，M0 细胞和 M1 细胞的分泌功能下降，该三种胃肠道内分泌细胞及激素含量在脾虚证病程中的动态改变可以看成是脾虚证模型大鼠早期腹胀、纳差、泄泻和晚期腹泻停止、排便黏滞等症状的物质表现形式之一。

综上所述，脾脏象理论主要包括脾的运化、生血统血、主肌肉、在液为涎、脾为之卫等，中医"脾胃"是一个综合性的功能网络，涉及多系统疾病，不可能找到一个与西医直觉解剖形态相对应的脏器或组织。从宏观到微观，即从器官-组织-细胞-分子水平揭示脾脏象理论的基本科学内涵，运用现代科学水平丰富了中医脾本质的认识，从而发展了脾胃学说。

（曾进浩）

参考文献

［1］中国中医研究院基础理论研究所. 脾气虚证发生机理的实验研究［J］. 中医杂志，1993，34（12）：744-745.

［2］易崇勤，孙建宁，张家俊，等. 四君子汤调整小鼠运化功能紊乱的实验研究［J］. 中国中西医结合杂志，1997，17（1）：42-44.

［3］项婷，杨璋斌，孙保国，等. 基于脾虚大鼠有机阴离子转运肽 2a1 动态表达的脾主运化内涵探讨［J］. 中华中医药杂志，2014，29（2）：430-434.

［4］KRAFT M E, GLAESER H, MANDERY K, et al. The prostaglandin transporter OATP2A1 is expressed in human ocular tissues and transports the antiglaucoma prostanoid latanoprost［J］. Investigative ophthalmology & visual science, 2010, 51（5）：2504-2511.

［5］李志勇，李彦文，王树荣，等. 黄芪茯苓对药改善脾虚大鼠"脾主运化"功能的初步研究［J］. 时珍国医国药，2011，22（6）：1523-1524.

［6］程永华，张诗军. 脾主运化的研究进展［C］//中华中医药学会，中医杂志社. 中华中医药学会中医、中西医结合治疗常见病研讨会论文集.

［出版地不详］：［出版者不详］，2007：254-256.

［7］梅武轩. 脾主运化水液与胃黏膜水通道蛋白3、4表达的相关性研究
［D］. 广州：广州中医药大学，2006.

［8］殷丽娟，刘立，许瑞，等. 归脾汤对苯中毒小鼠骨髓造血干细胞表型
Sca-1和CD34+、细胞分裂周期的影响［J］. 北京中医药大学学报，
2014，37（4）：255-258.

［9］戴汉源，曹克俭，赵安斌，等. 补肾、健脾、活血分别对骨髓抑制贫血
小鼠造血的影响［J］. 中药材，2011，34（2）：250-253.

［10］李聪，谢鸣，赵荣华，等. 肝郁—脾虚—肝郁脾虚不同证候模型大鼠
血液流变学变化及疏肝健脾方的作用［J］. 广州中医药大学学报，
2014，31（2）：234-238.

［11］陈达理，周立红. 脾气虚证患者纤溶、凝血、血小板活化指标的临床
研究［J］. 中医杂志，2003（6）：453-455.

［12］陈科，戴欣媛，赵宁，等. 脾不统血证相关疾病与血液神经递质变化
关系研究［J］. 辽宁中医杂志，2018，45（2）：245-248.

［13］熊海，张澄波，金敬善，等. "脾主运化"的生化研究［J］. 首都医
学院学报，1989，10（1）：19-22.

［14］徐琦，崔成德，何丽，等. "脾主肌肉"的生化研究——若干酶指标
活性的测定［J］. 中国中医药科技，1994，1（5）：2，3-5.

［15］李燕舞，李耿，巫燕莉. 补中益气丸对脾虚大鼠能量物质及AMPK的
影响［J］. 中国中医基础医学杂志，2015，21（5）：592-594.

［16］刘友章，王昌俊，刘静，等. 四君子汤对脾虚大鼠肝、心肌、胃黏膜
和骨骼肌细胞线粒体损伤的修复作用（英文）［J］. 中国临床康复，
2006，10（39）：170-173，193.

［17］张立德，冯起国，曹凤艳，等. 四君子汤及其加味对脾气虚大鼠神经
肌肉接头传递的影响［J］. 辽宁中医杂志，1997，24（2）：43-45.

［18］樊慧杰，柴智，闫润红，等. 补中益气汤对脾气虚证模型大鼠手术切
口肌肉组织炎症反应和肉芽组织增生的影响［J］. 中医杂志，2014，
55（3）：238-241.

［19］樊慧杰，柴智，闫润红，等. 补中益气汤对脾气虚症大鼠伤口肌肉组
织Hyp，VEGF，α-SMA表达的影响［J］. 中国实验方剂学杂志，
2013，19（21）：214-217.

［20］陈淑英，陈茂珍，金郁芳，等. 脾主运化与涎的关系——唾液腺素的

研究［J］. 广州中医学院学报，1985（1）：25，36-38.

［21］孙理军，张登本，李怀东，等. 大鼠脾虚模型的唾液免疫学研究［J］.
陕西中医，2004，25（7）：665-666.

［22］刘晓秋，陈蔚文，唐惠琼. 慢性胃炎脾虚证患者唾液糖蛋白 N-聚糖
结构特点［J］. 广州中医药大学学报，2007，24（2）：91-96.

［23］杨泽民，陈龙辉，林静，等. 柠檬酸刺激对脾虚患儿唾液淀粉酶、总
蛋白、唾液流率及 pH 值的影响［J］. 中国中西医结合杂志，2015，35
（2）：188-192.

［24］陈玉龙，张海艇，李茹柳，等. 脾虚大鼠唾液淀粉酶分泌障碍与 cAMP-
PKA 信号通路关系的研究［J］. 中华中医药杂志，2011，26（8）：
836-839.

［25］刘晓秋，梁幼雅，贾晓林，等. 脾虚证患者唾液淀粉酶活性变化与一
氧化氮相关性的初步探讨［J］. 中药药理与临床，2002，18（4）：
45-47.

［26］王冠庭. 脾胃学说与胃癌关系的研究［J］. 中国中西医结合脾胃杂
志，1997，18（1）：3-5.

［27］赵荣华，谢鸣，李聪，等. 肝郁、脾虚和肝郁脾虚证模型大鼠的免疫
功能变化［J］. 北京中医药大学学报，2013，36（12）：821-824.

［28］杨彬彬，季旭明，王世军. 黄芪多糖不同组分对脾虚水湿不化大鼠
血清IL-1、IL-2、IgG 及补体 C3 水平的影响［J］. 时珍国医国药，
2015，26（10）：2346-2348.

［29］杨丽莎，梁志清，范剑薇，等. 慢性乙型肝炎病毒感染不同免疫状态
主要证候的研究［J］. 中华中医药杂志，2014，29（1）：102-104.

［30］熊斌，钱会南. 益气健脾方药对脾虚大鼠脑内 JAK1、STAT1、
SOCS1 水平变化的影响［J］. 中华中医药学刊，2013，31（7）：
1543-1547，1732-1734.

［31］杨婵娟，刘宏伟，王丽春，等. 慢性乙型肝炎肝郁脾虚证和脾胃湿热
证患者的差异表达基因研究初探［J］. 中国中西医结合杂志，2012，
32（8）：1032-1037.

［32］陈龙辉，杨泽民，陈蔚文，等. 2 型糖尿病脾虚证免疫与物质代谢相
关基因差异表达的研究［J］. 中华中医药杂志，2015，30（10）：
3634-3638.

［33］赵荣华，刘进娜，李聪，等. 肝郁、脾虚和肝郁脾虚证模型大鼠下丘

脑—垂体—肾上腺轴变化及柴疏四君汤的干预效应［J］．中国中西医结合杂志，2015，35（7）：834-838.

［34］王兴娟，金华良，刘颖．脾虚与多囊卵巢综合征伴发代谢综合征相关性研究［J］．中国中西医结合杂志，2010，30（11）：1149-1152.

［35］刘小溪，陈红瑾，冀天威，等．脾虚证代谢综合征大鼠蛋白组学研究［J］．中华中医药杂志，2014，29（12）：4018-4022.

［36］王德惠，吴贤顺，李晋宏，等．从脾虚"脾不散精"或"散精障碍"探讨糖尿病的中医病机［J］．中医杂志，2014，55（22）：1906-1908.

［37］柯斌，师林，张俊杰，等．健脾化湿方对脾虚痰湿型肥胖2型糖尿病胰岛素抵抗大鼠糖脂代谢的影响［J］．时珍国医国药，2017，28（4）：824-827.

［38］杨泽民，洪敏，陈滢宇，等．2型糖尿病脾虚证患者血清microRNA表达谱和生物信息学分析（英文）［J］．中华中医药杂志，2017，32（8）：3677-3683.

［39］任平，刘芳，黄熙，等．脾虚大鼠生长抑素、胃动素、胆囊收缩素内分泌细胞的变化［J］．成都中医药大学学报，2001，24（1）：35-37，64.

03

第三章

中医脾胃理论与重症肌无力的基础研究

—— ● 观点与观念 ● ——

脾胃理论是研究脾胃的生理病理及脾胃病与相关脏腑疾病的诊断、治疗和预防的理论体系，在中医理论体系中占据着重要地位。

重症肌无力作为临床常见疾病，中医根据其临床特征，将其归属于中医睑废、痿病等范畴。因其发病机制目前仍不明确，现代医学虽针对此病制订了大量的治疗方案，但其临床疗效有限。

本章立足于中医脾胃理论，从重症肌无力的临床特征入手，论述中医对重症肌无力病因、病机的认识，并在此基础上分析重症肌无力的证候特点及该病的治法特点，为中医治疗此病提供理论依据。

第一节 基于脾胃理论对重症肌无力病因病机的认识

中医文献中无重症肌无力病名记载，由于本病临床症状多样，中医文献对其有不同的病名描述，例如：出现吞咽无力、声音嘶哑，称之为"喑痱"；出现眼睑下垂称为"睑废"；有复视者称为"视歧"。但这些命名只是本病局部症状的表述，根据重症肌无力患者肌肉痿软无力的特点，中医学仍主要以"痿病"称之。

在历代医家有关痿病治疗经验的基础上，现代中医药工作者对其病因病机及治疗进行了深入研究，多认为重症肌无力的发病可归纳为先天禀赋不足，后天失调，或情志刺激，或外邪所伤，或疾病失治、误治，或病后失养，均可导致脾胃气虚，渐而积虚成损，致肌肉筋脉失养。病位在脾胃，由脾胃损及肝肾，涉及肺心。病性是虚实夹杂证，由脾胃虚损而致痿。

一、病因

《黄帝内经》中将痿病病因分为内伤与外感两类。

（一）内伤

1.情志所伤

情志所伤又可称为"七情内伤"。七情即喜、怒、忧、思、悲、恐、惊七种情志活动，属情志致病因素，是内伤病的主要病因之一，包括"担惊受怕""惊恐刺激""悲哀太过""所愿不得""忧思抑郁"等方面。

《灵枢·本神》中记载："恐惧而不解则伤精，精伤则骨痿，精时自下。"说明过度恐惧可损伤肾精，肾精损伤发为骨痿。因为"肾主藏精""肾在志为恐"，而"肾精充九窍，养百骸"，故肾精损伤无以充养四肢百骸则发为骨痿。当恐惧达到"伤精"的程度时，肾精不能化生骨髓，充养骨骼，就会发生痿病。《素问·痿论》曰"悲哀太甚，则胞络绝……传为脉痿"，意思是说悲哀过度，则心包络阻绝不通，发展成为"脉痿"。心为火脏，在体合脉。心气不通则火郁于内，心气热，气血走于上，而使下部血脉空虚，出现下肢肌肉萎缩无力，胫部软弱不能站立，膝踝关节不能提屈等"脉痿"之象。"所愿不得"指人的愿望或需求得不到满足，从而心情郁闷不舒。《黄帝内经》明确指出"所愿不得"的重要性，如《素问·痿论》云："肺者，脏之长也，为心之盖也，有所失亡，所求不得，则发肺鸣，鸣则肺热叶焦……发为痿躄。""思想无穷，所愿不得……发为筋痿。"所愿不得后情志郁而化火，热盛燔灼肺津与肝阴，机体津液耗伤，故而五脏六腑失去津液滋润濡养，同时肝阴不足可致筋脉失去濡养，日久则出现四肢痿软无力等症状。

2. 过劳

《黄帝内经》认为过度劳累导致痿病主要包括两个方面，即"劳力过度"与"房劳过度"。如《素问·痿论》中所记载："有所远行劳倦，逢大热而渴，渴则阳气内伐，内伐则热舍于肾，肾者水脏也，今水不胜火，则骨枯而髓虚，故足不任身，发为骨痿。"意思是说，过度劳倦造成汗出大热而渴，阳热太盛，灼伤阴津；而肾主水，如果水不胜火，使骨枯而髓空，足不支撑身体，就会形成骨痿。"入房太甚，宗筋弛纵，发为筋痿"，表明房事不节可以损伤肾精，导致宗筋失养，阴茎弛缓不收；肝在体合筋，日久致肝阴亏损可导致筋痿的发生。

3. 饮食所伤

饮食所伤包括饮食不节、饮食不洁、饥饱失宜、饮食偏嗜等方面，以上皆可引起脏腑病的发生。《黄帝内经》云："胃者水谷之海，六腑之大源也。"而《素问·痹论》中指出："饮食自倍，肠胃乃伤。"可见饮食不节，暴饮暴食，宿食停滞于胃肠壅滞不通，易导致气机阻滞，损伤脾胃，进而影响气血生化。气血生化乏源，日久宗筋失养而致痿。饮食偏嗜，过食酸苦甘辛咸五味，易导致脏腑气血偏盛偏衰。《类经》释曰："夫味得地之气，故能生五脏之阴。"阴者，即五脏六腑之阴精，是身体的物质基础。可见，五味对五脏起着重要的滋养和协调作用。而《黄帝内经》记载"是故多食咸，则脉凝泣而变色……多食辛，则筋急而爪枯……"意指饮食过咸，能使血脉凝涩不畅；多食辛味的，就会导致筋脉拘急，爪甲也会枯槁。可见，饮食偏嗜也会损伤脏腑功能，进而导致痿病发生。

4. 先天不足

禀赋薄弱，素体不强是痿病发生的又一病因。《灵枢·寿夭刚柔》篇说："人之生也，有刚有柔，有弱有强……"父母体虚，遗传缺陷，母亲孕期多病，胎中失养，孕育不足等导致机体先天不足，肾精亏虚。精亏无力滋养脏腑，机体功能失常而致痿。

（二）外感

痿病之外感多由湿、热、风、寒湿等邪气侵袭所致。

1. 湿、热

《黄帝内经》认为湿邪阻遏与热邪耗精在痿病的外感病因中居于主要地位。《灵枢·九宫八风》曰："犯其雨湿之地，则为痿。"说明长期冒雨涉湿，或因自然气候，

或居处工作环境而感受湿邪，均可致痿。湿为阴邪，其性黏滞，阻碍气血运行，日久发
为痿病。机体遭受湿邪侵袭，日久化热，湿热浸淫筋脉之间，则气血运行受阻，筋脉肌
肉弛纵不收，故形成痿病。因此《素问·生气通天论》云："因于湿，首如裹，湿热
不攘，大筋緛短，小筋弛长，緛短为拘，弛长为痿。"说明湿热也是致痿重要原因。

2. 风

《素问·五常政大论》提到"厥阴司天，风气下临……体重肌肉痿"，即为风邪
致痿。隋代巢元方《诸病源候论》"风身体手足不随候"对痿病的病理亦做了详细阐
发，认为痿病出现手足不随，是由于体虚腠开，风邪客于脾胃经络所致。胃为水谷之
海，脾主一身肌肉，受风邪侵袭，故不能为胃通水谷，致四肢肌肉无所养；而风邪在
经络搏于阳，气行迟缓，关节缓纵，故出现"手足不相随"之痿病证候。

3. 寒湿

《素问·六元正纪大论》云："凡此太阳司天之政……民病寒湿，发肌肉痿，
足痿不收。"正气不足，腠理不密，寒湿侵袭，着于经络筋脉，阳气不达，筋脉阻
闭，可导致痿病。在《素问·气交变大论》中论述的"岁火不及，寒乃不行，长政不
用……暴挛痿痹，足不任身……"可知痿病足不任身可由寒湿导致。痿病是多因素作
用的结果，其病因是错综复杂的，因此在痿病的治疗上必须详审病因，辨证论治。

二、病机

在对重症肌无力病机的认识上，一般认为此病病位在脾，常累及肺、肝、肾等脏
器；病性属虚，可出现气、血、津液、精的耗伤及输布障碍。在此基础上有学者认为
此病涉及先天、后天，病机关键在于脾肾亏损[1]，以致机体出现痿废不用之症。因
乙癸同源，肝藏血，主身之筋膜；肾为全身阴阳之根本，是人体精气所在，故肝肾为
病，常相互影响，肝血不足，可致肾精亏损；肾虚精亏，可致水不涵木，出现肝、肾
不足之证，以致肌肉失养，痿废无力，故有学者提出此病的关键病机不仅涉及脾胃，
更与肝肾相关[2]。因重症肌无力发病早期多以气虚为主，肺主一身之气，脾为气血
生化之源，因此此病最先累及肺脾，以致此病主要病机为肺脾两虚[3]。

可见，在对重症肌无力病机的认识上，不同医家仍有不同见解。为进一步明确五
脏在重症肌无力发病当中所发挥的作用，本文基于脾胃理论，从脾胃病机入手，探讨
以脾胃为中心的五脏在病理上的联系。

（一）脾胃虚损

脾胃居于中焦，为气机升降出入之枢纽，能够将饮食水谷转化为水谷精微和津

液，并将水谷精微吸收转化为精、气、血、津液等营养物质，转输至全身各脏腑组织，以维持全身脏腑功能，故《黄帝内经》谓之"中央土以灌四旁"。脾主肌肉，肌肉的强盛丰盈有赖于气血的濡养，以行使其收缩运动功能；同时，"阳明者，五脏六腑之海，主润宗筋，宗筋主束骨利机关也"，足阳明胃经气血充足是十二经脉承接、转输气血发挥"束骨利机关"作用的关键。唯有脾胃健运，肢体肌肉方能灵活运动，故《黄帝内经》云："脾主运化水谷之精，以生养肌肉，故主肉。"

在重症肌无力的发病进程中，因患者先天禀赋不足，后天调摄有碍，或情志、外邪所伤等因素，损及脾胃，导致脾胃气虚，日久迁延，渐而积虚成损。此种虚损与单纯脾胃气虚不同，是脾胃气虚基础上的进一步发展，是各种致病因素侵袭人体造成人体形体和功能都受到严重损害的概括。因脾胃虚损，运化、推动无力，故而气、血、津液、精化生不足，故《灵枢·五味》云："故谷不入，半日则气衰，一日则气少矣。"肌肉充养无源，呈现肢体痿废不用之症；又因脾气主升，脾胃虚损则清气不升，气血上升输布障碍，上睑升提无力，故现眼睑无力而下垂，甚则胸中大气下陷，气息将停，危及生命。因此，重症肌无力的病机主要为脾胃虚损。

（二）五脏相关

重症肌无力在其发生发展的过程中，其内在基础是五脏相互间生理、病理上的联系。虽然此病的基本病机在于脾胃虚损，但其病位却不局限于脾胃，随着病程的进展，可由脾累及全身各个脏腑器官，形成以脾胃为中心的多脏同病的局面，即五脏相关，正如《素问·玉机真脏论》所云："五脏相通，移皆有次。"

"五脏相关"理论脱胎于五行学说中的合理内核，其立足于中医长期临床实践成果，将五脏间的关系进行了重新梳理，是对中医五行学说的一大创新。在对重症肌无力病机的认识上，不仅要认识到此病关键在于脾胃，同时也要认识到"五脏相关、脾统四脏"[4]，将脾胃与肺、肝、肾、心联系到一起。

1. 肺脾相关

肺主气，通过纳摄自然界清气，维持人体气体交换；脾位于中焦，运化水谷精微而产生中气，同时脾气主升，以升为健，上充于肺，水谷之气与清气共同构成宗气以贯心脉，行呼吸。若肺主气的功能失常，则清气吸入减少，宗气生成不足，导致一身之气衰少。在重症肌无力发病进程中，饮食劳倦，久病大病等均可损伤脾气，脾失健运，肌肉失养，则肌肉不实、抬举无力；中气不足，清阳不升，胞睑升举无力则现眼睑下垂；脾气不足，中气下陷，胸中之大气难以接续，肺之包举无力，则气短不足以息，若胸中大气亦下陷、语声低微、倦怠、懒言，则气息将停，危在顷刻。

2. 肝脾相关

肝藏血，主筋膜，筋膜附于骨，连于肉，聚关节，影响肌肉舒缩与关节屈伸。同时，肝主疏泄，喜条达而恶抑郁，能调畅全身之气血，故肝气畅达，有助于全身气血的输布。脾胃同居中焦，运化饮食水谷而成精微，脾胃的运化功能除有赖于脾胃气机升降相合外，还依赖于肝疏泄功能的正常。肝气条达，气机调畅，则能保证脾胃的运化功能正常，如唐容川《血证论》所云："木之性，主于疏泄。食气入胃，全赖肝木之气疏泄之，而水谷乃化。"唯有肝气疏泄，气血方能布散全身，则筋膜、肌肉、关节得养。反之，若七情内伤，则可造成肝气郁滞，气血疏泄不及，脾胃运化、升降也可因之而壅滞，表现在筋膜、肌肉、关节上，可出现肌肉、关节痿软不利之症。

3. 脾肾相关

肾藏精，是脏腑形体官窍功能活动的物质基础，也是促进人体生长发育的根本。脾胃运化水谷精微，能够化生气血，为后天之本。脾的运化，必须借助肾中精气的温煦蒸化，方能健运，即所谓"脾阳根于肾阳"；肾中精气又有赖于脾胃所化生水谷精微补充，才能充足，两脏在生理上相互依存、相互为用，即所谓"元气非胃气不能滋之"，故张景岳《类经·卷十五》云："然水谷在胃，命门在肾，以精气而言，则肾精之化因于脾胃，以火土而言，则土中阳气根于命门。"若一方阳气虚损，必伤及另一方，可致脾肾两虚，气血不足，肌肉失养，宗筋弛纵。在重症肌无力病程中，早期可因饮食、劳倦伤及脾胃，呈现出脾胃虚损之证；日久则殃及肾阳，出现肾气不足，阴阳失调，若肾气不足，肾精亏损，引起脏腑功能衰退，气血亏损。精血同源，精血亏损不能上注于目，则出现复视；不能灌溉营养四肢百骸，筋骨肌肉无以资生，则引起筋骨痿软，肌肉枯萎，身疲乏力，腰膝酸软，形寒肢冷等脾肾两脏虚损之证。

4. 肝肾相关

肝藏血，性条达，主疏泄；肾主水，内藏精，推动脏腑气化。肝气疏泄，有助于维持肾中精气的溢泻，使其藏泻有度，同时，封藏肾中精气，亦依赖于肝血的滋养补充，使肾精充足以维持脏腑功能。肾水涵养肝木，能滋养肝血使阴血充足，以维持其基本生理功能。肝主藏血，肾主藏精，肝肾同源，精血互化，故清代医家张璐在其《张氏医通》云："气不耗，归精于肾而为精；精不泄，归精于肝而化清血。"在重症肌无力进展中，可因脾胃虚损而伤及肝肾二脏，因两脏在生理上密切联系，病理上相互影响，精亏则肝无血藏，血少则精无所化，从而出现头昏目眩、耳聋耳鸣、腰膝酸软等肝肾精血两亏之证。

5. 心脾相关

心作为五脏之一，其主要的生理功能是主血脉，藏神，被称为"君主之官""五脏六腑之大主"。脾作为后天之本，具有化生血液和统摄血液的作用，《素问·六节脏象论》云"心者……其充在血脉",而心因其具有推动和调控血液在脉管中运行的作用,故而心脾两脏主要在血液化生和运行方面相互为用。在重症肌无力的发病过程中,常可因脾胃虚损,气血化生不足,导致心血不足。因心失脾所化生血液的充养,可致心神不宁,出现失眠、心悸、心烦、神疲、血不华色等症。

重症肌无力的形成和发展是一个慢性过程,其病机关键以脾胃虚损为中心,造成气、血、津液、精等基本物质有生成障碍。由于气、血、津液、精等精微物质的化生有赖于脾胃运化水谷精微的不断补充,同时,在脏腑组织的功能活动的推动下,它们之间又相互渗透、相互促进、相互转化。故当脾胃受损,可致全身精微化生不足,出现脏腑形体官窍失养。此外,由于五脏之间相互依存、相互为用,故当脾胃受损,可致其他相关脏腑出现病损,出现肝、肾、心、肺相关脏腑功能障碍,这其中又以肝肾二脏虚损为突出表现,导致脏腑经脉气血津液精髓亏虚、皮肉筋脉骨节失去濡养,终成肌肉痿废之证。

（曾进浩）

参考文献

［1］董振华. 祝谌予临证验案精选［M］. 北京：学苑出版社，1996.

［2］王中琳. 王新陆教授从肝、脾、肾论治重症肌无力经验［J］. 中国中医药现代远程教育，2010，8（15）：4-5.

［3］高斌. 王宝亮教授诊治重症肌无力辨证遣药经验［J］. 中医研究，2012，25（11）：56-58.

［4］张冰冰，朱爱松，石岩. 对于"五脏相关"理论的科学内涵探讨［J］. 中华中医药杂志，2017，32（7）：3259-3263.

第二节 基于脾胃理论辨析重症肌无力相关证候

如前文所述，重症肌无力是一种神经肌肉接头传递功能障碍的获得性自身免疫性疾病，其主要临床表现为骨骼肌极易疲劳，活动后症状加重，症状经过休息可得到缓解。脾胃理论是中国古代医家在长期临床实践中通过不断总结、归纳而成的一套理论体系，其发端于《黄帝内经》，成熟于金元时期，并被后世医家所不断补充和发展，成为中医理论体系中非常重要的组成部分。由于重症肌无力发病时主要表现为肌肉无力，肌肉在中医理论体系中常与脾胃相关联，故而古代医家在探讨此病的发病机制时，多从脾胃而论。

在本章节中，我们将基于脾胃理论，根据重症肌无力的临床分型，分别从全身型、眼肌型及重症肌无力危象三方面，探讨重症肌无力的证候特点，以此明确脾胃功能障碍在不同类型重症肌无力形成当中的作用，进而为基于脾胃理论治疗重症肌无力提供依据。

一、眼肌型重症肌无力相关证候

（一）脾虚气陷证

脾为阴脏，其用在阳，其气主升，不升则阳无所用，正如《素问·六微旨大论》所云"气之升降，天地之更用也""是以升降出入，无器不有"，对于脾而言，其有一个非常重要的生理作用，即"升举内脏"，指脾气上升能够起到维持内脏位置稳定，防止脏器下垂的作用，《叶天士医案》中所谓："脾宜升则健。"只有脾胃的运化受纳、升降出入功能正常，才能维持"清阳出上窍"的生理功能。

头为诸阳之会，诸阳则靠脾胃后天之本运化、升清而成，故脾胃健运，则诸阳得聚，方能"司视听言动"。在重症肌无力的发病过程中，全身骨骼肌均可受累，然发病早期，可单独因眼外肌无力而出现上睑下垂、斜视、复视，此即李东垣《脾胃论》所述："上气不足，脑为之不满，耳为之苦鸣，头为之苦倾，目为之瞑……此三元真气衰惫，皆由脾胃先虚，而气不上行之所致也。"究其原因，乃中焦脾气虚弱，无力升举，以致眼睑下垂。

该证型临床多以上睑下垂或伴复视、斜视，目睛转动不灵或上下眼睑闭合不全为主症；伴见四肢倦怠乏力，少气懒言，胸闷气短，纳差少食，大便溏；舌淡，苔薄白，脉沉细。

（二）风痰阻络证

脾气主升，只有脾气升动才能将水液上输于肺，此即《黄帝内经》所谓"脾气散精，上归于肺，通调水道，下输膀胱"，然而脾气升运的条件之一就在于脾土干燥而不为水湿所困，故《医学求是》云："脾燥则升。"可见脾气健运不为痰湿所困，是脾气主升的基础。

风为百病之长，易袭阳位，具有轻扬、升发、向上、向外的特性，故《素问·太阴阳明论》说："伤于风者，上先受之。"若在脾虚聚湿生痰的基础上，外受风邪，风邪客于眼睑，眼带失养，弛缓不用，则可出现眼睑下垂，目睛转动不灵、目偏视等症。该证型临床多以眼睑下垂，目睛转动不灵，目偏视，或视一为二为主症；伴头晕，恶心，泛吐痰涎；舌苔厚腻，脉弦滑。

（三）脾肾两虚证

此证型多出现于先天禀赋不足的患者，因先天之本不足，命门火衰，以致全身脏腑形体官窍无以温养。《黄帝内经》"肾者，作强之官，伎巧出焉"，指的是肾主司机体动作灵活协调，当肾气、肾精亏损，则会导致机体出现技巧难出，甚或痿软不用。又因脾胃乃后天之本，肾中精气不足，常可累及脾阳，现脾肾两虚之证。

此外，此证型亦可见于眼肌型重症肌无力后期。脾气主升，脾气虚损造成眼睑肌肉下垂，如若诊治不及时，或治疗方法不当，常致病情迁延难愈，终致眼睑乏力而不能升举。而后，随其病程发展，后天累及先天，伤及肾，出现肾气、肾精的亏虚。故而，眼肌型重症肌无力后期，当责之于脾肾二脏。

该证型以眼睑下垂，无力抬举，明显眼裂变窄，视物昂首举额，或以手提举上睑方能视物为主症。全身可见疲乏无力，面色无华或少华，畏寒肢冷，小便清长；舌质暗，苔薄，脉沉细。

二、全身型重症肌无力相关证候

（一）脾胃虚损证

脾主运化，把饮食水谷转化为水谷精微和津液，并将水谷精微和津液吸收、转输到全身各脏腑，以濡养、滋润全身。胃是机体对饮食进行消化的重要脏器，中医认为其主要生理功能在于受纳与腐熟水谷，即能够接受和容纳饮食水谷，并将饮食初步消化。由于脾胃在生理功能上相互辅助、相互协调，故《素问·太阴阳明论》在论及脾胃二者的关系时言"帝曰：脾与胃以膜相连耳，而能为之行其津液，何也？岐伯曰：足太阴者三阴也，其脉贯胃属脾络嗌，故太阴为之行气于三阴"。由于脾胃乃气血生化之源，气血的生成、输布均离不开脾胃的化生与转运，而肌肉的盛壮则离不开气血的滋养，故而脾胃功能的健运，对保证肌肉受到气血的滋润、濡养有着重要作用。

重症肌无力的发病原因不明，目前普遍认为其与感染、精神创伤、过度疲劳、药物、环境等因素相关。结合中医对此病病因的认识，认为此病与先天禀赋不足、后天失养，或受情志失调影响，或外邪而伤，或疾病失治、误治，或调养失慎相关，可知中西医学对此病病因的认识存在一致性。这些病因作用于人体，皆可导致脾胃虚损，邓铁涛教授认为此病乃多种原因所致脾胃气虚，渐而积虚成损[1]。因重症肌无力的发病与脾胃相关，而脾胃为后天之本，气血生化之源，若素体虚弱或劳倦过度，损及脾胃，脾胃输精、散精无力，气血化生不足，无以濡养脏腑、四肢百骸，则可导致筋骨失养，肌肉瘦削，痿废不用[2]，故《素问·厥论》有云："脾主为胃行其津液者也，阴气虚则阳气入，阳气入则胃不和，胃不和则精气竭，精气竭则不营其四肢也。"清代医家李用粹亦认为脾胃虚损所致气虚是此病的关键病机，在其著作《证治汇补·痿躄》写道："气虚痿者，因饥饿劳倦，胃气一虚，肺气先绝，百骸溪谷，皆失所养，故宗筋弛纵，骨节空虚。凡人病后手足痿弱者，皆属气虚。所谓脾既病，不能为胃行其津液，四肢不得禀水谷气而不用也。"由此可知，脾胃虚损是重症肌无力发病的基本病机[3]，而脾胃虚损所致气血不足，则是重症肌无力发病的重要条件。

在重症肌无力的病程中，脾胃虚损常作为早期证型表现为肢体软弱无力，神疲肢倦，肌肉萎缩，少气懒言等；伴见纳呆便溏，面色㿠白或萎黄无华，面浮；舌淡，或有齿痕，苔薄白，脉细弱。

（二）痰湿困脾证

脾的生理功能在于运化。运化不仅包括将食物化为水谷精微布散至全身，也包含将津液吸收，转输至全身各脏腑，因而喜燥恶湿就成了脾的一个重要生理特性。中焦脾气健旺，其运化水液的功能方得以正常发挥，从而实现"水精四布"。

对于重症肌无力而言，痰湿贯穿此病的始终。脾胃虚损是此病的基本病机，由于水液的运化有赖脾气的健运，故脾气虚损，脾胃运化功能障碍，就会造成机体水液代谢功能障碍，出现痰湿内生。痰浊一旦产生，可随气流行，外而肌肉、筋骨，内而脏腑，无处不至，故《杂病源流犀烛·痰饮源流》曰："其为物则流动不测，故其为害，上至巅顶，下至涌泉，随气升降，周身内外皆到，五脏六腑俱有。"又因痰浊易阻滞气血运行，如《黄帝内经》中"脾病者，身重善肌肉痿，足不收行""民病寒湿，发肌肉痿，足痿不收"，即指脾虚生湿，痰湿窜行周身，造成经络气机阻滞，气血运行不畅，从而出现身体困重无力，不能步行，明代张景岳就此而论："脾属土，其应湿，湿胜则伤肌肉。"由此可知，痰湿困脾乃重症肌无力的又一证候特点。

该证型临床以声音嘶哑，咀嚼、吞咽困难或呼吸困难，胸闷痰多为主症；伴见头目昏沉，神疲乏力，肢体酸软，纳呆食少，大便溏稀；舌淡胖嫩，舌苔厚腻，脉濡或滑。

（三）脾虚湿热证

在重症肌无力的发病过程中，脾虚一直贯穿于病程的始末。《素问·生气通天论》亦云："因于湿，首如裹，湿热不攘，大筋緛短，小筋弛长，緛短为拘，弛长为痿。"可知湿热与重症肌无力的发病有一定的关联。

岭南之地深受暖湿气候影响，长期潮湿多雨，故而此病之疾多与湿邪相关。《素问·痿论》有云"有渐于湿，以水为事；若有所留，居处相湿。肌肉濡渍，痹而不仁，发为肉痿"，指的就是久居湿地，肌肉易受湿邪所困，以致湿邪阻滞气血经脉，进而肌肉出现痿弱无力之症。加之岭南气候炎热，湿与热常合而为病，故湿热之邪又易成为重症肌无力的病机之一，出现湿热蕴脾证[4]，正如《张氏医通·痿》所谓："痿证。脏腑病因虽曰不一，大都起于阳明湿热，内蕴不清，则肺受热乘而日槁，脾受湿淫而日溢，遂成上枯下湿之候。"可见重症肌无力的病机不仅在于脾虚，亦与湿热相关，究其本源，可知脾虚为本，湿热为标。

该证型以肢体困重，痿软无力，尤以下肢或两足痿弱为甚为主症；兼见手足麻木，扪及微热，喜凉恶热，或有发热，胸脘痞闷，小便赤涩疼痛；舌质红，舌苔黄腻，脉滑数或濡数。

（四）气血两虚证

气和血是构成、维持人体生命活动的两大基本物质，在人体生命活动中占据重要地位，故《素问·调经论》云："人之所有者，血与气耳。"气和血均由脾胃运化水谷化生而成，气属阳而具推动、激发等作用，血属阴而具营养、濡润之效，二者互根互用。气之与血，两相维附，但总以"气为主，血为辅；气为重，血为轻"（《医学真传·气血》）。

脾胃作为气血生化之源，脾胃受损，常致气血化生无源而现气血不足之证。重症肌无力主因脾胃受损，气虚则肌肉无力，甚至出现肌肉萎缩，同时，血不濡润，脏腑肢体无血液的充养，故呈现出四肢厥冷、面白无华、舌淡苔白等症，此皆因脾虚化源不足所致[5]。

该证型以全身无力，面色无华为主症；伴见气短懒言，心悸少寐，纳少便溏；舌质淡，苔薄白，脉沉细。

（五）气虚血瘀证

《医学真传·气血》曰："人之一身，皆气血之所循行，气非血不和，血非气不运，故曰：气主煦之，血主濡之。"血液的运行离不开气的推动，故《血证论·阴阳水火气血论》云："运血者，即是气。"因此，气的充盛，气机调畅，是血液正常运行的保证。反之，机体气虚则无力推动血行，从而导致机体出现血液瘀滞，现血瘀之证。

作为慢性疾病，重症肌无力发病缓慢，病程较长，符合中医"久病入络""久病必瘀""久病必虚"之说。因气虚对血液推动无力，气病及血，引起血液运行不畅，故除了表现出全身肌无力、精神倦怠、行走困难等症状外，还有唇色暗红、舌质紫暗或有瘀斑、瘀点，血液流变学检查异常等表现，因此气虚血瘀是本病的致病关键[6]。

该证型因久病体虚，以四肢痿软无力，肌肉瘦削，手足麻木不仁，四肢青筋显露为主症；伴有肌肉活动时疼痛不适，吞咽困难，饮水呛咳，口唇青紫等症；舌痿不能伸缩，舌质紫暗或有瘀点、瘀斑，脉细涩。

（六）脾肾两虚证

脾为后天之本，肾为先天之本。脾胃运化功能的健运，有赖于肾气、肾精的资助和促进；而肾所藏先天之精及其所化生的元气，亦赖于脾胃所运化的水谷之精的充养，二者相互滋生、相互促进。朱丹溪在其《脉因证治》"肾水不能胜心火，火上烁肺金，六叶皆焦，皮毛虚弱，急而薄着者，则生痿"，指出肾水不足是造成痿病发病的重要病机。

重症肌无力在其发病的过程中，先伤及脾胃，出现脾胃虚损之证，随着其病程的进展，逐渐累及于肾，出现肾气、肾精的亏虚，故重症肌无力久病必损及肾[7]。同时，脾之健运又有赖于先天肾精的温煦，如肾精亏虚不能温煦脾阳，则将进一步累及脾阳。因此，病至后期，重症肌无力的发病需责之于脾肾。

该证型以全身软弱无力，少气懒言，形寒肢冷为主症；伴见吞咽困难，胸闷气短，食少便溏，或五更泄泻，小便清长，面色㿠白；舌质淡，边有齿痕，苔薄白，脉沉细。

（七）肝郁脾虚证

肝主疏泄，能够调畅全身气机，进而促进体内精血津液的运行输布、脾胃的运化及情志的调畅。又因肝在体合筋，《素问·痿论》谓之"肝主身之筋膜"。筋，即筋膜，是连接关节、肌肉，主司关节运动的组织。筋膜的功能，有赖于肝气的调畅，肝血的滋养，因肝能藏血，具有贮藏血液及调节血量的作用，故体内气机畅达，肝血充足，筋膜得养，肢体筋脉方能灵活运动，故称肝乃"罢极之本"。脾主运化，能化生血液，其化生的血液一方面受脾气转输，同时也受肝疏泄作用的影响而分布全身，故肝气畅达，则肝脾所化生、输布的精血能够很好地滋养筋膜，从而保障肢体肌肉关节的运动。

如若情志不遂，抑郁伤肝，肝气不舒，疏泄功能失常，气机不得畅达，影响气血津液的输布及脾胃的运化，则筋膜无以滋养，可加重肌肉痿软之症。重症肌无力临床主要表现为骨骼肌易于疲劳，其多呈现出肌肉持续收缩后肌肉无力甚至瘫痪。从中医角度，肌肉的收缩，实际上属筋膜的范畴，故重症肌无力需注意肝气的调畅，唯有气机畅达，脾胃正常运化，筋膜才能得以滋养。

该证型症见情志抑郁，肢体痿软乏力，肢体无力常随情志变化而加重；同时伴有气短懒言，胸胁胀痛，口干、口苦，咀嚼吞咽乏力，纳呆，便溏；舌质暗或有瘀点、瘀斑，苔薄白，脉细弦。

（八）肝肾不足证

肝藏血而主疏泄，肾藏精而主封藏，精血皆由脾胃运化水谷所化生和充养，且精、血相互资生，故二脏有"肝肾同源"之称，《张氏医通》对此云："气不耗，归精于肾而为精；精不泄，归精于肝而化清血。"肾受五脏六腑之精而藏之，同时也依赖于肝血的滋养，故肝血、肾精在维持人体脏腑功能上具有相互协同的作用。一旦脾胃受损，精血无源，则常累及肝肾，造成肝血、肾精不足，进而二脏相互影响，加重病情进展。

在重症肌无力的病程进展中，首先伤及脾胃，迁延日久，则累及肝肾，出现肝肾不足之证，故《临证指南医案·痿》云："盖肝主筋。肝伤则四肢不为人用……精虚则不能灌溉诸末，血虚则不能营养筋骨。"若肝血不足，肝筋失养，罢极无本，不能濡养筋脉，则宗筋弛纵不能耐劳，筋脉虚则足不任地，呈现四肢无力、疲乏甚则肌肉萎缩之症；目为肝之外窍，五脏六腑之精，皆上注于目而为之精，肝血、肾精不足，则精明、肝窍失养呈现出"精脱则视歧，视歧见两物"等复视、斜视之症。尤其对于应用激素治疗重症肌无力的患者，激素应用早期表现出补气温阳作用；随着激素的持续使用，则出现"壮火食气"之象，灼伤肝阴肝血，以致脏腑濡养无源，阴虚无以制阳，则生内热，故现五心烦热、口干、盗汗、舌红，苔燥或剥，脉细数等症。

该证型起病缓慢，渐见肢体痿软无力，尤以下肢明显，腰膝酸软，不能久立，甚至步履全废；伴见大腿肌肉渐脱，或伴有眩晕耳鸣，舌咽干燥，遗精或遗尿，或妇女月经不调；舌红少苔，脉细数。

（九）心脾两虚证

心作为五脏之一，其主要的生理功能是主血脉，藏神。因其主血脉和藏神的功能主宰着人体的生命活动，故其常被称为"君主之官""五脏六腑之大主"。脾作为后天之本，具有化生血液和统摄血液的作用，而心因其具有推动和调控血液在脉管中运行的作用，《素问·六节脏象论》云："心者……其充在血脉。"故而心脾两脏主要在血液化生和运行方面相互为用。又因心藏神，具有主司人体精神、神志、意识、思维的作用，而脾在志为思，与人体情志心理活动相关，故而心脾两脏在思虑、情志方面亦相关联。

在重症肌无力的发病过程中，常可因脾胃虚损，气血化生不足，导致心血不足[8]。因心失脾所化生血液的濡养，可致心神不宁，出现失眠、心悸、心烦、神疲、血不华色等症，此即中医所谓心脾两虚证。现代研究亦表明，重症肌无力患者可存在明显的情感障碍，易发生焦虑、失眠症状，且这些心理症状可严重影响重症肌无力的恢复[9]。从中医言之，此乃心不藏神，以致心志失常，从而思虑扰脾，进而造成脾胃运化功能失调。由此可见，在重症肌无力的病程中，脾虚是造成心血虚的基础，但同时，心血不足亦可反作用于脾土，共同加重病情。

该证型以肢体痿软无力，心悸怔忡，失眠多梦，眩晕健忘为主症；伴见面色萎黄，食欲不振，腹胀便溏，神倦乏力，或皮下出血，妇女月经量少色淡，淋沥不尽等；舌质淡嫩，脉细弱。

三、重症肌无力危象相关证候

（一）肺脾两虚证

肺司呼吸，主摄纳清气，肺吸入的自然界清气与脾胃运化所生成的谷气，可在肺中汇聚成为宗气。《灵枢·邪客》曰"宗气积于胸中，出于喉咙，以贯心脉，而行呼吸焉"，指的是宗气藏于胸中，具有贯注心脉，推动呼吸功能的作用。同时，由于宗气贯注于心脉之中，能够推动气血的运行，故而宗气可影响人体的肢体、筋脉的活动，因而周学海在其《读医随笔·气血精神论》曰："宗气者，动气也。凡呼吸、言语、声音，以及肢体运动，筋力强弱者，宗气之功用也。"可知肺、脾所生宗气不仅与人体呼吸、言语的功能活动相关，其在维持人体肢体活动中亦发挥着重要作用。

在重症肌无力病程中，如因感染、胆碱酯酶抑制剂剂量不足，或因神经肌肉接头阻滞剂、肾上腺皮质激素等运用不当，可造成病情恶化累及呼吸肌，导致机体换气功能障碍，出现呼吸困难，此即重症肌无力宗气不足之象。宗气失常与痿病发病密切相关[10]，因肺脾两虚，宗气化生不足，故其司发声、语言功能障碍，又因宗气行呼吸之力衰弱，从而表现为呼吸无力。故张锡纯在其《医学衷中参西录·治肢体痿废方》中写道"痿证之大旨，当分为三端，有肌肉痹木，抑搔不知疼痒者……而其原因，实由于胸中大气虚损"，可见重症肌无力的发病与肺脾虚损以致宗气生成不足有一定的关联。

该证型以语声低微、声音嘶哑、饮水呛咳，肢体痿软无力，动则尤甚，眼睑下垂为主症，伴见神疲体倦，纳差便溏，面色萎黄；舌淡苔白、脉细弱。重者可见呼吸困难，痰涎壅盛，气息将停等大气下陷之证。

（二）大气下陷证

大气者，即胸中之宗气。其作用有二：其一，助肺司呼吸，凡言语、呼吸、声音强弱，均与宗气的盛衰有关；其二，贯心脉而行气血，凡气血的运行，身体的寒暖及行动功能均与之息息相关。《医门法律·大气论》云："五脏六腑，大经小络，昼夜循环不息，必赖胸中大气，斡旋其间。大气一衰，则出入废，升降息，神机化灭，气立孤危矣。"故而大气是脏腑组织功能活动的基础。大气的生成，主要依靠肾藏的先天之精化生，同时也依靠脾胃运化的水谷精气，故随着重症肌无力病情的进展，脾肾脏腑之精耗伤，尤其是严重创伤、感染、药物运用不当，更容易诱发病情加重，出现重症肌无力危象。

明代孙一奎云："呼吸者，即先天太极之动静，人一身之原气也。""以是知呼吸者，根于原气，不可须臾离也。"故重症肌无力患者元气亏损，大气一衰，则出入废，升降息，出现气短不续，动则气喘等呼吸异常表现，此乃脾气衰败、肾气已极、肺气衰竭，阴阳离绝之危候。

该证型以呼吸困难，吞咽不下，气息将停，甚则冷汗淋漓，危在顷刻为主要特点，伴见神疲乏力，面色无华或少华，声音低哑，喉中痰鸣；舌淡，苔白或腻，脉细欲绝。

中国古代医家在长期临床实践中发现了诸如"痿证""睑废""胞垂""视歧""头倾"等重症肌无力之象，但限于当时科学技术的发展，他们并不能明确提出重症肌无力的病名及发病机制，但这并不妨这些医家对该病的认识及治疗。由于此病在临床当中主要表现为肌肉无力，而脾在体合肉，《黄帝内经》有"脾主身之肌肉"之说，可知脾胃一直贯穿于此病的始末，故医家多认为此病症在无力、病在肌肉[11-12]，并常用脾胃理论来探讨此病的病机。因为机体气血津液的化生、转运离不开脾胃的运化，故重症肌无力早期脾胃受损，常致气血津液代谢失常出现气血亏虚、升降失常及水湿内生之证；又因人体各脏腑相互依存、相互为用，其在病理上相互影响，故随着脾胃虚损的加重，常致他脏出现病变，出现肺脾两虚、脾肾两虚、肝肾不足等证。

脾胃理论作为中医理论体系的重要组成部分，其在各科疾病的防治中均具有重要的指导意义[13]，基于脾胃理论探讨不同类型重症肌无力的证候特点，不仅可以帮助我们更好地认识重症肌无力的脾胃病机，更有助于我们对此病的临床辨证施治。

（刘　伟　彭　锐）

参考文献

［1］邓铁涛. 邓铁涛临床经验辑要［M］. 北京：中国医药科技出版社，1998.

［2］王娜，李宝珍. 李宝珍辨治小儿重症肌无力经验［J］. 中医杂志，2012，53（3）：252-253.

［3］曹敏，刘凌云，陈新林，等. 重症肌无力常见证候特征研究［J］. 山东中医药大学学报，2014，38（6）：551-552.

［4］刘友章，宋雅芳，蓝海，等. 重症肌无力脾虚湿热病机探析［J］. 中华中医药学刊，2008，26（2）：229-230.

［5］林丽，曹惠芬，詹青. 孟如教授诊治重症肌无力思辨特点［J］. 北京中医药大学学报，2011，34（7）：486-487，490.

［6］孙玉洁，李家庚. 李家庚治疗重症肌无力经验［J］. 湖北中医杂志，2014，36（6）：30.

［7］文颖娟. 杜雨茂从脾肾辨治重症肌无力经验［J］. 上海中医药杂志，2014，48（7）：1-3.

［8］刘会武，伊桐凝，张静生. 张静生治疗重症肌无力经验介绍［J］. 中国中医药信息杂志，2006，13（10）：85-86.

［9］BASTA I Z，PEKMEZOVIĆ T D，PERIĆ S Z，et al. Assessment of health-related quality of life in patients with myasthenia gravis in Belgrade （Serbia）［J］. Neurological Sciences，2012，33（6）：1375-1381.

［10］崔俊一，乔文军. 调补宗气法治疗重症肌无力相关痿证的机制［J］. 长春中医药大学学报，2016，32（2）：315-317.

［11］于作洋. 中国百年百名中医临床家丛书——刘弼臣［M］. 北京：中国中医药出版社，2002.

［12］董振华. 祝谌予临证验案精选［M］. 北京：学苑出版社，1996.

［13］刘娜，位燕. 近10年脾胃理论的临床运用［J］. 中国中医基础医学杂志，2009，15（5）：400-402.

第三节　基于脾胃理论对重症肌无力治法特点的认识

鉴于脾胃功能失调在重症肌无力发病当中的重要作用，基于脾胃理论对重症肌无力相关证候进行治疗就成为此病治疗的重要原则。因脾胃为气血生化之源，机体生命活动的延续和气血津液的化生，都有赖于其所运化的水谷精微，故脾胃功能障碍常致气血不足，出现虚损、气陷之象；又因脾主运化水液，能够促进机体对水液的吸收、转输和布散，故而脾胃受损，常致水液代谢障碍，而现水湿、痰饮之证。《素问·玉机真脏论》云："五脏相通，移皆有次。"五脏之间以精气、血、津液作为物质基础，经络为纽带，在脏腑之间保持着密切的联系，故而脾胃受损，常可累及他脏，出现肺、肾、肝的受损。因此，在重症肌无力的治疗上，不仅着眼于其脾虚本质，治疗脾胃受损所致气、血、津液的改变，亦应关联他脏，避免疾病的进一步加重。

在本节中，将基于脾胃理论，分别从眼肌型重症肌无力、全身型重症肌无力、重症肌无力危象出发，探讨补脾益气法、益气升提法、健脾化湿法等治法在重症肌无力治疗当中的作用，为指导临床对此病的治疗提供治则、治法。

一、眼肌型重症肌无力相关治法

（一）益气升提法

脾虚气陷是指脾虚气弱，气机下陷，出现固摄和升举功能障碍或衰退的病理改变，因胞睑为肉轮，属脾土，故脾虚常致肉轮失于升提，而现上胞下垂之症。《素问·六微旨大论》云："出入废则神机化灭，升降息则气立孤危。故非出入则无以生长壮老已，非升降则无以生长化收藏。是以升降出入，无器不有。"气血津液作为人体的物质基础，其升降出入反映了人体阴阳运动的基本形式，其中，尤以气的升降出入尤为重要[1]。故而，运用益气升提法，通过选用甘温药物补中益气，同时选用升提之品举陷升阳，使得脾气充而清阳复位。

对于眼肌型重症肌无力，当出现上睑下垂、斜视、复视等脾虚气陷之证时，即可运用益气升提方药治之，如王肯堂在其《证治准绳·幼科》中，分列了柴胡复生汤与补中益气汤治疗此症，曰："目闭不开者，因乳食失节，或过服寒凉之药，使阳气下陷不能升举，故目不开，用柴胡复生汤。若胃气亏损，眼睫无力而不能开者，用补中益气汤。"气虚下陷不应单纯补气，更应举陷升阳，才能使清阳复位。当代名医黄调钧亦常用益气升提法治疗眼肌型重症肌无力，其常用药物有黄芪、党参、枳壳、太子参、白术、白芍、桔梗、升麻、柴胡、当归、陈皮、炙甘草、大枣等[2]，其中升麻、柴胡、桔梗等升提药物协助黄芪，共奏升陷之效。

（二）祛风通络法

唐宋时期以前，不论外风还是内风，皆统称"中风"，认为风邪卒中是本病的主因。自宋代之后，尤其金元时期，开始突出以"内风"立论，成为病因学说上的一大转折。《丹溪心法》云"东南之人，多是湿土生痰，痰生热，热生风也"，指出脾虚内伤是形成风痰的重要基础。

在眼肌型重症肌无力的形成过程中，脾虚所致风痰入络是造成胞睑下垂的重要因素，导致目胞重垂废闭，筋脉纵缓，失于约束。故而在运用祛风通络法治疗此病时，首以祛风通络之品，开宣痹，利脉络，同时加以健脾之品，以利脾胃脏腑功能恢复，从而升提眼肌。

（三）健脾益肾法

脾为谷气之本，肾为元气之根。脾运化所生谷气，是脏腑功能活动的物质基础，肾精所化生的元气，是脏腑功能活动的动力源泉。脾受肾阳温煦，方能健运；肾赖脾所生精微，方能培元，二脏作为先天、后天之本，具有相互资生，共同维护脏腑功能的作用。重症肌无力发病初期，患者多因脾胃受损，气虚无力而致痿，呈现出脾胃虚损之证；日久则殃及于肾，出现肾气不足，阴阳失调之证，故对于重症肌无力累及脾肾两脏的，需以健脾益肾法治之。

健脾益肾法为重症肌无力的重要治法。《寿世保元》首次提出治痿需要重视补元气："论大补元气，培填虚损之圣药也，治精血亏损，下部痿软无力，不能步履。"方用六味地黄丸加五味子治之。当代名医李庚和教授认为重症肌无力之本在脾肾，治疗应以培补脾肾为本，其在具体治疗时，脾肾两虚分为脾肾气阴两虚与脾肾阳虚二证，并分别处以益气补肾滋阴及健脾温肾方药治之，如黄芪、党参、生地黄、熟地黄、山药、何首乌、石斛、枸杞子、山茱萸、麦冬、金樱子、白术、巴戟肉、川牛膝、锁阳、补骨脂等[3]。

二、全身型重症肌无力相关治法

（一）补脾益气法

在重症肌无力的治疗上，《素问·痿论》提出了"治痿独取阳明"的观点。其中"阳明"指的是足阳明胃经，因阳明经乃多气多血之经，能够反映脾胃功能的健运状态，因此"治痿独取阳明"就是强调基于脾胃理论来治疗痿病，其关键治法即为补脾益气[4]。补脾益气法是指运用具有补脾益气作用的方药治疗脾胃虚损证的一种治法，此法源自《黄帝内经》"虚则补之"的治疗原则，随着后世脾胃理论的兴起而得到不断推广，是脾虚类疾病的重要治法。

因重症肌无力的关键病机在于脾胃虚损[5]，此正如《诸病源候论·风身体手足不随候》中言："手足不遂者，由体虚腠理开，风气伤于脾胃之经络也……脾候身之肌肉，主为胃消行水谷之气，以养身体四肢；脾气弱，即肌肉虚，受风邪所侵，故不能为胃通行水谷之气，致四肢肌肉无所禀受……故令身体手足不遂也。"因此，在此病的治疗上，应以补脾益气为基本治法，并贯穿于病程的始末。如国医大师邓铁涛教授，其临床常运用由黄芪、党参、山药、白术、五指毛桃等健脾益气中药组成的强肌健力饮来治疗此病，取得较好的疗效[6]。

（二）健脾化湿法

脾主运化水液，能够促进水液的吸收、转输和布散，故而机体常因脾不健运而现痰湿之证，出现四肢沉重、痿软无力、吞咽困难、颈项乏力、腹满食少、大便溏、苔白腻等症状。脾虚湿盛，湿滞脾胃则食欲不振、脘痞腹满；湿滞肌肉，则肢体酸、重、软、乏；浊气上蒸，则舌苔白腻。故其治疗应以健脾为根，同时配以化湿之品，以促痰湿消散。

儿科名家刘弼臣教授在治疗重症肌无力的过程中，就发现此病常因脾虚气弱，致水湿内蕴，湿为阴邪，易伤阳气，脾阳受损，则升降失常，清阳不得上升，浊阴必将凝聚，造成机体出现重垂无力之症，故而治疗时，其常运用六君子汤加味如党参、白术、茯苓、半夏、陈皮、煨木香等有健脾化湿作用的药物[7]。运用化湿健脾之品，振奋脾土，温化湿浊，使湿去而浊消，则脾胃功能恢复而疾病自愈。

（三）健脾清热利湿法

脾虚湿热证是指脾胃虚损，湿热蕴结脾胃，运化受阻，可见全身湿热症状的病理变化，多由感湿邪或饮食不节、过食肥甘，酿成湿热，内蕴脾胃所致。重症肌无力虽以虚损为基本证候，但亦可出现湿热之证，如李东垣在治疗痿病上，立清燥汤以清热燥湿消除湿热，曰："痿厥之病大作，腰以下痿软瘫痪，不能动，行走不正，两足敧侧。以清燥汤主之。"方用黄连、黄柏清热燥湿的同时亦施以麦冬、当归身、生地黄、人参、茯苓养阴润肺健脾以滋养化源，清其湿热不使化燥，保存肺津胃液以润养宗筋。可见李东垣在治疗痿病时不仅注重驱除湿热之邪，同时注重固护体内脾胃，不致清热之品"内伤脾胃"。

岭南名医刘友章教授在治疗重症肌无力时，认识到岭南地区的重症肌无力患者多有湿热困脾的表现，内外湿气搏结，易致重症肌无力病情发作和加重。故其在治疗上强调补气健脾、清热祛湿为法，拟定有效经验方"健脾祛湿方"[8]，方以黄芪、五指毛桃共为君药，大补脾胃元气；臣以千斤拔、牛大力，补肾除湿，强筋活络；田基黄、砂仁、白豆蔻亦为臣药，以清热、化湿、行气；柴胡、升麻同为佐药，升阳举陷，引气向上；使以甘草，调和诸药，共奏补气健脾、清热祛湿之效。

（四）益气养血法

重症肌无力首先伤及脾胃，而后累及肝、肾诸脏，其病程中常因脏腑虚损致气、血内生不足而现气血两虚之证。故在治疗时，常运用益气养血法治之。然气与血虽同时受累，但仍有主次之别，故《医宗必读·水火阴阳论》云："气血俱要，而补气在补血之先，阴阳并需，而养阳在滋阴之上。"

运用益气养血法治疗重症肌无力气血两虚之证，以健脾益气为养血之先，脾胃得运，则气血自生。在具体治疗上，可运用八珍汤加减[9]，药用党参、白术、茯苓、当归、白芍、生地黄、川芎、黄芪、五指毛桃等，以黄芪、党参、白术、茯苓、五指毛桃益气健脾，当归、白芍、生地黄、川芎养血柔筋。

（五）益气化瘀法

重症肌无力日久，坐卧少动，《素问·宣明五气》云："久卧伤气，久坐伤肉。"坐卧日久，常致气血亏损，气虚推动无力，血虚脉道不养，以成气虚血瘀之证。故治疗重症肌无力时，需行益气化瘀之法治之，此即吴师机所言"气血流通即是补"。

故以益气化瘀法治疗重症肌无力，应以健脾益气为本，脾胃健运，气机自调，则血脉自通。有学者在治疗重症肌无力气虚血瘀证时，常以人参、黄芪、白术等健脾益气，同时配以鸡血藤、地龙、赤芍等畅经通络[10]，从气从血分而论治，以达益气消瘀之效。

（六）健脾益肾法

该法可参看眼肌型重症肌无力健脾益肾法。

（七）疏肝健脾法

肝藏血，其疏泄能够促进血液输布，而脾胃的健运则能够促进气血津液的化生和散布。肝主筋，筋膜失于气血津液的濡润，则现痿弱、废用之象，故叶天士在其《临证指南医案·痿》写道："夫痿证之旨，不外乎肝、肾、肺、胃四经之病。盖肝主筋,肝伤则四肢不为人用,而筋骨拘挛。"他同时重视脾胃虚损在痿病中的作用,曰:"阳明为宗筋之长,阳明虚则宗筋纵,宗筋纵则不能束筋骨以流利机关,此不能步履,痿弱筋缩之症作矣。"故肝气的疏泄与脾胃的健运,对保证气血津液对筋膜的滋养具有重要作用。

运用疏肝健脾法治疗重症肌无力,即通过健脾以促气血津液的化生,疏肝、养肝以促气血津的调畅而濡润筋膜。故用此法常以柴胡、白芍疏肝,柔肝;当归、熟地黄、阿胶、何首乌、枸杞子、女贞子等以充养肝血;陈皮、白术、枳实、厚朴健脾行气,共奏疏肝养血健脾之效。

(八)滋补肝肾法

肾为先天之本,肝为罢极之本,肝肾同源,肾藏精主骨,肝藏血主筋,脾运失司精血生化无源或素体肝肾亏虚,而致筋骨失养,运动不利,故薛立斋曰"痿证多因足三阴虚损"。在重症肌无力后期,肝血亏虚,血不养筋则宗筋弛纵不能耐劳;又因重症肌无力久病多由脾累及肝肾,加之肝血不足,则常致肾精亏损,出现肝肾不足之证,故临床常用滋补肝肾之法治之。

在运用滋补肝肾法治疗重症肌无力上,张景岳在其《景岳全书·痿证》云"若绝无火证,而止因水亏于肾,血亏于肝者,则不宜兼用凉药,以伐生气,惟鹿角胶丸为最善",提出以鹿角胶丸治疗此症。方中鹿角胶、鹿角霜、熟地黄、牛膝、菟丝子、杜仲、龟板补益肝肾,人参、茯苓、白术健脾益气,当归养血活血,共奏补肝益肾之效。

(九)补益心脾法

心主营血,上养心神;脾主运化,化生血液。心、脾二脏,其关系主要体现于血液生成上相互为用,血液运行上相互协同。故重症肌无力在其发病过程中可因脾胃虚损,气血生化乏源,造成心血不足,出现心悸健忘、失眠多梦等症。

补益心脾法即通过运用具有益气养血、补脾养心作用的药物,治疗重症肌无力心脾两虚之证。在具体治疗上,有学者运用归脾汤加减治疗,方中黄芪、党参、白术等健脾益气,同时配以当归养血,佐以酸枣仁、柏子仁、远志等养心定志,共助健脾养血安神之功。

三、重症肌无力危象相关治法

(一)补脾益肺法

脾主运化而化生谷气,肺司呼吸而摄纳清气,机体在气生成与气机调畅方面依赖此二脏功能的畅达，故有"肺为主气之枢，脾为生气之源"之说。在病理上，机体常因脾虚气血无源而致肺气虚损，同时，肺气虚可影响脾，造成肺脾两虚之证。对于肺气虚损在重症肌无力发病当中的作用，《素问玄机原病式》中言："痿，谓手足痿弱，无力以运动也；大抵肺主气，气为阳，阳主轻清而升，故肺居上部，病则其气满奔迫，不能上升，至于手足痿弱，不能收持，由肺金本燥，燥之为病，血液衰少，不能营养百骸故也。"

补脾益肺法是运用具有补气健脾养肺作用的方药治疗重症肌无力出现脾肺两虚证的治法，此即中医所谓"培土生金"。补脾益肺法治疗重症肌无力具有悠久的历史，金元四大家之一的李东垣在治疗痿病上就立清燥汤治之，方中麦冬、当归身、生地黄、人参、茯苓养阴润肺健脾以滋养化源，保存肺津胃液以濡养宗筋。当代有学者在重症肌无力肺脾两虚的基础上，进一步将其分为偏阴虚与偏阳虚两类，偏阴虚的配以西洋参、麦冬、百合、北沙参、黄精等，偏阳虚的配以桂枝、白豆蔻等，但总以黄芪、党参、白术、茯苓等健脾药物为基础[11]。故而运用补脾益肺之法，健脾以充气血、益肺以补宗气，对重症肌无力的治疗具有重要作用。

（二）升阳举陷法

重症肌无力危象以呼吸困难，甚至汗出淋漓，脉细微弱或大而无力欲绝为主症。其病机主要关乎肺、肾、脾，属中医"大气下陷"之证。气出于肺而根于肾，肾虚则出纳失常，气难归根，而致气促不足以息；脾虚则生痰，肾虚则水泛，则痰涎壅盛，喘促难平；肺气虚，宗气不足，则懒言少气，声音微弱；心失所养，心液外泄，而大汗淋漓，脉微欲绝。

正如《景岳全书·痿证》所云："元气败伤，则精虚不能灌溉，血虚不能营养者，亦不少矣。若概从火论，则恐真阳亏败，及土衰水涸者，有不能堪，故当酌寒热之浅深，审虚实之缓急，以施治疗，庶得治痿之全矣。"故而在运用升阳举陷法治疗时，当先大补下焦真元，以复命门之火，同时利肺强心，以回阳救脱；其次调畅脾胃脏腑气机，以培本复原。治疗上，可用人参、附子、干姜，以温补真元，同时重用黄芪，剂量可达80～120 g。若气急不能平则用如蛤蚧、黑锡丹温补肺肾、定喘兴阳。

任何疾病的发生，都是脏腑功能紊乱的病理反应。同时，气、血、津液的生成、代谢有赖于脏腑经络器官的生理活动，而脏腑经络及组织器官的生理活动，又必须依靠气的推动、温煦及血液、津液的滋养、濡润。因此，脏腑功能与气、血、津液的生理和病理有着密切关系，其运动变化规律反映出人体生命活动虚实、盛衰的不同状态。在重症肌无力的起病与发展过程中，时刻伴随着人体脾、肺、肾、肝、心五脏功能及气、血、津液代谢的紊乱，"脾为中轴，肝心肺肾为四维。中气如轴，四维如轮,轴运轮行,轮运轴灵",重症肌无力涉及五脏,早期治疗时以健脾益气为主,随着病程的进展,用以养血柔筋、滋肝补肾之法,但其关键仍以脾胃为主。方从法出,法随证立,以脾胃理论为基础,根据脾胃与五脏之间的关系,分别探讨这些治法在不同类型重症肌无力证候当中的作用,可为进一步明确重症肌无力的治疗提供理论与实践依据。

(杨良俊)

参考文献

[1] 陈潮祖. 中医治法与方剂 [M]. 北京:人民卫生出版社,1995.

[2] 张洪,罗进华. 黄调钧治疗疑难病验案举隅 [J]. 实用中西医结合临床,2005(4):58-59.

[3] 蒋方建. 李庚和治疗重症肌无力的经验 [J]. 浙江中医杂志,1998(11):497-498.

[4] 邓中光,邱仕君,邓铁涛. 邓铁涛对重症肌无力的认识与辨证论治 [J]. 中华中医药杂志,1993(2):41-43.

[5] 曹敏,刘凌云,陈新林,等. 重症肌无力常见证候特征研究 [J]. 山东中医药大学学报,2014,38(6):551-552.

[6] 曾升海,田惠民. 邓铁涛教授治疗重症肌无力的经验介绍 [J]. 陕西中医,2000,21(12):559-560.

[7] 于作洋. 中国百年百名中医临床家丛书——刘弼臣 [M]. 北京:中国中医药出版社,2002.

[8] 郭亚蕾,陈虹,王京芳,等. 刘友章辨治重症肌无力临床经验 [J]. 辽宁中医杂志,2013,40(1):41-42.

[9] 周俊亮. 刘友章教授诊治重症肌无力的临床经验介绍 [J]. 现代中西医结合杂志,2004,13(23):3107-3108.

[10] 宁艳哲,邹忆怀,任毅,等. 任占利辨治眼肌型重症肌无力经验 [J]. 北京中医药,2016,35(3):233-235.

[11] 黄春华,赵丽群,胡连根. 饶旺福治疗重症肌无力 [J]. 江西中医药,2007,38(5):5-6.

第四节 脾胃理论对重症肌无力的现代研究

重症肌无力（MG）是一种以神经肌肉接头处病变为主的自身免疫性疾病，为临床疑难病。MG 患者全身骨骼肌均可受累，临床主要表现为全身或部分骨骼肌无力和易疲劳，包括四肢无力、颈软、抬头困难、眼睑下垂、复视、斜视、眼球转动不灵活、咀嚼无力、饮水呛咳、吞咽困难，甚至呼吸困难。肌无力症状一般活动后加重，经休息后症状减轻。

重症肌无力属于中医学痿病范畴，而中医学对痿病的论述源远流长。《黄帝内经》就有"脉痿""筋疾""肉痿""骨痿"的记载，说明当时就已确定了"痿"的病名，而张景岳注解："五脏各有所合，故皆能使人痿。痿者，痿弱无力，举动不能也。"古代医家选用"痿"作为病名的含义有二：其一，广义为不用，即肢体、组织器官功能衰退或废弛；其二，狭义为不荣，即形体、肌肤、毛发等组织器官表现出来的萎缩枯槁之象。重症肌无力患者以"不用"为主要表现，后期也可出现"不荣"，即局部肌萎缩的表现。

一、从脾胃论治重症肌无力的学术源流

（一）《黄帝内经》"脾病四肢不用"学说

中医学认为，脾胃同属中焦，为后天之本，乃津液气血及精气化生之源。若因饮食不节，或素体脾胃虚弱，或久病体虚，脾胃不足，或情志不遂，肝郁犯脾胃，或药食损伤脾胃，均可导致脾胃虚弱，生化乏源，灌"四旁"不能，脏腑经络、四肢百骸不能得到后天水谷精微物质滋养，而发为痿病。《黄帝内经》记载："今脾病不能为胃行其津液，四肢不得禀水谷气，气日以衰，脉道不利，筋骨肌肉皆无气以生，故不用焉。"重症肌无力的主症是四肢、睁眼、咀嚼、吞咽无力，这些症状皆与脾胃虚弱相关。

（二）《黄帝内经》脾胃"湿热成痿"学说

古人观察到湿热也是痿病重要病因，"湿热成痿"最早见于《黄帝内经》。外感湿热之邪，或久居湿地，冒受雨露，感受寒湿之邪郁而化热，若湿热未及时清除，濡

滞肌肉，浸淫经脉，营卫气血运行受阻，肌肉筋脉失养而发为痿病。正如《素问·痿论》所言："有渐于湿，以水为事，若有所留，居处相湿，肌肉濡渍，痹而不仁，发为肉痿。"同时，《素问·生气通天论》也记载："因于湿，首如裹，湿热不攘，大筋緛短，小筋弛长，緛短为拘，弛长为痿。"以上论述说明了湿热成痿的病机及发病过程。李东垣也重视湿热在痿病中的作用，指出："夫痿者，湿热乘于肾肝也，当急去之。"此外，除了外受湿热之邪，内生湿热也可导致痿病发生，尤其是现代人的生活方式与饮食习惯，极易损伤脾胃，生湿化热，湿热之邪浸淫经脉，阻滞经气而致痿病的发生或加重，如《医林绳墨》所言："痿之一症全在湿热。由乎酒色太过，气血空虚，反加劳碌，筋骨有损，由是湿热乘之。热伤于气，在气不能舒畅其筋，故大筋短而为拘挛者矣。湿伤其血，则血不养筋而筋不束骨，故小筋弛长而为痿弱者矣。"此外，朱丹溪也提倡"湿热成痿，以燥金受湿热之邪，是绝寒水生化之源，源绝则肾亏，痿厥之病大作，腰以下痿软瘫痪，不能动"，并提倡运用二妙散治疗湿热痿病。

（三）李东垣"脾胃虚损发为痿证"论点

李东垣继承了《黄帝内经》"脾病则发为痿证"之说，并加以发展。李东垣在《脾胃论》言"形体劳役则脾病，脾病则怠惰嗜卧，四肢不收，大便泄泻；脾既病，则其胃不能行津液，故亦从而病焉"，明确指出脾胃虚损是痿病关键的病机。此外，李东垣更提出"脾胃一虚，肺气先绝"之说。肺主气，脾益气，肺司呼吸而摄纳清气，脾主运化而化生水谷精气，上输于肺，两者结合化为宗气。由此可知肺气充盛与否在很大程度上取决于脾气的盛衰，故有"肺为主气之枢，脾为生气之源"之说。若脾胃大虚，母病及子，进而导致肺气衰虚，临床可表现为呼吸困难、吞咽无力等重症肌无力危象。在治疗上，李东垣提倡用药不可过于峻猛，应时时固护脾胃，以免伤及脾胃，尤其需要谨慎避免使用攻伐寒凉之品。

（四）张景岳"元气败伤"学说

元气是人体最重要的气，也是生命的原动力。中医学认为，元气的充盛与否，首先禀受于父母先天之精，且受脾胃运化、饮食营养及化生的后天精微物质充养。正如《景岳全书·论脾胃》所言："故人之自生至老，凡先天之有不足者，但得后天培养之力，则补先天之功，亦可居其强半，此脾胃之气所关于人生者不小。"由此，张景岳认为"元气败伤"是为痿病的根本病机，并谓："元气败伤，则精虚不能灌溉，血虚不能营养者，亦不少矣。若概从火论，则恐真阳亏败，及土衰水涸者，有不能堪，故当酌寒热之浅深，审虚实之缓急，以施治疗，庶得治痿之全矣。"脾胃共居中焦，是气机升降的枢纽。若脾气不升，肾气衰虚，纳气不能，则见舌体软瘫、吞咽及呼吸困难。脾虚不运，精不生血，营卫气血不能正常地渗灌，最终引起筋肉失养，肌肉痿软无力，而成痿病。由此，我们可知"元气败伤"从根本上而言是指脾肾亏虚。

（五）张锡纯"胸中大气下陷"学说

清代张锡纯对痿病的病机认识有很大突破，提出了"胸中大气下陷"之说。张锡纯在《医学衷中参西录·治肢体痿废方》指出："痿证发病与胸中大气有关：痿证之大旨……而其原因，实由于胸中大气虚损。"关于大气，清代喻嘉言云："五脏六腑，大经小络，昼夜循行不息，必赖胸中大气，斡旋其间。大气一衰，则出入废，升降息，神机化灭，气立孤危矣。"此段话指出了"大气"之于人体的重要性。而张锡纯则认为大气即为《黄帝内经》所言之宗气，并指出："至胸中之气，独名为大气者，诚以其能撑持全身，为诸气之纲领，包举肺外，司呼吸之枢机。"大气之作用同于宗气，即"积于胸中，以贯心脉，而行呼吸"。重要的是，张锡纯对"大气"在痿病中的生理功能及病理变化进行详细阐述，在《医学衷中参西录》中记载："胸中大气下陷，气短不足以息，或努力呼吸，有似乎喘，或气息将停，危在顷刻。"从临床上看，重症肌无力危象呼吸困难、气息将停的症状，应属于气分虚极的"大气下陷"范畴，极具临床价值。在治疗上，张锡纯提倡运用并首创升陷汤治之，该方以黄芪为主，因黄芪既能补气，又善升气，且其质疏松，与胸中大气有同气相求之妙用，唯其性味稍热，故以知母之凉润者济之。柴胡为少阳之药，能引大气之陷者自左上升；升麻为阳明之药，能引大气之陷者自右上升；桔梗为药中之舟楫，能载诸药之力上达胸中，故用之为向导也。升陷汤一直沿用至今，是治疗重症肌无力"大气下陷"代表方剂。

二、基于脾胃理论的重症肌无力现代研究

（一）基于脾胃理论的重症肌无力实验研究

近几十年来，众多学者通过现代医学手段试图阐释"脾胃与重症肌无力"的关系，并取得了一定的成果。宋文集等试图揭示脾胃虚损型重症肌无力患者与正常人骨骼肌蛋白的差异性表达情况，采用双向电泳技术对脾胃虚损型重症肌无力患者与正常人的骨骼肌蛋白进行分离，并运用软件对所得的图像进行分析寻找差异性蛋白。结果发现：在实验组脾胃虚损型重症肌无力患者与正常对照组骨骼肌中共找到 27 个表达差异的蛋白质斑点，对 27 个表达差异的蛋白质点中选择比值较大的 15 个蛋白质点进行质谱鉴定，共鉴定出 10 个蛋白。而 10 个蛋白中有 5 个在实验组呈低表达而对

照组呈高表达，分别为 myosin-2 蛋白、Isoform gamma-A of fibrinogen gamma chain 蛋白、Cytochrome c1subunit 1 蛋白、Fibrinogen beta chain isoform 2 preproprotein 蛋白、Thioredoxin-dependent peroxide reductase，mitochondrial isoform b 蛋白；有 5 个蛋白在实验组呈高表达而对照组呈低表达，分别是 Isoform 2 of protein ADP-ribosylarginine Hydrolase-like protein 1 蛋白、Inositol 1,4,5-trisphosphate receptor type 1 蛋白、Isoform 7 of Inositol 1,4,5-trisphosphate receptor type 1 蛋白、Actin alpha skeletal muscle 蛋白、ATP synthase subunit beta mitochondrial 蛋白。以上蛋白涉及骨骼肌收缩有关的肌细胞结构蛋白、线粒体能量代谢、钙通道以及氧自由基相关信号，为中医脾胃虚损"证"与重症肌无力"病"的关系提供了初步的科学证据[1]。

李郡通过 ELISA 法测定 34 例脾胃虚损型重症肌无力患者和 26 例健康对照组志愿者的血清低密度脂蛋白受体相关蛋白 4（LRP4）及 B 细胞活化因子受体（BAFF-R）水平，发现：与健康对照组相比，在治疗前，实验观察组血清中 LRP4 浓度较健康对照组低（两者比值为 0.794），BAFF-R 浓度较健康对照组高（两者比值为 1.689），对比各组之间 LRP4 及 BAFF-R 数值时，LRP4 在肌萎缩型患者中存在统计学意义，BAFF-R 在急性重症型患者中存在统计学意义。同时，运用健脾益气、升阳举陷的补中益气汤联合溴吡斯的明片干预后，脾胃虚损型重症肌无力患者的复视，眼睑下垂，吞咽、仰卧抬头、左右臂平举方面得到改善，左右腿抬高改善更为明显，血清中 LRP4 浓度较治疗前升高（两者比值为 0.894），BAFF-R 浓度较治疗前降低（两者比值为 1.159）[2]。但由于没有单独使用中药进行干预，因此健脾益气中药是否能单独影响治疗前后 LRP4、BAFF-R 浓度变化，则需要进一步研究。邸程程观察健脾益气补髓法治疗重症肌无力患者前后血清中肿瘤坏死因子（TNF-α）及乙酰胆碱受体抗体（AChR-Ab）表达水平，讨论重症肌无力通过健脾益气补髓法治疗的机制与原理，发现：健脾益气补髓方中药汤剂治疗重症肌无力患者 3 个月后，MG 患者血清中 TNF-α含量降低，而 AChR-Ab 含量未见明显改变，进而推知健脾益气补髓方安全可靠，是治疗重症肌无力的有效方剂[3]。以上结果表明，上述重症肌无力相关免疫抗体及细胞因子可能与 MG 的发展过程有关。

中医脾脏与免疫功能密切相关，脾为后天之本，气血生化之源，脾气健运，化源充足，气血旺盛，脏腑形体四肢百骸得养，正气充盛，抗病力强，腠理固密，能抵御外邪入侵，故有"四季脾旺不受邪"之说。强肌健力饮是邓铁涛教授治疗重症肌无力的经验方，是基于"治痿独取阳明"理论结合长期临床实践所创，赵慧通过研究强肌健力饮的药理作用发现：强肌健力饮能促进甲状腺激素的分泌，使 cAMP、cGMP 含量恢复平衡，改善机体内分泌紊乱的状态；使已遭破坏的相应组织结构得以修复，恢复正常或接近正常，尤以对萎缩的胸腺修复作用最为明显。说明强肌健力饮防治脾虚证可能是通过调节机体的内分泌免疫功能而实现，其主要涉及的指标有甲状腺激素、环核苷酸及免疫器官胸腺和内分泌腺体[4]。赵丽丽通过观察健脾益气肌力康饮对实验性自身免疫性重症肌无力（EAMG）大鼠的临床症状、神经肌肉接头（NMJ）超微结构和外周细胞 CD4+ 细胞浓度的影响，探讨健脾益气方药治疗重症肌无力的作用机制。研究组用 AChR-α1 亚单位 129-145 片段免疫 Lewis 大鼠，并用健脾益气肌力康饮进行干预，发现模型组大鼠的突触间隙加大，神经肌肉接头皱褶排列紊乱，局部溶解消失，突触小泡数量减少。而健脾益气肌力康饮各组较模型组能降低症状评分、促进神经肌肉接头新生轴突的产生，并能显著增加突触小泡的数量。以上说明健脾益气方药对 MG 大鼠的神经肌肉接头超微结构有显著改善作用。另外，该研究小组还对大鼠的外周淋巴细胞 CD4+ 细胞进行检测，发现健脾益气中药可促进外周淋巴细胞 CD4+ 细胞减少，说明健脾益气中药对 T 细胞有调节作用，但详细的深层次机理有待进一步探索[5]。另外一项研究表明，本病与 HLA 抗原有关，提示免疫因素在该病中有一定作用，其微核细胞出现率高于常人，也揭示本病本身有细胞遗传学方面的损害。动物实验证实，治疗本病的要药黄芪的主要成分黄芪皂苷及补中益气复方制剂，能明显降低肌无力患者周围单个细胞培养上清液中 AChR 抗体，调节免疫，加强全身肌张力及强化身体作用。健脾益气中药组成的复方通过降低肌无力患者微核细胞出现率，有逆转细胞遗传学损伤的作用，这些研究结果为中医"治痿独取阳明"治疗重症肌无力提供了实验依据。调节性 T 细胞（Treg）是控制体内自身免疫反应的 T 细胞亚群，可以抑制效应性 T 细胞增殖活化，降低促炎性因子水平，其最重要的表型标记是 CD4+CD25+Foxp3+，Foxp3+ 是其特异性转录因子。吴周烨通过观察健脾益气、升阳举陷方药升陷汤对 EAMG 大鼠的干预作用，并检测了大鼠血清 AChR-Ab、IFN-γ、TGF-β、IL-17 含量及外周血淋巴细胞 CD4+CD25+Foxp3+Treg 比例。发现升陷汤可上调 TGF-β 水平，下调 IFN-γ、IL-17 水平，上调 Foxp3+ 的转录和表达使 CD4+CD25+Foxp3+Treg 比例升高，增强自身免疫抑制，减轻机体自身免疫应答，调控淋巴细胞网络因子，使其恢复免疫平衡稳态，从而降低 AChR-Ab 水平，减轻 NMJ 处 AChR 损伤，减轻 MG 临床症状，达到治疗目的[6]。研究发现，基于脾胃理论的针灸治疗对重症肌无力也有明显改善作用，朱金莉观察"温阳补气"针法对 EAMG 大鼠血清 IgG、免疫球蛋白 M（IgM）表达水平的干预作用，主要选用手三里、足三里、脾俞、肾俞穴位，运用平补平泻加艾灸方法，结果发现"温阳补气"针法降低了 EAMG 大鼠血清中 IgG 的表达水平，但对 IgM 表达水平无调节作用，说明温阳补气法通过干预 IgG 影响自身免疫系统的应答反应，从而改善大鼠肌无力症状，对 MG 有一定的治疗作用[7]。

重症肌无力最突出的表现为肌肉运动无力，其实质是骨骼肌的收缩与舒张失常。

骨骼肌的收缩和舒张都是主动活动，是一种耗能运动。关于骨骼肌收缩机制，目前公认的是 Huxley 的肌丝滑动学说，其收缩及电生理活动皆离不开 ATP 分解所产生的能量。ATP 生成主要在线粒体。线粒体是一种将物质代谢、能量代谢和遗传变异三大基本生命活动形式融于一体的半自主性细胞器，是细胞内进行呼吸和能量转换的场所，体内三大营养物质（即糖、蛋白质、脂肪）都在线粒体内被氧化，因此线粒体有"细胞动力工厂"之称。通常情况下，线粒体跨膜电位和 ATP 水平的升高表明线粒体功能增强，能量供应充足，细胞组织运动能力加强；降低则可能提示 ATP 不足，影响肌肉的运动。中医学认为，脾主肌肉，肌肉的营养从脾运化水谷精微而得，而线粒体与肌肉的营养密切相关。由此，中医学者刘友章教授从骨骼肌活动基本形式探讨了"脾主肌肉"的生理病理机制，认为中医脾的功能与线粒体的功能非常近似，从某种程度上说线粒体就是脾的重要组成部分，脾主肌肉亦是通过线粒体的功能来实现。简言之，"线粒体—肌肉—脾"轴在重症肌无力的生理病理中扮演重要角色。刘友章团队通过动物实验发现，重症肌无力大鼠可见肌纤维稀疏、紊乱，线粒体数目减少，神经肌肉接头处局部皱褶紊乱、溶解、消失，突触前膜囊泡减少、线粒体空泡化等超微结构改变。而经过健脾祛湿方干预治疗后，大鼠肌纤维结构较清晰完整，线粒体数量增多、空泡化减少，神经肌肉接头处较模型组皱褶增多而规则，突触后膜线粒体空泡化亦减少。说明从脾胃失调论治，运用健脾祛湿方药可改善重症肌无力模型大鼠骨骼肌线粒体及神经肌肉接头处超微结构改变[8]。复旦大学岳冬曰对 9 例重症肌无力患者的肌肉组织进行酶组织化学染色，在显微镜下观察染色情况以判断其线粒体功能，发现细胞色素 C 氧化酶（COX）活性缺失肌纤维，提示线粒体功能的异常；同时发现重症肌无力患者存在复合物 IV，即 COX 活性明显降低[9]。以上结果均提示重症肌无力患者肌肉组织中存在明显的线粒体功能异常。另一项研究则从线粒体氧化损伤与修复机制探讨脾虚证与重症肌无力的关系，通过观察重症肌无力患者外周血线粒体 8-氧鸟嘌呤 DNA 糖基化酶（OGG1）、胸腺嘧啶乙二醇 DNA 糖基化酶（NTH1）、3-甲基腺嘌呤 DNA 糖基化酶（MPG）的 mRNA 表达及 mtDNA 缺失的变化，结果发现：脾气虚组 MG 患者外周血 mtDNA 存在不同程度的片段缺失，脾气虚组 MG 患者外周血缺失型 mtDNA/野生型 mtDNA 比值较正常对照组显著增高；脾气虚组 MG 患者线粒体 OGG1、NTH1、MPG 的 mRNA 表达均显著高于正常对照组。脾气虚证 MG 患者存在 mtDNA 缺失，导致呼吸链氧化磷酸化功能异常，最终引起细胞能量代谢障碍；脾气虚证 MG 患者外周血线粒体 OGG1、NTH1、MPG 的 mRNA 表达均很高，机制可能为脾气虚证存在线粒体损伤，引起线粒体 DNA 的自我修复，故三个糖基化酶均高表达[10]。上述研究表明，线粒体是肌肉能量主要来源，其结构与功能的正常是肌肉正常运动的重要标志。而脾主肌肉，脾胃功能失司，则气血化生乏源，传化失常，肌肉因失养或浊邪壅滞而功能失常，故脾胃功能是否正常是肌肉能否正常活动的关键，是重症肌无力发病的关键。脾胃失调导致的"线粒体—肌肉—脾"轴紊乱是重症肌无力的关键病理环节。

（二）基于脾胃理论的重症肌无力临床研究

中医理论认为，脾主肌肉，肌肉的功能活动隶属于脾，肌肉的功能状态及其变化可以反映脾脏功能的盛衰。正如《素问·痿论》所言："脾主身之肌肉。"即脾气健运，则肌肉丰盈而有活力。如脾有病，则肌肉萎缩不用。中医学所言之肌肉，包括现代医学所称的骨骼肌、心肌、平滑肌、脂肪、肌肉组织、皮下组织以及保持其功能整体各部分位置相对稳定的横膈、网膜、系膜等所有肉质器官组织。而脾之气血盈亏实关乎躯体肌肉之盛衰，脾与肌肉的关系密切。张志聪注解《素问·五脏生成》云："脾主运化水谷之精，以养肌肉，故主肉。"说明脾所化生之精气，能布散到肌肉而发挥滋养作用，以维持肌肉的生理功能[11]。在病理状态下，脾之气血阴阳亏损，肌肉失于濡养，则会造成各种肌肉的病变，包括重症肌无力。正如《素问·太阴阳明论》所云："今脾病不能为胃行其津液，四肢不得禀水谷气，气日以衰，脉道不利，筋骨肌肉皆无气以生，故不用焉。"长春中医药大学赵立东通过检索古代相关文献，分析古代中医药治疗重症肌无力的用药规律，结果显示用药频次排名前10的药物分别是甘草（145）、茯苓（113）、人参（113）、肉桂（86）、当归（81）、熟地黄（78）、陈皮（71）、牛膝（71）、五味子（64）、白术（63），其中健脾益气药物占据4席[12]，足以说明基于脾胃理论的补益脾胃药物在治疗重症肌无力中的重要地位。

近期一项研究对1982年1月至2013年12月中国期刊数据库（CNKI）收录的中医治疗重症肌无力文献，通过频次分析，总结既往文献中医治疗的辨证分型及用药规律。全文或摘要字段中含"中医""重症肌无力""痿病"的183篇文献收集有效文献169篇，通过频数分析可见：重症肌无力证型9个，脾胃亏虚、脾虚夹湿、脾肾两虚为常见证型，占76.92%。经方或方名53个，补益剂、祛湿剂占79.24%。统计单味中药134种，黄芪、白术、熟地黄、山药、升麻、柴胡、淫羊藿等出现频次较高。证实临床上中药治疗重症肌无力以健脾益气、补脾益肾方药为主[13]。从治法方药上证实了"治痿独取阳明"与重症肌无力治疗的显著关联性。无独有偶，国医大师邓铁涛教授治疗本病重补脾胃，益气升陷，兼治五脏，方用强肌健力饮（黄芪、五指毛桃、党参、白术、当归、升麻、柴胡、陈皮、甘草）。李树光对1996—2005年邓铁涛教授函诊治疗重症肌无力的方药进行整理，结果显示邓铁涛教授函诊治疗重症肌无力用药规律为补虚药（65.58%）、引经药（15.84%）、理气药（7.01%）、清热药（4.16%）、祛风湿药（1.68%）、化湿药（1.04%）、利水渗湿药（0.88%）、收涩药（0.85%）、活血药（0.84%）、安神药（0.70%）、止咳药（0.60%）、平肝药（0.48%）、止血药（0.20%）、消食药（0.14%）。用药规律以补虚、引经、理气、清热、祛风湿五类药物最为常用，五者累计频率达 94.27%。其中，补虚药中以补气健脾药（58.02%）为主，符合"脾胃虚损，五脏相关"重症肌无力病因病机的认识[14]。另外一项研究针对广州中医药大学第一附属医院明确诊断的 95 例脾气虚证重症肌无力患者的临床特点和中医用药规律，结果显示重症肌无力患者常见中医症状及舌脉为脾胃虚损表现如倦怠乏力、吞咽无力、精神疲乏，舌淡、苔薄白、脉细等；而中药处方中以黄芪、党参、白术、五指毛桃等补气健脾之品频率最高。说明 MG 患者的治疗应从脾胃论治，以补气健脾中药为主，辅以补肾益精、化湿行气中药[15]。

裘昌林教授也主张从脾胃为主论治重症肌无力，研究收集了 2012 年 8 月至 2015 年 1 月期间求诊于裘昌林教授的 457 例重症肌无力患者。研究显示裘昌林教授将证型概括分类为 6 种，依次为脾虚气弱证、气阴两虚证、脾肾两虚证、肝肾两虚证、痰湿内蕴证、大气下陷证。通过对中医证型分布及排序统计，结果显示中医处方总数为 5 597 张，其中脾虚气弱证有 3 358 人次，证候比例占一半以上。在用药方面，使用率在 10% 以上的中药品种共有 60 种，其中 11 种使用频率达到 90%～100%，包括黄芪、当归、党参、白术、山药、淫羊藿、炙甘草、陈皮、升麻、柴胡、防风；4 种使用频率在 80%～90%，包括生晒参、炒扁豆、炒薏苡仁、制黄精；11 种使用频率在 50% ～80%，包括紫河车粉、干姜、附子、芡实、藿香、佩兰、炒麦芽、炒谷芽、麦冬、五味子、桔梗；16 种使用频率在 20%～50%，包括半夏、厚朴、苍术、肉豆蔻、鸡内金、知母、黄柏、牡丹皮、地骨皮、黄芩、金荞麦、鱼腥草、荆芥、葛根、蝉蜕、僵蚕；18 种使用频率 10% ～20%，包括仙茅、巴戟天、补骨脂、鹿角片、黄连、生地黄、山茱萸、龟板、浮小麦、夜交藤、酸枣仁、柏子仁、合欢皮、郁金、地龙、全蝎、桑寄生、杜仲。由上可知，黄芪、党参、白术、山药、生晒参、炒扁豆、炒薏苡仁、制黄精等有直接健脾益气功效中药使用频率最高达 80%～100%，而干姜、藿香、佩兰、炒麦芽、炒谷芽、半夏、苍术、厚朴、鸡内金等除湿、化痰、消食以间接健脾药物使用频率次之。此外，临床上裘昌林教授常以补中益气汤、当归补血汤、玉屏风散合方作为基本方，均为健脾益气为主的方药[16]。说明脾虚气弱证是重症肌无力的基本证型，贯穿疾病的始终。

王新志教授结合多年临床经验，认为眼肌型重症肌无力的主要病机为脾虚下陷，精微不输。脾升清阳，通至目窍，而目为清阳之窍，脉道细微，唯清阳之气易达之，如《脾胃论》记载"耳、目、口、鼻为清气所奉于天"，若脾胃虚弱，则气血精微生化乏源，中气下陷则气血精微不能上承于目，则有眼睑下垂、复视、斜视、眼球转动不灵活等临床表现，他用张锡纯之升陷汤，方以黄芪、柴胡、升麻、知母、桔梗为主，临床取得良好疗效[17]。陈金亮教授则认为重症肌无力以元气不足、阳气虚乏为主要病因病机，络气虚滞为其病理环节。临床以补中益气汤为主，眼肌型则加鸡血藤、麻黄、枸杞子，而全身型则重用温督益肾之品如鹿茸粉、巴戟天、菟丝子等，但健脾益气升陷药物则贯穿始终[18]。杜雨茂教授在治疗重症肌无力时，先从调理脾胃入手，益气健脾以化生气血、布散精微，为肌肉提供能量，临证多采用大补脾胃之气促进气血化生的药物，常用大剂量黄芪（30~60 g），补脾益气升举阳气，并辅以党参、红参、甘草以协助其益气健脾；若脾气亏虚，津液失其运化，停而成湿，阻滞中焦，则以白术、茯苓健脾除湿，半夏化痰和胃降逆。提示脾胃在重症肌无力诊治中的核心地位[19]。重症肌无力危象是指肌无力症状突然加重，出现呼吸肌、吞咽肌进行性无力，而危及生命者。裘昌林教授认为重症肌无力危象属于中医"大气下陷""喘脱"范畴，认为本病的病机关键为肾气衰、脾气败、肺气竭、心气虚，培补命门真元之气为治法之根本，同时予温补脾胃，调畅气机，升阳举陷。用药时急必用升阳举陷，以助胸中大气斡旋，并重用黄芪（80~120 g）[20]。广州中医药大学第一附属医院脾胃科治疗肌无力危象有 30 年的临床经验，已经筛选并优化出一套中西医结合的综合治疗方案。除了常规的现代医学方法外，中医治法以"补脾益损，兼治五脏"为治疗大法，采用大补元气、升阳举陷治疗本症，选强肌健力饮为基本方加减治疗，并重用补益药，黄芪、五指毛桃用量可为 60~200 g，采用鼻饲或口服中药方法进行治疗，效果显著[21]。

由上可知，从脾胃入手的健脾益气法是治疗重症肌无力的基本治则，也成为众多学者的临床共识，临床上不论重症肌无力眼肌型、全身型、重症型，甚至重症肌无力危象，均适宜从"治痿独取阳明"进行辨治。以补益后天、益气健脾为基本原则，结合不同的辨证分型，随证加减化裁在中医药干预重症肌无力的临床实践中仍占主导地位。

（潘华峰　曾进浩）

━━━ 参考文献 ━━━

[1] 宋文集，林振坤，杨晓军，等. 脾胃虚损型重症肌无力患者骨骼肌的蛋白质组研究［J］. 广州中医药大学学报，2014，31（4）：675-676.

[2] 李郡. 脾胃虚损型重症肌无力患者治疗前后 LRP4 及 BAFF-R 滴度变化初探［D］. 广州：广州中医药大学，2015.

［3］邱程程. 健脾益气补髓法对重症肌无力患者血清中 TNF-α 及 AChR-Ab 水平表达影响的研究［D］. 长春：长春中医药大学，2012.

［4］赵慧. 强肌健力饮对脾虚、肾虚证大鼠防治作用的实验研究［D］. 广州：广州中医药大学，2008.

［5］赵丽丽. 肌力康饮对 EAMG 模型大鼠 NMJ 超微结构和外周细胞 CD4+ 细胞浓度的影响［D］. 哈尔滨：黑龙江省中医研究院，2010.

［6］吴周烨. 益气升提法治疗实验性自身免疫性重症肌无力大鼠免疫机制研究［D］. 南京：南京中医药大学，2017.

［7］朱金莉. 温阳补气针法对 EAMG 大鼠 IgG、IgM 表达水平影响的研究［D］. 长春：长春中医药大学，2012.

［8］宋雅芳，胡任飞，刘友章，等. 健脾祛湿方对重症肌无力模型大鼠骨骼肌线粒体及神经肌肉接头处超微结构的影响［J］. 中药药理与临床，2010，26（1）：65-68.

［9］岳冬日. 重症肌无力患者线粒体损害的初步研究［D］. 上海：复旦大学，2012.

［10］胡齐. 基于线粒体氧化损伤与修复探讨脾虚证能量代谢障碍机制［D］. 广州：广州中医药大学，2014.

［11］戴娜，何兰，胡晶，等. "脾主肌肉"的理论探讨及其临床意义［J］. 中医杂志，2018，59（2）：95-99.

［12］赵立东. 基于数据挖掘的中医药治疗重症肌无力用药规律的古代文献研究［D］. 长春：长春中医药大学，2017.

［13］双晓萍，谭子虎. 近 30 年重症肌无力中医证型和用药规律分析［J］. 辽宁中医药大学学报，2015，17（1）：149-151.

［14］李树光. 1996—2005 年重症肌无力函诊病案中用药规律分析［D］. 广州：广州中医药大学，2013.

［15］琚星萌，宋雅芳，郭丽娜，等. 95 例脾气虚证重症肌无力病例回顾及用药规律探析［J］. 中华中医药杂志，2017，32（10）：4705-4707.

［16］蒋旭宏，黄小民，章正祥，等. 裘昌林教授治疗重症肌无力的用药规律探究［J］. 中国中医急症，2016，25（3）：428-432.

［17］贾翔，杨国防，赵瑞霞，等. 王新志教授运用升陷汤治疗眼肌型重症肌无力经验［J］. 四川中医，2008，26（11）：3-4.

［18］王殿华. 陈金亮治疗重症肌无力经验［J］. 中医杂志，2006，47（8）：583.

［19］文颖娟. 杜雨茂从脾肾辨治重症肌无力经验［J］. 上海中医药杂志，
2014，48（7）：1-3.

［20］裘涛. 裘昌林教授辨治重症肌无力危象经验撷萃［J］. 中华中医药杂
志，2014，29（12）：3847-3849.

［21］董秀娟，刘小斌，刘凤斌，等. 中西医结合诊治重症肌无力危象临床
经验介绍［J］. 中华中医药杂志，2013，28（2）：426-430.

04

第四章

岭南脾胃新说与重症肌无力研究

● 观点与观念 ●

作为岭南脾胃新说的代表，中医"脾-线粒体相关"理论开拓了脾本质研究的新领域。

该理论对脾主运化的内涵提出了新见解，认为：脾主运化包括外运化（胃肠道消化、吸收）和内运化（营养物质氧化磷酸化产能过程）。

经过数十年的基础研究和临床应用，内运化理论在重症肌无力的诊治方面取得了具有突破性的系列成果，在国内外产生了广泛的学术影响。

第一节 岭南脾胃理论传承与发展

一、岭南医学与岭南脾胃理论

岭南是指五岭之南，五岭由越城岭、都庞岭、萌渚岭、骑田岭、大庾岭五座山组成。

《晋书·地理志下》将秦朝所立的南海、桂林、象郡称为"岭南三郡"，明确了岭南的区域范围。岭南北靠五岭，南邻南海，西连云贵，东接福建，范围包括了我国广东、海南、广西的大部分地区，以及越南北部，宋代以后，越南北部被分离出去。鉴于高山造成的"天地所以隔外内"，岭南自始即被视为一个相对隔绝、独立的地理单元。

岭南的地理、气候环境和生活习俗比较特殊，岭南医家在中医学"整体观"和"三因制宜"思想的指导下，结合当地特殊的气候条件、地理特点、人文精神等内在因素，着重于当地居民常见病、多发病的预防与诊疗，并汲取民间医疗经验和外来医学新知，善于运用本地药材尤其是中草药及海洋药物，由此形成了岭南中医药独特的特点，逐渐发展并形成了我国中医药学的一个具有极高学术价值且内容比较完整的医学体系——岭南医学。

自 20 世纪 50 年代，岭南医学逐渐走入学术史的视野。邓铁涛教授在 1986 年广东医史分会成立大会上，以《略谈岭南医学之特点》的学术报告使"岭南医学"正式成为中医学界关注的焦点。而岭南脾胃理论与实践是岭南医学的一个重要分支。近年来，岭南医学正式成为受广东、广西、海南、香港和澳门中医学界重视的一个研究方向。

岭南地处沿海，河流密集，气候湿热。而岭南人患病轻重与外界环境密切相关。岭南人"素瘴蕴湿"的体质，有着元气不固的特点。所以岭南医家用药强调固护正气，尤其注重对脾胃的调养。岭南现代医家中如邓铁涛、劳绍贤和邱健行等为典型的脾胃学说代表人物，在脾胃病的辨证论治方面，积累了丰富的临床经验，隐含了经典的辨证论治规律，形成了独具特色的岭南脾胃理论。

二、岭南脾胃理论的学术源流述要

（一）岭南脾胃理论的起源及萌芽

早期岭南的文献记载不足，中原文化对岭南地区，也有一定的轻视与恐惧，在秦汉之前的书籍中，记载岭南医学的内容比较少。

西汉汉武帝年间，元鼎六年（公元前 111 年）攻破南越，汉武帝在上林苑建扶荔宫，种植在岭南所得的奇草异木，其中含有山姜、桂、龙眼、柑橘等健脾、温胃的药用植物。

东汉军事家马援南征交趾时，"军吏经瘴疫死者十四五"，大军为岭南的瘴疫所困。马援嘱咐"饵薏苡实，用能轻身省欲，以胜瘴气"，以健脾清利湿热的薏苡仁防治瘴疫，可知岭南人民对健脾利湿的中药运用，已积累很多经验。《神农本草经》记载温胃健脾的菌桂（肉桂）"生交趾桂林岩崖间，无骨，正圆如竹，立秋采"。交趾、桂林，即属岭南地区。

在东汉末年，南海郡番禺县人杨孚写出了岭南第一部学术著作——《异物志》。该书是我国第一部地区性的物产专著。在《异物志》一书中，记载了很多岭南医药内容，其中药用植物、动物有 20 余种，包括陈皮、肉桂、豆蔻、藿香等健脾温胃、芳香化湿类脾胃病证常用的药物。其中岭南橘皮发展成岭南的道地药材——新会陈皮。藿香被后世医家奉为"十大广药"之一。对于豆蔻的记载，杨孚首次提出"辛且香"。岭南人在东汉时，对豆蔻已经有详细的认识。中原地区一直到北宋，才把豆蔻引入药用。

可见秦汉时期，岭南人对治疗脾胃病证的药物运用，已有相当丰富的实践经验。岭南药物学研究取得的成就，更是对中原医学的有益补充。这是岭南脾胃理论与实践的萌芽阶段。

（二）岭南脾胃理论的奠基与发展

1. 南北朝时期——南北融合

西晋怀帝永嘉年间（307—313 年），因"八王之乱（291—306 年）""五胡乱华"等战乱，北方社会动荡不安，迫使士族和百姓大量南迁，这是有史以来中原汉族的第一次大规模南迁，史称"永嘉南渡"，因此，很多士人流寓岭南。另外岭南丰富的植被与带有神秘色彩的物产，也吸引着中原地区大量的方士前来探索。他们促进了岭南与中原医药方面的交流，改变了岭南地区魏晋以前无专门医学著作的局面，对岭南医学的发展，有积极的意义。比较著名的如葛洪。

葛洪，东晋道教学者、著名炼丹家、医药学家。西晋末年，中原战乱之时，葛洪应故友嵇含（广州刺史）之邀，前来岭南避乱，晚年止于罗浮山炼丹，终老于此。葛洪在广东约 18 年之久，许多成就是在岭南居留期间完成的，尤为著名的是《肘后备急方》。此书中葛洪将中原医学理论与岭南医药，做了一次大胆的结合，这在中国医学史上，实属难得。这种融合也开创了岭南医学兼容并包、开放吸纳的学术特色。

《肘后备急方》中，收录有"心腹寒冷、食饮积聚、胃反呕吐"等隶属脾胃的病证，且明确记载有"脾胃虚弱不能饮食"，并提供包括艾灸、外敷、内服等 11 种治法，涵盖丸剂、散剂、汤剂等剂型。值得注意的是 11 种治法中，丸剂 4 种、散剂 3 种、汤剂 2 种、外敷 1 种、艾灸 1 种。与脾胃疾患较为适合的是以丸、散为主的剂型。尤其是脾胃虚弱，需长时间服药调治，丸散服用方便，质轻量少，适合久服。葛洪治疗脾胃虚弱的药物多选择麦曲、干姜、豆豉、白术、椒等，健运脾胃，促进消化。《肘后备急方》中收录有"葛氏常备药"大黄、桂心、甘草、干姜、黄连、川椒、白术、吴茱萸、熟艾、雄黄、犀角、麝香、石菖蒲、人参、芍药、附子、巴豆、半夏、麻黄、柴胡、杏仁、葛根、黄芩、乌头、秦艽等 25 味。其中用于治疗脾胃疾病的近 15 味。葛洪自述"以前诸药，固以大要岭南使用，仍需者，今复疏之，众药并成剂药。自常和合，贮此之备，最先于衣食耳"，亦从侧面证实岭南地区脾胃疾患较多。

同时葛洪在养生方面，也重视脾胃。其在《抱朴子》一书言"不欲极饥而食，食不过饱；不欲极渴而饮，饮不过多"。这些养生的思想与实践，即是立足于脾胃，以保养脾胃为根本。

2. 南北朝时期——海味香药

虽然在隋唐之前，岭南与中原地区，已经开始了医学乃至文化方面的交流，但五岭屏障，极大地限制了古代岭南和中原地区的沟通。唐朝时期，随着经济与文化的空前强盛，对岭南地区的开发是时代的需求，开山辟道，势在必行。唐代宰相张九龄奉诏开通梅岭古道。梅岭古道为长江与珠江相连的黄金通道，是中国古代经济往来的对接点，更是文化交流的重要通道。岭南与中原经济文化交流的同时，岭南医学迎来了自己的发展。

与此同时，我国与海外的来往日益密切。以广州为主港的"海上丝绸之路"，在唐宋时期全面展开。"广州通海夷道"的海上航路，让岭南成为对外贸易的门户，珠宝、药材是主要的交流品种。这时的岭南医学，在海洋贸易的影响下，充满了"海味"特色，岭南脾胃理论与实践，也保留了这种特色，药物学方面尤为突显。

晚唐时期，出现了两部有关岭南本草的专著，一是《南海药谱》，二是《海药本草》。书中所载的是岭南特产或海外所出经岭南转输进口的药物，且大部分为香药，如：丁香、沉香、甘松等，皆具有健脾理气的作用，多治疗脾胃病。例如书中记载沉香"主心腹痛，霍乱"。心腹痛，即今日胃脘痛，现在更有以沉香为主的沉香化滞丸、沉香养胃丸、沉香化气丸、八味沉香片，针对脾胃疾患而设。

以香药入中药，也开启后世"芳香醒脾"的治法大法。例如明代李时珍《本草纲目》记载"甘松芳香，甚开脾郁，少加脾胃药中，甚醒脾气"，并详细阐述"土爱暖喜芳香"。以芳香药醒脾，这一学术观点多为后世医家认同。

3. 金元时期——理论阐发

唐宋之前，岭南对脾胃病证多是临证实践，理论阐发较少。金元之后，岭南医家逐渐开始重视对脾胃理论的探讨。元代释继洪纂辑《岭南卫生方》，虽然是岭南地区流行性疾病瘴疟的专著，但其学术思想充分体现了岭南医学的理论创新与实用。尤其对岭南脾胃理论的阐发，对现代岭南人群的体质辨识与疾病治疗，仍然有着借鉴意义。

例如：李璆论曰："阳燠既泄，则使人本气不坚，阳不下降，常浮而上，故病者多上脘郁闷，胸中虚烦。"释继洪亦言："凡阳气常泄得疾者，虽身热而亦多内寒。" 因为北回归线穿越岭南，太阳照射强，在冬季太阳高度角最低还有 45° 以上，辐射多，属于热带亚热带地区，没有严格意义上的冬天。传统的自然理论中，冬季封藏是自然界生、长、化、收、藏序列中重要的一环，缺乏这一环节，人的元气泄而不藏。元气、阳气浮于上，不足于内，自然变生脾胃内寒与气机斡旋不利。

治疗脾胃虚寒，需用辛热温中之药。所以在岭南任官多年的明代医家王纶于《明医杂著》进一步阐述说："或问：人言东南气热，可服寒药；西北气寒，可服温药。然今东南之人，常服胡椒、姜、桂，不见生病；而西北之人，畏食椒、姜辛热之物何也？曰：东南虽热，然地卑多湿，辛热食药亦能劫湿；西北虽寒，然地高多燥，辛热食药却能助燥故耳！治病用药者，须识此意。"

值得一提的是，南宋岭南医家刘昉编撰的《幼幼新书》一书，汇集了宋代以前有关儿科的成就，是一部儿科集大成之作。此书记载了近 160 种与脾胃相关的儿科病证。在"得病之源"一节，刘昉分析了脾胃实热、脾胃寒、脾胃气虚、脾胃气滞等致病原因。刘昉以歌诀的形式总结了儿科脾胃病证，其言"乳食难消化，惟便在土泥。腹高青脉现，发薄顶毛稀。喘息多饶嗽，无欢只爱啼。痢多酸臭甚，此病本从脾"。《幼幼新书》特列"胃气不和"一节，讨论脾胃不和、脾胃虚寒、脾胃虚弱等因脾胃病证，并附方 40 余首，可谓是儿科脾胃病证的专篇研究。

这一时期，岭南医家开始探索脾胃病证的病因、病机，是为岭南脾胃理论的奠基与发展。

（三）岭南脾胃理论的成熟期

明清之前，出于对山岚瘴气的畏惧，以及岭南地处边陲，在相当长的时间内，岭南不被中原士人重视，在经济、文化、医学等方面，岭南与京津、江浙一带较为发达的地区相比，较为落后。但是明清之后，岭南经济快速发展，海运兴起，逐渐形成了以工商业为主的城市。文化的繁荣与经济的发展，为岭南医学的崛起，提供了理论装备与物质基础。这一时期，岭南名医较明清之前，明显为多。有资料统计从先秦两汉到金元有文献记载的岭南医家有 23 人，而明代有史料可证的岭南医家即有 44 人，清代的岭南医家更是多达百余人。对岭南脾胃病证与理论的认识，较之前代更是详尽。他们一方面继承李东垣脾胃内伤学说；一方面结合岭南的地域特色，对脾胃病证的理论与实践，加以补充。前者以盛端明、王纶、谢完卿、刘渊等人为代表，后者以何梦瑶、陈复正等人为代表。

1. 遵补土派的岭南医家

明代岭南医家盛端明在《程斋医抄密本》于"内伤门"一节，遵从李东垣内伤脾胃的学术观点，抄录黄芪人参汤、加味除风湿羌活汤、调中益气汤、加减建中汤、清神益气汤、半夏白术天麻汤等补益脾胃之气的药方。同时代的王纶，虽非岭南本土人，但流寓岭南多年，在广东任官期间，完成《明医杂著》一书，并专设"拟治岭南诸病"一篇，从病因病机、治法治则、调摄预后等多方面对岭南常见疾病做了较为详尽的论述。王纶在论治瘴疾时，尤为考虑岭南地域人群的体质，注意调理脾胃。而且在对瘴疟的预后与调摄中，王纶也多从脾胃入手。因为瘴疟传里，可成内伤。王纶在此基础上提出了"内伤法东垣"这一原则，现今依然是临床医家的名言警句。

《景岳全书》清代三次在广东印刷，对岭南医学发展影响较大。同期出现了一批善学张景岳的岭南医家，谢完卿、刘渊即是其中佼佼者。张景岳的学术思想肇端于张元素、李东垣益气补脾之说。深受《景岳全书》影响的岭南医家，亦对脾胃学说着力良多。谢完卿《会经阐义》、刘渊《医学纂要》皆有专篇论述脾胃病患。其立足于李东垣劳倦内伤说、引用张景岳之论，发挥脾胃学说深意。例如谢完卿论述内伤脾胃与外感之间的关系时，综合李东垣、张景岳二人之说，曰"虽此由内伤，而实有外感；虽有外感，而实以内伤"。内伤劳倦伤及脾胃，脾胃虚弱，容易招致外感；外感内侵，又加重内伤。二者相互影响。刘渊论治杂病本于脾胃，而尤为重视脾胃，其论曰"风湿痰南北皆有，本于脾胃"。

2. 发挥脾胃理论的岭南医家

何梦瑶，清初广东南海人，岭南著名中医学家。广东著名学使惠士奇很赏识何梦瑶才华，曾赞曰"文行并优"，并誉之为"南海明珠"。1918 年两广图书馆汇集何梦瑶六部医著《医方全书》计 12 册，其书序言称："何公报之为粤东医界古今第一国手。其所著医书，悉根据南方之地势，南方人之体质，调剂与北方不同，立方与北带亦异，故南带之人民效用其方法，无不百发百中，服其剂无不奏效如神。"《清史列传》赞誉其说："国朝二百年来，粤人论撰之富，博极群书，精通艺术，未有逾梦瑶者。"

岭南素来具有务实际、重实践的传统，务实际难免轻理论，重实践从而少著作，何梦瑶之前的岭南医家积累了很多论治脾胃病证的经验，但理论研究上总体较薄弱。

何梦瑶在医学上既务实际、重实践，又有丰富的著作，善于继承，敢于疑古，对脾胃理论也做出了简明扼要的总结。

何梦瑶认为人体的先天水火，得益于后天的培养，才能中和而不偏盛。因为"胃主进纳，脾主运化，饮食之气味精华，由脾胃以灌输周身。气日盛而体日充，先天之水火赖此滋养以生生不息"。又言"饮食入胃，脾为营运其精英之气，周布诸脏"。脾胃消化饮食，运化精微之气至全身诸脏。何梦瑶论说："予无一脏不和平，则皆有土也。"土者即"脾胃"，五脏相关，脾胃一伤，则全身诸脏功能皆损。何梦瑶提出以后天脾胃为中心的五脏相关，这是对中医脏象基础理论的一大创新。在"脉无胃气则死"一节，何梦瑶注解说"此言脉以有胃气为主也。胃属土，其德中和，其气之达于脉也，不刚不柔，不疾不徐，不大不小，不浮不沉，有雍容和平之状，无过不及之伤者也"，亦是强调脾胃之于机体的重要作用。

《医碥》一书，记载有"虚损痨瘵、痰、肿胀、劳倦、伤食、泄泻、腹痛、痞满、肠鸣、嗳气、呃逆、嘈杂、呕吐、便秘、反胃噎膈"15种隶属脾胃的病证。书中提及的其他内伤杂病，脾胃虽非主因，但亦涉及脾胃。例如痿病，病因之一有"脾热则胃干而渴，肌肉不仁，发为肉痿"；又如抽搐，病因之一有"小儿吐泻后，脾胃之阴气亏损，成慢惊风"；再如腰痛，病因之一有"土病及水者，故忧思伤脾，亦为腰痛"，何梦瑶治以沉香降气汤和调气散。

《医碥》中，更有大量篇幅涉及湿性疾患，记载的湿性病证多达45种，而湿性病证与脾胃密切相关。何梦瑶对于湿性病证的治疗也自成体系，基本治法是健脾祛湿与利小便，因为"湿性就下，湿非挟痰食等浊物者，皆当由小便出也。故曰利湿不利小便，非其治也"。基础药方是：苍术、茯苓、猪苓、木通、木瓜、石斛。病在上焦则加防风，在中焦则倍用苍术，在全身则加乌药、羌活，在两臂则加桑枝、威灵仙，在两足则加牛膝、萆薢、防己等。

相比于何梦瑶在内科脾胃病证方面的成就，陈复正（1736—1795）则在儿科方面拓展了脾胃证治经验。其所著的《幼幼集成》是继《幼幼新书》之后，岭南医学史上又一本汇集儿科诸家之说的中医儿科专著。无论是在儿科理论，还是在诊断治疗方面，陈复正都有独到发挥，其在理论与临证中，尤为重视小儿脾胃。

陈复正认为元气禀于先天，但是依靠后天滋养。其论曰"大凡小儿原气完固，脾胃素强者，多食不伤，过时不饥。若儿先因本气不足，脾胃素亏者，多食易伤"，提示脾胃功能强弱关系到元气的盈亏是疾病产生的关键。基于此，陈复正反对用药寒凉，因寒凉损伤脾胃，其言"幼科论证，悉以阳有余，阴不足立说，乖误相承，流祸千古。后人误以婴儿为一团阳火，肆用寒凉，伤脾败胃"。

陈复正又强调婴儿当以母乳为佳，因为"儿之脾胃，独与此乳汁相吻合，其他则皆非所宜矣。凡小儿一周二岁，止可饮之以乳，切不可以谷食。盖谷食有形之物，坚硬难消"。在哺乳、饮食方面，以节为要，不可无度。因为"人以脾胃为主，故乳哺须节，节则调养脾胃，过则损伤脾胃。夏天忌热乳，冬月忌寒乳"。小儿喂食后不可再哺乳，哺乳后亦不可再喂食，因为"小儿脾胃怯弱，乳食并进，难于消化，初得成积，久则成癖成疳，皆乳母不慎之过"。

临证用药方面，陈复正亦是重视脾胃的强弱。其言"故凡欲治病，必先藉胃气以为行药之主。若胃气强者，攻之则去，而疾常易愈，此以胃气强而药力易行也；胃气虚者，攻之亦不去，此非药不去病，以胃气本弱，攻之则益弱，而药力愈不行，胃愈伤病亦愈甚矣"。如小儿脾胃素弱，即便有积滞，也是因为脾虚不能消谷，运化不利，非真伤食，不可作伤食治。陈复正选用六君子汤加莪术、木香，助脾胃健运，积滞自消。又云"若积因脾虚，不能健运药力者，或消补并行，或补多消少，或先补后消，洁古所谓养正而积自除。故前人破滞削坚之药，必假参术赞助成功。经曰：无致邪，无失正，绝人长命。此之谓也"。

盛端明、王纶、谢完卿、刘渊、何梦瑶、陈复正等医家，结合岭南地域特点，对岭南脾胃病证进行了临床实践与理论阐发，形成了较为完整的证治体系，标志着岭南医家对脾胃病证的研究走向成熟。

（四）岭南脾胃理论的创新期

近代，岭南印刷业的快速发展，尤其清代道光以后，大量的藏书家崛起，与"西学东渐"和经学致用的影响，使岭南出版业呈现了一个前所未有的繁荣景象。中医学术以书籍为载体，大量中医书籍的出版为岭南医家学习、研究，奠定了良好的基础。晚清翻刻刊行的古代书籍"广东椠本"，据《岭南医学史》记载，即包含医书 1 000 册以上，159 种，235 个版次，1 935 卷，基本涵盖中医经典书目与常用书目，数目浩大，内容丰富，为岭南积累了大量的医学资源。其中脾胃病证相关的如《脾胃论》《东垣十书》《士材三书》《南雅堂医书全集》等诸多医书的刊行，促进了岭南脾胃理论的发展与创新。

中华人民共和国成立后，新生的共和国重视中医，改变了国民党统治时期单纯依靠西医西药，压制中医中药的卫生政策。改革开放以来，广东作为全国最早实行对外开放的省份之一，在经济快速发展与政策的支持下，以脾胃病证为主的岭南医学也迎来了发展良机，涌现出很多善治脾胃病证的医家，如卢朋著、郭梅峰、邓铁涛等。

卢朋著，民国时期岭南医家，尊崇黄元御"一气周流，土枢四象，扶阳抑阴"学术思想，在黄元御《四圣心源》基础上进行删增而著成《四圣心源提要》一书。卢朋著论治内伤杂病重视脾胃中气在诊疗中的重要作用，善用温热之品，在岭南医家中具有鲜明的理论与用药特色。其认为阴阳与五行只是气的升降出入形式，气的周流旋转产生万物。脾胃属土，人一身之气自中土开始周流，人体精神化生、形体结聚、五情起源、精华滋生、糟粕传导无不源于脾胃化生。脾胃作为一身脏腑气机升降枢纽，病则脾胃先伤，治疗首重在温通脾胃，使中气轮转，清浊复位，恢复气机升清降浊，则病解疾祛。正如卢朋著自述"医家之药，首在中气……泄水补火，扶阳抑阴，使中气轮转，清浊复位，却病延年之法，莫妙于此矣"。

郭梅峰，广州近代名医，著有《梅峰医学》一书。归纳自己的治病大纲为"养阴津，益心脾，补冲任"，真正贯穿脾胃学说的精神。治病用药强调"调以甘药"，不滥用苦寒伤脾胃，处方多甘甜味之品，甘味入脾，脾为后天之本，脾健病自安。多用甘平无毒、甘淡健脾或甘甜养津之药，如鲜橙汁、阳桃汁、山药、鸡蛋花、茉莉花、葛花等。其尤善用芳香甘平的南豆花，不仅用于清解暑湿，而且用于内伤杂病，因其芳香可醒脾，可解郁，深具岭南地域特色。

邓铁涛，广东开平人，中医学家，首届国医大师。其在前贤何梦瑶的基础上，提出五脏都有脾胃之气，五脏相关，互为相使。调理五脏，即可治脾胃；能治脾胃，可安五脏。从而提出"治脾胃可以安四脏，调四脏可以治一脏"的著名论断。邓铁涛指出："在临床上从中西医结合的实践中，脾胃论治的方与法，其所治疗的范围是相当广泛的，除了能治疗消化系统疾病之外，属循环系统、泌尿系统、内分泌系统、神经系统等多种疾病，都有采用治脾胃而收到良好效果的例子。"在多种疾病的治疗中，邓铁涛均展现出其重视调理脾胃，尤其是健脾益气的临床风格。邓铁涛亦善于使用南药治疗脾胃病证，例如：气虚常用五指毛桃，胃痛用两面针，湿热泻痢常用火炭母，纳差、消化不良常选用独脚金与布渣叶。

这一时期，岭南医家一方面总结了脾胃病证的理论；另一方面针对脾胃病证，注重地域特色的诊疗经验，开创了岭南医学的新局面。

三、学术争鸣引发岭南脾胃新学说

近代以来，岭南医家结合岭南地区特点，重视岭南地区人群体质特点、重视应用岭南地区特产药材和民间经验、重视吸收新知识，在各自的学术领域上独树一帜，对脾胃理论的理解与运用，精彩纷呈，百家争鸣。例如：岭南名医卢朋著尤其重视中医脾胃之气的生理功能，认为脾胃的气机的升降正常，是维持人身正常生理功能的关键所在，因此对于疾病的诊疗尤其重视脾胃中气的升降，在临床诊疗中提出"培植中气，扶阳抑阴"的学术主张，并得到传承与应用[1-2]。岭南名医林夏泉重视运化法和养阴和胃法治疗脾胃病证，提倡"肝脾同治，脾胃分治，重在调气"。"脾胃分治"

是指治脾当以"运化法"，治胃当以"养阴和胃法"[3]。岭南名医许鑫梅，在治疗慢性胃炎时，提出"胃咽相关"学说，在临床上应用，疗效显著[4]。岭南医家黄俊伟主张"治病必求于本"，固本尤其重视脾胃后天之本，并逐步形成以脾胃为核心的理论主张指导临床诊疗[5]，以固本培元治法治疗慢性疾病。

刘凤斌教授等运用数据挖掘和回顾性研究等方法总结出岭南医家对脾胃病的诊治特点。岭南医家重视从脾胃进行论治，以健脾益气为治疗大法；在调理脾胃同时，并注重运用疏肝行气药调畅气机以恢复脾胃升降功能；考虑岭南地区气候潮湿，湿浊易困阻气机，故调畅脾胃气机，辅以渗湿化浊、行气活血、清热利湿，从而在临床上取得了较好的治疗效果[6]。

岭南医家王建华从"临床研究""动物模型""以药探理"三个层面，对脾本质进行了研究，得出脾气虚证主要表现为唾液淀粉酶活性比值降低，尿 D-木糖排泄率下降，胃肠运动功能紊乱，胃肠道激素异常等。此外，还表现为血清淀粉酶及胰淀粉酶同工酶、胰脂肪酶活性降低，机体免疫功能低下，副交感神经功能活动偏亢等[7-8]。在 20 世纪 80 年代，刘友章教授从中医脾本质出发，对脾虚证候进行机制研究，认为中医脾与亚细胞结构线粒体密切相关，从而进行了一系列实验，采用微观与宏观相结合的方法，阐述细胞线粒体与脾虚本质的关系，对脾本质的研究深入到了细胞分子水平[9-11]。刘友章教授在 1987 年发表了中医"脾-线粒体相关"学说理论，主张中医脾主运化，不仅仅是指食物在胃肠的消化吸收（外运化），更重要的是指营养物质在线粒体的氧化磷酸化产能过程（内运化），这丰富了脾主运化的理论内涵，将脾胃学说的研究引向了一个新的领域。

（周登威）

参考文献

［1］孙洽熙. 黄元御医学全书［M］. 北京：中国中医药出版社，1999.

［2］卢朋著. 四圣心源提要［M］. 铅印线装本，廖景曾序. 1932.

［3］何莉娜，孙景波，华荣. 林夏泉治疗脾胃病经验介绍［J］. 新中医，2017，49（12）：208-209.

［4］唐志鹏，许鑫梅. 如何治疗咽胃合病［J］. 中医杂志，1999（12）：755.

［5］黄欣欣. 岭南医家黄俊伟学术思想及诊疗经验整理与传承［D］. 广州：广州中医药大学，2018.

［6］谢彬. 当代广东医家治疗胃痛病验方用药分析及典型医案举例［D］.

广州：广州中医药大学，2015.

［7］王建华，劳绍贤，王汝俊，等. 30年来中医脾胃学说研究的启示［J］. 广州中医药大学学报，2004（5）：340-343.

［8］王建华. 脾气虚证本质研究的途径及其方向［J］. 中医杂志，1998（1）：50-52.

［9］LIU Y Z. An exploration of the nature of "spleen" in Traditional Chinese Medicine on a subcallular level：a study on the gastric mucosal ultrastructure of 51 cases［J］. Traditional Chinese Medicine Digest，1987（11）：3-20.

［10］马定科. 刘友章提出"中医脾-线粒体"学说的设想，专家认为他开拓了中医脾本质研究新领域［J］. 广州中医学院学报，1987（12）：2.

［11］宋雅芳，刘友章，姬爱冬，等. 脾主运化与细胞线粒体相关再探析［J］. 辽宁中医杂志，2007（1）：23-24.

第二节　中医"脾-线粒体相关"理论的提出与学术探讨

一、理论内涵

脏象学说是中医理论体系的核心组成部分，后天之本"脾"因其独特的功能作用，在脏象学说中居于重要地位。中医学归纳脾的功能为"主运化、主统血、主肌肉四肢"，为"气血生化之源""后天之本"，是涉及现代医学消化吸收、血液、微量元素、免疫及神经内分泌等多系统的综合功能单位。其中脾主运化功能是脾功能的关键，深入探讨脾主运化的内涵与外延，对发展和丰富脾胃学说具有重要的意义。若脾运化功能低下即为脾虚证，可出现以上多系统的功能低下或紊乱，因此针对脾虚证的研究一直是学者们关注的问题。

线粒体几乎存在于人体全身的组织细胞之中，是细胞对食物进行生物氧化产能的细胞器，有"ATP 的生产基地""细胞的动力工厂"之称。这与中医"脾为气血生化之源""后天之本"有着密切的联系。

线粒体是一种将物质代谢、能量代谢和遗传变异三大基本生命活动形式融为一体的半自主性细胞器，是真核生物氧化代谢的部位，是细胞进行氧化磷酸化、合成三磷酸腺苷（adenosine triphosphate，ATP）的主要场所，是糖、脂肪和氨基酸最终氧化放能的场所，最终氧化的共同途径是三羧酸循环和呼吸链的氧化磷酸化，是机体的能量中心。线粒体膜受到破坏、呼吸链受到抑制、酶活性降低、线粒体 DNA 损伤等都会引起线粒体功能障碍，进而导致一系列相互作用的损伤过程，从而可直接或间接地影响整个细胞的正常功能，最后导致细胞的凋亡或死亡，即可导致线粒体功能障碍相关性疾病的发生发展[1]。

早在 20 世纪 80 年代，本研究团队根据当时对脾主运化的研究多从胃肠道消化、吸收、排泄功能入手，对其细胞生物学基础和脾主运化、化生气血的功能进行深入研究。根据中医"脾主运化""脾胃为气血生化之源"的理论，结合细胞生物学对线粒体功能的认识，刘友章教授于 1984 年提出了中医"脾-线粒体相关"的理论假说[2-4]，见图 4-1。

基于上述假说，课题组开展了对脾虚证胃脘痛患者胃黏膜壁细胞线粒体电镜观察。研究发现脾虚患者的线粒体数目明显少于正常人和肝胃不和（实证）患者，且线粒体肿胀，膜缺损，嵴断裂，甚至空泡化，与对照组相比有明显差异（$P < 0.01$）。

中医：饮食 —→ 胃（腐熟） —→ 小肠（化物，分清别浊）$\xrightarrow[\text{（清者）}]{\text{上输}}$ 脾 $\xrightarrow{\text{运化}}$ 气

西医：饮食 —→ 胃（机械消化为主）—→ 小肠（化学消化为主）$\xrightarrow[\text{（营养物质）}]{\text{吸收}}$ 血液 $\xrightarrow{\text{运输}}$

线粒体（氧化磷酸化）—→ 能

图 4-1 "脾-线粒体相关"理论假说

根据这一研究结果，结合中医脾主运化与线粒体的功能比照，于 1987 年发表了中医"脾-线粒体相关"的理论，认为中医脾主运化，不仅仅是指食物在胃肠的消化吸收（外运化），更重要的是营养物质在线粒体的氧化磷酸化产能过程（内运化）。该理论首先把脾胃学说的研究深入到亚细胞水平，创新、丰富了脾主运化的理论内涵，从而将脾胃学说的研究引向了一个新领域[5]。

在上述研究基础上，研究者 1991 年在日本京都大学研究了健脾方药六君子汤对胃黏膜壁细胞线粒体超微结构和线粒体酶、细胞色素 C 氧化酶等酶活性的保护作用。进一步证实健脾方药对线粒体三羧酸循环的影响，从电镜组织细胞化学的角度探讨了脾与线粒体的相关性。

基于上述研究基础和理论创新，2004 年国家自然科学基金立项资助"脾主运化与细胞线粒体相关性的理论与实验研究"，主要从理论、实验及临床三方面对脾主运化与线粒体的相关性进行了深入研究，创立了中医"脾-线粒体相关"的理论，开拓了脾本质研究的新领域。课题对脾主运化的内涵提出了新见解，认为：脾主运化包括外运化（胃肠道消化、吸收）和内运化（营养物质氧化磷酸化产能过程），其中内运化理论是原创性理论。该课题组发表了数十篇系列论文，在国内外产生了广泛的学术影响。

二、中医"脾-线粒体相关"理论阐释

（一）从生理、病理角度看线粒体与"脾"的联系

1. 胃主受纳，脾主运化

《黄帝内经》云："饮入于胃，游溢精气，上输于脾。""小肠者，受盛之官，变化出焉。"中医认为：饮食入胃，先经过胃的腐熟，然后下输小肠，在小肠进行消化，分清别浊，浊者（糟粕）则变成粪便排出体外，清者（水谷精微物质）则上输于

脾，通过脾的运化，产生水谷之气而充养五脏六腑，四肢百骸。可见，脾的主要功能是对水谷精微物质做进一步的运化。

从现代医学角度来看，食物中的营养物质，经小肠吸收后，由血液输送到全身的组织细胞之中，主要是在细胞内的线粒体进行生物氧化，产生能量。John·W.金布尔教授曾形象地指出"线粒体的功能是很清楚的，它们含有进行食物氧化所需的酶，因而线粒体可以把各种食物转化成能为细胞用来实现它的各种功能活动的能"[6]。因此从中医角度看，只有"脾"才具转化功能。由此可知，中医脾的功能与线粒体的功能非常近似。

脾主运化不仅仅是指食物在胃肠道的消化吸收，更重要的是在线粒体的氧化磷酸化过程。也就是说，脾主运化包括外运化和内运化，外运化是指食物在胃肠道的消化吸收、排泄，内运化是指营养物质在线粒体内的氧化磷酸化产能过程。我们在观察脾胃气虚患者的胃黏膜超微结构时，也发现脾胃气虚者有线粒体质与量的明显改变。

脾主运化不仅体现在运化水谷精微，还具有运化水湿功能。若脾气不足，运化失职就会引起水湿停积于体内，故《黄帝内经》指出："诸湿肿满，皆属于脾。"我们通过胃黏膜超微结构观察发现，脾胃气虚患者壁细胞线粒体肿胀，固有膜中的浆细胞内质网扩张。从现代医学角度分析，可能是由于线粒体功能受损时，线粒体肿胀，内质网扩张，过多的水停积于细胞器内，能量不足，离子泵运转障碍，线粒体内部循环障碍，产能不足，无法正常运转致患者出现面色萎黄、唇淡无华、口淡无味、劳累后腹胀、少气懒言、排便无力、脏器下垂等中医脾虚症状表现，这与中医脾气不足，运化失职的理论相吻合。

2. 脾主肌肉、四肢

早在《素问·痿论》中就有"脾主身之肌肉"的论述，在《素问集注·五脏生成》中提到"脾主运化水谷之精，以生养肌肉，故主肉"。脾主运化，具有运化水谷精微充养肌肉、四肢的功能。脾气旺盛，气血充足，则肌肉壮实，反之则四肢无力消瘦或虚肥，甚或大肉尽脱。《素问·太阴阳明论》曰："四肢皆禀气于胃，而不得至经，必因于脾，乃得禀也。今脾病不能为胃行其津液，四肢不得禀水谷气，气日以衰，脉道不利，筋骨肌肉皆无气以生，故不用焉。"

《素问·脏气法时论》明确指出："脾病者，身重善肌肉痿，足不收行。"医家黄元御曾言："肌肉者，脾土之所生也，脾气盛则肌肉丰满而充实。""脾主肌肉"理论认为全身肌肉与脾功能密切相关，肌肉的运动来源于脾所化生的精微濡养。骨骼肌的收缩和舒张都是主动活动，是一种耗能运动。因此骨骼肌运动的功能正常依赖线粒体的正常运作，线粒体是肌肉能量来源，其结构与功能的正常是肌肉正常运动的重要标志。细胞中线粒体的具体数目取决于细胞的代谢水平，代谢活动越旺盛，线粒体越多。脾胃功能失常，则难以化生气血、传化代谢产物，则肌肉因失于濡养或浊邪留滞而功能出现异常，"脾主肌肉"故脾胃功能是否正常是肌肉能否正常活动的关键，脾胃功能失常是痿病发病的关键。

如果肌肉组织中线粒体数目过少或形态、功能异常，则无法产生足够的能量以维持肌肉的收缩活动，就会出现肌肉、四肢无力的情况。而重症肌无力患者就是以骨骼肌收缩无力为主要临床表现。中医学认为人体是以五脏为核心的整体，机体各部的功能失常皆因于相应脏腑的功能失调，故若脾胃功能失常，则肌肉运动乏源，表现为运动无力、精神萎靡、面色苍白、纳呆、盗汗等症状，可见肌肉运动失常是脾胃功能失调的客观反映和外在表现。我们通过观察患者线粒体，发现脾胃气虚患者出现神疲乏力，肌肉消瘦时，其线粒体数量较正常人少，且嵴膜损伤明显。现已证实，重症肌无力患者血清中存在抗线粒体抗体。联系临床，中医治疗重症肌无力、肌萎缩、皮肌炎等病，也多从补益脾胃入手，均取得较好疗效。

3. 脾主统血

中医认为：脾为气血生化之源，脾气具有统摄血液的功能。若脾气虚弱，不能统摄血液则可引起各种出血症状。若脾虚生化不足则可致气血不充。我们观察到脾虚患者出现面色萎黄、唇淡无华、脾不统血等症状时，其壁细胞线粒体均数明显低于正常人，且嵴膜损伤明显。李丰盈等[7]研究发现白血病细胞嵴结构消失，基质出现空泡，表明其线粒体在超微结构和蛋白质组成上与正常对照细胞相比均有明显差异。

4. 脾与消化吸收

中医认为"脾者，裨也……裨助胃气，主化水谷也"。胃腐熟水谷，小肠的化物，及水谷精微的上输于脾，全赖脾气的裨助。从现代医学角度来认识，胃肠道消化液的分泌，小肠对营养物质的吸收及胃肠平滑肌的运动均需耗能，其所需能量主要来源于线粒体对食物的氧化。归根到底，脾气的作用，仍是来源于线粒体产生的能量。在过去对脾虚患者的观察中，发现有酸刺激后唾液淀粉酶活性下降，小肠对木糖的吸收能力降低等，这很可能与线粒体病变，能量不足有关。我们在电镜观察中，也看到了脾虚患者壁细胞和浆细胞的线粒体数量减少及线粒体肿胀，嵴膜损伤。

（二）从五脏相关理论看线粒体与"脾"的联系

脾的主要功能是运化水谷精微，化生气血，荣养五脏六腑，四肢百骸。故朱丹溪在《格致余论》中指出："脾具坤静之德，而有乾健之运，故能使心肺之阳降，肾肝之阴升，而成天地交之泰，是为无病之人。"可见心、肺、肝、肾的功能亦靠脾气的裨助。五脏都有脾胃之气，而脾胃之中亦有五脏之气，互为相使，可分又不可分。张景岳指出："善治脾者能调五脏，即所以治脾胃而使食进胃强，即所以安五脏也。"

脾病影响四脏，治脾即所以安五脏；然而四脏之病又可影响到脾，则调四脏可以治脾胃，这就是五脏相关学说之一。线粒体存在于五脏六腑，四肢百骸，线粒体病可以影响五脏六腑，五脏六腑之病也可以影响线粒体。

将"脾-线粒体相关"理论与脾主肌肉、主四肢、主统血，脾开窍于口，其华在唇的论点相联系，将有助于解释脾与五脏相关的学说。而从病理观察上看，脾虚证通常会出现细胞线粒体数目减少，线粒体肿胀，基质变淡，嵴断裂，膜缺损等变化，并且线粒体质与量的改变与脾胃气虚的症状及病情轻重密切相关。

因此，把线粒体作为"脾"的重要组成部分，既能较确切地解释中医"脾"的功能，又能使"脾"的生理功能解释建立在客观实在的物质形态学基础上[1]。

（周登威）

参考文献

［1］申屠路媚，牟艳玲. 线粒体功能障碍机制及其相关疾病研究进展［J］. 生命科学，2018，30（1）：87-93.

［2］刘友章. 从亚细胞水平探讨中医脾的本质（附51例胃黏膜超微结构之研究）［D］. 广州：广州中医学院，1987.

［3］LIU Y Z. An exploration of the nature of "spleen" in Traditional Chinese Medicine on a subcallular level：A study on the gastric mucosal ultrastructure of 51 cases［J］. Traditional Chinese Medicine Digest，1987（11）：3-20.

［4］马定科. 刘友章提出"中医脾-线粒体"学说的设想，专家认为他开拓了中医脾本质研究新领域［J］. 广州中医学院学报，1987（12）：2.

［5］邓伟民，刘友章. 中医脾本质的现代研究［M］. 北京：人民军医出版社，2010.

［6］John·W. 金布尔. 细胞生物学［M］. 北京：科学出版社，1983.

［7］李丰盈，廖清奎. 白血病细胞线粒体超微结构及其蛋白质双向电泳分析［J］. 实用儿科临床杂志，1998，13（1）：4-5.

第三节 中医"脾-线粒体相关"理论的临床研究

为了证实中医"脾-线粒体相关"理论的科学性及实用性，我们开展了脾虚患者胃肠黏膜、肌肉组织线粒体超微结构系列研究及健脾益气方药对线粒体保护作用研究。

一、脾虚患者胃肠黏膜线粒体超微结构研究

从 1984 年起至 1991 年止，我们连续 6 年对慢性胃炎、胃十二指肠球部溃疡、慢性结肠炎等脾虚型的患者进行了胃肠黏膜细胞线粒体数量及其超微结构的研究，并于 1986 年"全国中医理论现代研究讨论会"上首先报道了脾虚胃脘痛患者壁细胞线粒体数目减少、超微结构受损的发现，并于 1987 年提出中医"脾-线粒体相关" 的理论。在已取得初步成果后，1987 级、1988 级、1989 级研究生又立题反复验证研究脾虚与线粒体变化的关系，并进行了治疗前后的对照，此项研究引起了国内外有关学者的高度重视，他们的研究也进一步证明了我们提出的论点之可靠性及可重复性。

（一）结果

1. 胃脘痛组

（1）脾虚患者胃黏膜壁细胞线粒体均数减少，与正常组及肝胃不和组比较，差异有高度显著性，肝胃不和组线粒体均数与正常组比较，差异无显著性。

（2）壁细胞、浆细胞线粒体超微结构受损，表现为线粒体肿胀、膜缺损、嵴断裂、基质变淡，浆细胞内质网扩张。

2. 慢性腹泻组

脾虚组患者单位面积内柱状细胞线粒体均数比对照组少，差异有高度显著性。

3. 慢性浅表性胃炎组

（1）脾虚组治疗前主壁细胞线粒体的密度比对照组减少，治疗后密度增大。

（2）脾虚组治疗前主壁细胞线粒体密度明显减少，治疗后密度增大。

（3）脾虚组患者主细胞线粒体固缩，壁细胞内部分线粒体肿胀、嵴断裂。

通过观察胃黏膜壁细胞线粒体的结果，初步发现脾胃气虚患者壁细胞单位面积内线粒体均数较正常组及肝胃不和型胃脘痛患者减少（$P < 0.01$），且线粒体的损伤率

也较高，与正常组及肝胃不和组相比，有显著性差异，特别是当患者出现面色萎黄、唇淡无华、口淡无味、劳累后腹胀、少气懒言、排便无力、脏器下垂时，其线粒体损伤率升高尤为明显。壁细胞的主要功能是分泌盐酸和内因子，其分泌所需能量主要来源于线粒体产生的 ATP。线粒体病变，能量不足，就会引起盐酸分泌不足，致餐后腹胀，食欲减退。线粒体是能量的生产基地，能量不足，可引起神疲乏力，少气懒言、劳累后腹胀等症状。

通过扫描电镜观察，也发现脾胃气虚人有上皮细胞萎缩变平，微绒毛减少，壁细胞线粒体损伤明显，而浆细胞的线粒体也有明显的嵴断裂、基质变淡，线粒体功能受损，能量不足。由此可以推测线粒体病变很可能是脾虚的物质形态学基础之一[1]。同时我们发现脾胃气虚患者主细胞单位面积内酶原颗粒减少，与正常组及肝胃不和组相比，有显著性差异。提示脾胃气虚患者可能有胃蛋白酶的储备不足，此可能是脾胃气虚患者对蛋白质消化的功能减退的物质基础之一[2]。由此可知，线粒体数量减少及嵴、膜损伤程度与脾虚各种症状密切相关，症状越重则线粒体病变越明显，提示进行线粒体观察有助于脾胃气虚的诊断及对脾胃气虚程度做出判断。

（二）结论

（1）本研究深入探讨了胃肠病患者的胃黏膜细胞线粒体病变与脾虚的关系，并进行治疗前后对照，发现脾虚证的发生与线粒体病变密切相关，这对于研究脾的本质、脾虚证的发生机理、指导临床辨证治疗脾虚证具有重要意义。

（2）从本研究的结果看，中医脾主运化的功能不仅仅是指食物在消化道的消化与吸收，更重要的是指在线粒体的生物氧化。

（3）线粒体作为脾的重要组成部分，不仅仅能解释脾主运化，而且能与中医脾主肌肉、主四肢、主统血、升清化浊、生津液、化生气血的功能相联系，并有助于解释脾与五脏相关学说。

（4）本研究发现脾虚患者治疗前有线粒体数目减少及超微结构的损伤，健脾治疗后，随着线粒体数目的增加，以及超微结构恢复正常而临床症状也随之消失或改善，说明线粒体病变是产生脾虚证的关键，恢复线粒体的数量与形态，是治疗脾虚证的根本。

二、痿病患者肌肉线粒体超微结构研究

临床上肌肉病变如重症肌无力、肌萎缩侧索硬化、进行性肌营养不良、多发性肌炎等，中医从脾论治，采用健脾益气为主而获显效的报道较多，为了探讨痿病的病理学基础和健脾益气方药治疗痿病的作用机制，我们对 16 例痿病患者肌肉组织，应用

透射电镜观察骨骼肌超微结构，重点对细胞线粒体的结构进行了观察[3]。

（一）结果

1. 超微结构

研究发现痿病脾虚证型患者骨骼肌超微结构出现不同改变，主要表现有肌原纤维排列紊乱，重者肌原纤维走形弯曲，粗细肌丝紊乱，肌浆液化，严重者出现肌原纤维断裂，一部分肌纤维内出现大量空泡、脂滴及糖原颗粒堆积，线粒体数量明显减少，线粒体聚集在细胞核周围。线粒体变形，线粒体嵴紊乱，脾虚组线粒体形态改变还表现为脂滴堆积较多，线粒体数目明显减少，而痿病非脾虚证型患者改变不如脾虚证型患者的改变明显。

2. 中医证型

从中医证型看，16 例患者中，12 例患者属于脾虚证型，4 例为非脾虚证型，而且，痿病脾虚证型患者肌肉线粒体超微结构及病理改变较非脾虚证型患者的改变明显。

（二）结论

痿病脾虚证型与肌肉超微结构及病理改变有密切联系。

三、健中愈疡片对胃溃疡线粒体 DNA 修复酶调控机制的临床研究

临床观察健脾益气方药对胃溃疡胃黏膜的保护与修复作用，比较健中愈疡片、黏膜保护剂复方氢氧化铝（胃舒平）及 H2 受体拮抗剂法莫替丁对胃黏膜线粒体 8-氧鸟嘌呤 DNA 糖基化酶、胸腺嘧啶乙二醇 DNA 糖基化酶的影响，并比较健脾益气方药与氢氧化铝、法莫替丁对胃溃疡的愈合效果。

（一）结果

1. 在线粒体 DNA 修复酶方面

正常组胃黏膜 8-氧鸟嘌呤 DNA 糖基化酶和胸腺嘧啶乙二醇 DNA 糖基化酶含量最低，而胃溃疡组 8-氧鸟嘌呤 DNA 糖基化酶和胸腺嘧啶乙二醇 DNA 糖基化酶含量很高，与正常组相比具有极显著差异（$P < 0.01$）；胃舒平组 8-氧鸟嘌呤 DNA 糖基化酶和胸腺嘧啶乙二醇 DNA 糖基化酶含量与胃溃疡组没有明显差异（$P > 0.05$）；法莫替丁组 8-氧鸟嘌呤 DNA 糖基化酶和胸腺嘧啶乙二醇 DNA 糖基化酶含量较胃溃疡组极显著降低（$P < 0.01$），但仍极显著地高于正常组（$P < 0.01$）；健中愈疡片组 8-氧鸟嘌

吟 DNA 糖基化酶和胸腺嘧啶乙二醇 DNA 糖基化酶含量最高，与其他四组均有极显著差异（$P < 0.01$）。

2. 胃痛评分

治疗前正常组与其他四组相比具有极显著差异（$P < 0.01$），而其他四组之间比较无显著差异（$P > 0.05$）。在治疗后健中愈疡片组与法莫替丁组胃痛评分最低，二者相比没有差异（$P > 0.05$）；胃舒平组胃痛评分较低，与胃溃疡组相比具有极显著差异（$P < 0.01$），但与健中愈疡片及法莫替丁组相比也具有极显著差异（$P < 0.01$）。在治疗前后胃痛评分差值的比较上，健中愈疡片组与法莫替丁组相比没有差异（$P > 0.05$），而胃舒平组与健中愈疡片组相比具有显著差异（$P < 0.05$），与法莫替丁组相比具有极显著差异（$P < 0.01$）。

3. 脾虚症状

治疗前除正常组外，其余各组的脾虚等级比例处于均衡状态，而经过治疗后，健中愈疡片脾虚症状的改变最为明显，与其他四组相比均具有极显著差异（$P < 0.01$），而法莫替丁组及胃舒平组与胃溃疡组相比具有极显著差异（$P < 0.01$），但法莫替丁组与胃舒平组相比没有显著差异（$P > 0.05$）。

4. 临床疗效

临床疗效综合了胃痛与脾虚的治疗结果，对药物的功效进行了总体评价，结果显示：健中愈疡片、法莫替丁和胃舒平组与胃溃疡组比较，均具有极显著差异（$P < 0.01$），其中胃舒平组与健中愈疡片组比较具有显著差异（$P < 0.05$），健中愈疡片组与法莫替丁组相比没有显著差异（$P > 0.05$）。

（二）结论

（1）健中愈疡片治疗胃溃疡，具有极好的止痛和改善脾虚证候的效果。其在止痛作用上与法莫替丁基本相同，但在改善脾虚证候和改善胃黏膜微循环上，具备了优于西药的效果。

（2）在作用机制上健中愈疡片提高了线粒体 DNA 修复酶对受损胃黏膜的自我修复能力，促进了溃疡的自我愈合，这是和西药作用机制不同的方面。西药治疗侧重于对有害因素的消除和抵御，而健中愈疡片侧重于自身的修复，即符合中医理论中"扶正祛邪""正气存内，邪不可干"的观点[4]。

四、消化性溃疡中医证型与线粒体细胞色素氧化酶相关研究

在中医"脾-线粒体相关"理论指导下，运用电镜酶组织细胞化学的方法，探讨消化性溃疡中医证型与线粒体细胞色素氧化酶相关性。选择十二指肠球部溃疡患者脾气虚证、胃热证及正常组各 5 例，电镜下观察线粒体结构及细胞色素氧化酶分布情况，并运用体视学方法进行图像分析[5]。

（一）结果

与正常组比较，脾气虚组患者线粒体数量减少，线粒体结构有明显的损伤，壁细胞线粒体面积 Am、周长 Bm 减小（$P < 0.05$），δ m、Ae、Rme 的值均减小（$P < 0.01$）；胃热证组患者 Am、Be 与正常组比较没有显著性意义（$P > 0.05$），Ae、Rme 减小（$P < 0.01$）；脾气虚组 Am、Bm、Ae、Be、Rme 均低于胃热组（$P < 0.01$）。

（二）结论

（1）消化性溃疡中医不同证型与线粒体细胞色素氧化酶具有相关性。

（2）脾气虚组患者线粒体数目减少及细胞色素氧化酶活性降低，导致能量不足，脾主运化失司，引起一系列脾虚证候，这是中医"证"的一个重要超微病理基础。

（3）从亚细胞水平，较确切地阐明了脾主运化的实质内涵，丰富了中医"脾-线粒体相关"理论。

（宋雅芳）

参考文献

［1］刘友章. 脾胃气虚与肝胃不和型胃脘痛患者胃黏膜的扫描电镜观察［J］. 广州中医学院学报，1988，5（1）：16-19.

［2］刘友章，宋雅芳，劳绍贤，等. 胃脘痛患者胃黏膜超微结构研究及中医"脾-线粒体相关"理论探讨［J］. 中华中医药学刊，2009，25（12）：2007，2439-2442.

［3］周俊亮. 脾主运化与细胞线粒体细胞色素氧化酶相关性理论的临床与实验研究［D］. 广州：广州中医药大学，2005.

［4］姬爱冬. 健中愈疡片对胃溃疡线粒体修复酶调控机制的临床与实验研究［D］. 广州：广州中医药大学，2007.

［5］金友. 消化性溃疡中医证型与线粒体细胞色素氧化酶相关研究［D］. 广州：广州中医药大学，2006.

第四节 中医"脾-线粒体相关"理论的实验研究

在现代医学研究中，开展实验研究是中医相关理论研究必不可少的手段与方法，因此借助动物实验及细胞实验进行相关探讨可解决相应临床研究中所遇到的一系列难题。到目前为止，结合现代医学研究，着眼于脾虚证及线粒体生物学本质研究，采用综合造模法诱导相关大鼠模型，阐明中医对脾虚证的认识、线粒体与细胞的能量转换的现代研究情况及脾与线粒体相关性的研究进展。早期李顺民等人利用 EAMG 模型对强肌健力胶囊的疗效和受体药理做了深入研究，经过治疗前后血清 AChR-Ab 水平测定，箭毒致瘫耐量和负荷游泳耐力试验，结果抗体水平降低，箭毒耐量增加，游泳时间延长，表明强肌健力胶囊对 EAMG 有确切的治疗效果[1]。张世平等人通过参阅国内外文献，成功地分离、纯化了 AChR 并对其生物活性和生化特性做了鉴定，AChR 的纯化成功，对于深入开展 MG 的研究，EAMG 建立和中药治疗 MG 的机理研究具有重要的实践意义[2]。

基于前期一系列研究成果，本团队开展相应系列研究工作。

一、阿霉素对线粒体的损害及六君子汤（TJ-43）的保护作用机理研究

本研究以中医"脾-线粒体相关"理论为基础，借助先进的电镜细胞化学等技术手段，选用健脾益气的代表方剂六君子汤进行比较系统、深入的体内研究，从亚细胞分子水平阐明了六君子汤防治阿霉素肝、胃细胞毒性的作用机理。我们在实验中发现：阿霉素对胃、肝细胞线粒体有明显毒性，运用健脾益气方剂六君子汤干预后可明显减轻线粒体结构的损伤，恢复线粒体细胞色素 C 氧化酶的活性，提示健脾益气方药防治阿霉素毒性的作用靶点可能在线粒体[3]。

二、脾主运化与细胞线粒体相关性的理论与实验研究①

通过建立大鼠慢性脾虚模型，检测动物的骨骼肌、肝、胃与心组织的细胞线粒体超微结构，细胞色素氧化酶含量、活性以及细胞色素氧化酶的基因变化，来探讨脾主

---

① 国家自然科学基金资助项目 No.30371706。

运化与线粒体细胞色素氧化酶之间的关系。

（一）结果

（1）脾虚大鼠在不同程度上存在着骨骼肌、肝、胃与心组织的细胞线粒体含量的减少，经健脾治疗后，线粒体含量明显升高，明显高于脾虚组，且高于正常组。而对脾虚组自然复健后，其线粒体含量虽然较脾虚组高，但与正常组比较，则差别不大。

（2）脾虚大鼠心、肝、骨骼肌、胃组织线粒体形态（透射电镜观察）。

心肌超微结构观察可见，对照组脾虚大鼠心肌线粒体无明显浊肿，结构完整，嵴突清晰，心肌纤维正常；脾虚大鼠心肌线粒体肿胀，嵴突破坏及消失，心肌纤维结构不清；自然复健大鼠心肌线粒体浊变、嵴突部分消失，心肌纤维结构模糊；健脾组大鼠心肌线粒体结构完整，嵴突清晰，心肌纤维接近正常。

肝脏超微结构观察可见，对照组肝细胞形态正常，核无固缩，核膜完整，核仁聚集良好；染色体分布正常，线粒体正常，嵴存在，双膜结构清晰可见，线粒体内可见小脂肪滴；粗面内质网排列整齐，无分解及断裂；溶酶体内吞噬有大量异物，溶酶体数目增加，肝细胞连接完整；库普弗细胞（kupffer cell）在肝血窦中，形态正常。脾虚组肝细胞线粒体形态改变，致密质粒减少或消失，嵴断裂；核肿胀或皱缩，染色体排列杂乱，糖原消失，细胞膜破裂，毛细血管内皮细胞肿胀，肝血窦内出现大量白细胞，其中线粒体的改变是关键性的。

骨骼肌超微结构观察可见，线粒体的形态与数量发生异常改变，伴随着肌原纤维间线粒体的密度减少，线粒体的体密度增加；线粒体数量减少，大小不一，有出现肿胀改变（可以为正常线粒体的数倍），也有线粒体明显缩小改变；嵴部分或全部消失，基质透明，甚或溢出线粒体外，线粒体外膜结构破坏等，经健脾益气类药复健，其结构恢复接近正常对照组。

胃黏膜超微结构观察可见，壁细胞线粒体减少，线粒体内部结构不清，胞质中有脂肪滴浸润，主细胞粗面内质网池扩张及脱颗粒，胞质游离核糖体增多，酶原颗粒数量减少，线粒体嵴断裂。自然复健组超微结构改变较轻，四君子汤恢复组其结构恢复接近正常组。

（3）脾虚组大鼠的骨骼肌、肝、胃与心组织线粒体细胞色素氧化酶含量低于正常组，而经过健脾治疗后线粒体细胞色素氧化酶含量显著升高，明显高于脾虚组。对脾虚组自然复健后，其线粒体细胞色素氧化酶含量无显著性差异，无统计学意义。

（4）脾虚组及自然复健组大鼠细胞线粒体 DNACOXIa、COXⅡ和COXⅢ亚基基因损伤，而健脾组和正常组大鼠未发生突变。

（二）结论

脾虚大鼠存在多脏器线粒体含量及细胞色素氧化酶含量、活性下降，细胞色素氧化酶的基因突变导致线粒体功能下降，从而说明脾与线粒体具有密切联系，脾主运化与线粒体细胞色素氧化酶具有密切联系[4-6]。

三、健中愈疡片对胃溃疡线粒体 DNA 修复酶调控机制的实验研究

建立脾气虚型胃溃疡动物模型，通过测定大鼠体重、单位时间扭动次数、悬吊时间、胃溃疡指数、胃黏膜微循环状况的比值、线粒体 DNA 修复酶含量等，从分子水平探讨健脾益气方药在胃溃疡黏膜损伤修复过程中对线粒体 DNA 修复酶的调控机制及观察愈合质量，深入探讨线粒体 DNA 修复酶对胃溃疡的胃黏膜的修复逆转作用及中药的作用靶点。

（一）结果

1. 在改善胃痛方面

扭动次数主要用来衡量胃痛的程度。模型组扭动次数最多，与正常组相比具有极显著差异（$P < 0.01$）。而经过治疗后，各组的扭动次数均有所下降。健中愈疡片组、法莫替丁组和胃舒平组三组与模型组比较均具有极显著差异（$P < 0.01$）；健中愈疡片组、法莫替丁组和胃舒平组比较，扭动次数具有显著差异（$P < 0.05$），而健中愈疡片组和法莫替丁组比较没有差异（$P > 0.05$）。

2. 在改善脾虚证候方面

体重变化和悬吊时间主要用来说明对脾虚证候的改善情况。模型组体重和悬吊时间与正常组比较，明显下降，具有极显著差异（$P < 0.01$），而经过治疗后，法莫替丁组、胃舒平组和模型组三个组之间比较，体重和悬吊时间均没有差异（$P > 0.05$），而健中愈疡片组和正常组相比，体重和悬吊时间均没有差异（$P > 0.05$），和模型组相比，体重和悬吊时间具有极显著差异（$P < 0.01$）。

3. 溃疡愈合质量

（1）胃黏膜损伤溃疡指数评分是胃溃疡愈合质量的直接指标。从实验结果看出，模型组溃疡指数最高，与正常组相比具有极显著差异（$P < 0.01$），经用药后，各组的溃疡指数均有所下降，但与正常组相比仍然具有极显著差异（$P < 0.01$）；健中愈疡片、法莫替丁组和胃舒平组比较，溃疡指数具有显著差异（$P < 0.05$），而健中愈疡片和法莫替丁组比较，溃疡指数没有差异（$P > 0.05$）。

（2）胃黏膜微循环状态的 B/(R+G+B) 值是胃溃疡愈合质量的间接指标。从实验结果看出，模型组较正常组极显著降低（$P < 0.01$），而用药后，各组的 B/(R+G+B) 值均有升高，其中胃舒平组和法莫替丁组相比没有显著差异（$P > 0.05$），但二者与正常组相比均有极显著差异（$P < 0.01$）；而健中愈疡片组和正常组相比 B/(R+G+B) 值没有显著差异（$P > 0.05$），而与胃舒平组和法莫替丁组具有极显著差异（$P < 0.01$）。

4. 在线粒体 DNA 修复酶方面

正常组胃黏膜 3-甲基腺嘌呤 DNA 糖基化酶含量最低，而胃溃疡组 3-甲基腺嘌呤 DNA 糖基化酶含量很高，与正常组相比具有极显著差异（$P < 0.01$）；胃舒平组 3-甲基腺嘌呤 DNA 糖基化酶含量与胃溃疡组没有显著差异（$P > 0.05$）；法莫替丁组 3-甲基腺嘌呤 DNA 糖基化酶含量较胃溃疡组极显著降低（$P < 0.01$），但仍极显著地高于正常组（$P < 0.01$）；健中愈疡片组 3-甲基腺嘌呤 DNA 糖基化酶含量最高，与其他四组均有极显著差异（$P < 0.01$）。

（二）结论

具有健脾益气作用的健中愈疡片能够提高线粒体 DNA 修复酶含量，进而提高受损胃黏膜的自我修复能力，从方证结合佐证了"脾-线粒体相关"的理论[7-8]。

四、脾虚证线粒体氧化损伤以及线粒体基因及其表达改变的研究

本研究应用线粒体分离提取技术、流式细胞术、PCR 测序和 DNA 分析、荧光定量 PCR 等现代分子生物学技术，对脾虚证线粒体氧化损伤、线粒体 DNA 突变、基因定量表达及其在脾虚证发生中的作用进行了系统的研究并取得以下结果[9]。

（1）饥饱失常加苦降破气法，目前是塑造脾虚动物模型较理想的方法之一。

（2）脾虚证大鼠组织线粒体中超氧化物歧化酶（SOD）、谷胱甘肽过氧化物酶（GSH-Px）活性较正常黏膜明显降低而丙二醛（MDA）含量比正常黏膜中显著增高，说明线粒体氧化/抗氧化体系受到严重损伤，提示脾虚证和线粒体损伤发生密切相关。

（3）脾虚证大鼠组织的线粒体膜电位配比比正常组织显著降低，膜电位的降低说明线粒体内膜的通透性增加，ATP 合成障碍，细胞能量代谢受损；而脾为气血生化之源，脾虚则生化乏源，致气血不足，营养物质缺乏。因此这种线粒体极性的显著差异，提示我们脾虚证模型存在线粒体功能的损伤，脾虚证与线粒体膜电位密切相关。

（4）气血双补法（四君子汤合当归补血汤）对于升高脾虚证大鼠组织中的 SOD、GSH-Px 活性，降低 MDA 含量，以及提高线粒体膜电位水平效果优于单纯补

气健脾组（四君子汤），说明补气健脾方中加入补血养血，活血行血之剂后，能够明显增强补气的作用。

（5）用 PCR 产物直接测序和荧光定量 PCR 的方法分别测定了脾虚证患者外周血中 mtDNA ATP6 基因序列和 ATP6 mRNA 的表达，发现脾虚证组存在突变，且脾虚证患者外周血白细胞 ATPase6 mRNA 与正常人相比表达减弱。可见 mtDNA 碱基点突变、缺失或插入造成编码氨基酸组成以及阅读框架的改变，导致 mtDNA 损伤，加上基因表达的下降，使得生成功能异常或无功能的亚基蛋白直接影响 F0F1-ATPase 的活性和细胞的能量代谢，造成细胞能量供应不足。

（蔡甜甜）

参考文献

［1］李顺民. 强肌健力胶囊治疗重症肌无力疗效与机理研究［D］. 广州：广州中医药大学，1991.

［2］张世平. 重症肌无力辨证论治临床和实验研究［D］. 广州：广州中医药大学，1990.

［3］于向民，刘友章，野田亨，等. 阿霉素对大鼠肝细胞的毒性及中药六君子汤对肝细胞的保护作用［J］. 解剖学报，1996，27（1）：79-81.

［4］刘友章，王昌俊，周俊亮，等. 长期脾虚模型大鼠细胞线粒体的研究［J］. 中医药学刊，2006，24（3）：391-394.

［5］刘友章，王昌俊，周俊亮，等. 四君子汤修复脾虚大鼠线粒体细胞色素氧化酶的作用及机制［J］. 中国临床康复，2006，9（35）：118-122.

［6］LIU Y Z, WANG C J, LIU J, et al. Si-Jun-Zi decoction repairs mitochondrial damage of cells of liver, myocardium, gastric mucosa and skeletal muscle in rats with spleen asthenia［J］. Chinese Journal of Clinical Rehabilitation, 2006（10）：11-13.

［7］姬爱冬. 健中愈疡片对胃溃疡线粒体 DNA 修复酶调控机制的实验与临床研究［J］. 时珍国医国药，2007，18（11）：2595-2599.

［8］姬爱冬. 健中愈疡片对胃溃疡线粒体修复酶调控机制的临床与实验研究［D］. 广州：广州中医药大学，2007.

［9］徐升. 脾虚证线粒体氧化损伤及线粒体基因及其表达改变的研究［D］. 广州：广州中医药大学，2007.

第五节 中医脾主肌肉理论指导下的重症肌无力临床治疗特色

中医学认为重症肌无力属于痿病的范畴，重症肌无力的病机主要为脾胃虚损，脾胃虚损则枢机不运，聚湿生痰，壅阻于肺，故见胸闷、疼痛、气促等。脾病及肾，肾不纳气，气难归根，甚或大气下陷，而出现肌无力危象。声音嘶哑、构音不清、吞咽困难等，可见此时乃脾胃虚损，累及肺、肾二脏使然。至于吞咽困难，构音不清，也莫不与此有关。有些患者尚有心悸、失眠等症，则是由于脾胃虚损、心血不足所致。重症肌无力病机虽以脾胃虚弱为主，但同时也与他脏关系密切，脾病可以影响他脏，而他脏有病也可影响脾脏，从而形成多脏同病的局面，即五脏相关。《素问·平人气象论》曰："脏真濡于脾，脾藏肌肉之气也。"此五脏相关之理也，先哲多引而未发。对于重症肌无力的治疗《黄帝内经》认为痿病的形成与阳明经脉气血盛衰有关，指出"治痿独取阳明"。如《素问·痿论》云："论言治痿者独取阳明，何也？岐伯曰：阳明者，五脏六腑之海，主润宗筋，宗筋主束骨而利关节也……故阳明虚，则宗筋纵，带脉不引，故足痿不用也。" 同时，肌肉痿弱不用也常与脾失健运，不能运化水湿有关。清末著名医家张锡纯《医学衷中参西录·治肢体痿废方》亦强调"人身之筋，以宗筋为主，而能营养宗筋者，阳明也"。而阳明经脉即指足阳明胃经、脾经，其气血的盛衰则是脾胃功能的反映，可见"治痿独取阳明"着重强调了调理脾胃在治疗痿病中的作用。

现代医学的治疗方法虽可使重症肌无力临床症状有一定改善，但长期使用副作用大反而使病情更加顽固难愈，中医药在对重症肌无力的认识和治疗上有其独有的特色和优势。

一、"脾胃虚损，五脏相关"理论诊治重症肌无力

"脾胃虚损，五脏相关"理论重补脾胃，益气升陷，兼治五脏为治疗本病之大法，自拟方强肌健力饮，随症加减，功可补脾益气，强肌健力。邓铁涛教授带领的研究团队对强肌健力饮系列治疗重症肌无力进行了系列研究，其研究领域包括了理论研究、临床研究、实验研究、方法论研究，并且涉及大量对重症肌无力危象的研究。强肌健力饮系列诊治重症肌无力临床研究总有效率可达 93% 以上，其研究指标涉及临

床症状评分标准：绝对评分及相对评分、中医证候积分、中医症状等，且对其治疗前后评分进行统计分析均有显著差异；辅助检查涉及：AChR-Ab、TNF-α、IL-6、肌电图等，且经治疗后，发现该药可以明显改善患者的血清学及辅助检查变化，并提出要在强肌健力饮基础上随症加减。

（1）复视、斜视或视物模糊者，可加何首乌以养肝血，或加山茱萸、枸杞子同补肝肾。

（2）腰膝酸软或抬头无力者，加狗脊、枸杞子等以补肾壮骨。

（3）腰酸，夜尿多者，加桑螵蛸、杜仲固肾缩泉。

（4）畏寒肢冷者加淫羊藿、巴戟天以温壮肾阳。

（5）吞咽困难者，以枳壳易陈皮，加桔梗取其一升一降，调理气机之功。

（6）口干或见舌苔花剥者，加石斛以养胃阴。

（7）舌苔白厚或白浊，加薏苡仁、茯苓以化湿。

（8）咳嗽多痰者，加百部、紫菀、橘络以化痰。

（9）心烦失眠，夜寐多梦者，加夜交藤、熟酸枣仁、远志养心宁神。

（10）胸腺增生或胸腺瘤者，加山慈菇、浙贝母、预知子、玄参化痰散结。

邓铁涛教授还强调，因虚损难复，故本病缠绵难愈，容易反复，亦易再发，治疗不要随便更弦易辙，即使临床治愈后，还需坚持服中药二年左右，方能根治。上述成果表明"脾胃虚损，五脏相关"理论对于改善重症肌无力患者临床症状，调节其免疫机制有重要的意义，且在该理论指导下用药组方可以提高治愈率，提高其生存质量，减轻其经济负担，有很好的近期及远期疗效[1]。

二、刘友章教授中医"脾-线粒体相关"理论诊治重症肌无力

在对重症肌无力的临床诊治中，本团队根据临床患者的不同表现，辨证施治并从脾胃虚损立论，重视五脏相关的整体观，坚持辨证论治的辩证观。治疗上以补脾益损、升阳举陷为纲，辅以运脾温脾，佐强筋健骨祛湿，随症加减标本同治。

首先，我们将益气之法贯穿于重症肌无力各证型的治疗中，主要将其分为脾肾虚损、肝肾阴虚、气虚血弱、大气下陷四型，因而有益气温阳、益气养阴、益气养血、益气活血等不同治则。我们在临床上善用较大量的黄芪，且根据不同病机，相佐不同药物，常用配伍是：黄芪配熟地黄以益气养阴；黄芪配桂枝，温阳益气；黄芪配白术，补中益气；黄芪配当归，益气养血；黄芪配丹参，益气养血活血；黄芪配人参，大补元气；黄芪配生地黄，益气培元，滋阴养血。其次，善用广东道地药材，如五指毛桃、千斤拔、牛大力等。最后，同时根据"久病入络""久病必瘀"理论，本团队

认为本病脾肾亏虚，先后天不足，气血生化乏源，致气血亏虚，而气血相依，气行血行，气虚则运血无力致血瘀，阻滞脉络，故本病后期多有血瘀之征，可出现一系列血瘀证表现，因此在临床上重视益气活血通络之法在本病中的应用。而本病病机以本虚为主，故少用活血化瘀之峻品，多用活血养血之品，活血而不破血，并多结合益气之品，以益气活血养血，临床应用，疗效显著。我们对本病的诊治强调中西医结合，在选方用药方面有独到之处，体现出用药灵活、创新的学术风格，值得总结。我们对"脾-线粒体相关"理论与重症肌无力的内涵探索也以此为基。

（曾进浩）

=== 参考文献 ===

［1］唐飞舟．邓铁涛教授五脏相关学说与推拿针药结合治疗重症肌无力的初步探讨［D］．广州：广州中医药大学，2007.

第六节 中医"脾-线粒体相关"理论与重症肌无力

基于邓铁涛教授对于重症肌无力（MG）的研究，在 20 世纪 80 年代，本团队对脾胃学说研究从功能上探讨较多，而对脾主运化的细胞生物学基础及细胞超微结构尚缺乏研究的状况，首先展开了对脾虚胃脘痛患者胃黏膜细胞线粒体电镜观察，发现脾虚患者的线粒体数目明显少于正常人和肝胃不和（实证）患者线粒体肿胀，膜缺损，嵴断裂，甚至空泡化，与对照组相比有明显差异。根据这一研究结果，结合中医脾主运化与线粒体的功能比照，本团队于 1987 年发表了中医"脾-线粒体相关"学说的理论，认为中医脾主运化，不仅仅是指食物在胃肠的消化吸收（外运化），更重要的是营养物质在线粒体的氧化磷酸化产能过程（内运化）。

该理论首先把脾胃学说的研究深入到亚细胞水平，创新、丰富了脾主运化的理论内涵，从而将脾胃学说的研究引向了一个新的领域。此后国内学者从线粒体的形态结构与功能两方面，对脾与线粒体的相关性进行了大量的研究。课题组前期对脾主运化与线粒体的相关性进行了较长时间的研究，提出了中医"脾-线粒体相关"理论。基于此直接讨论线粒体功能障碍对重症肌无力的调控机制。人体肌肉的壮实与否，与脾胃的运化功能相关，课题组研究发现脾胃气虚患者出现神疲乏力，同时伴随出现肌肉消瘦，而其线粒体数量较正常人少，且有明显损伤。

线粒体存在于五脏六腑及四肢百骸，细胞线粒体病变可影响五脏六腑，五脏六腑之病也可以影响线粒体。可见，把线粒体作为"脾"的重要组成部分，既能较确切地解释中医"脾"的功能，又能为重症肌无力中医发病机制提供客观的细胞生物学依据。同时在重症肌无力的诊疗过程中，从脾胃进行论治，脾胃气虚证患者最突出的表现为肌肉运动无力，其实质是骨骼肌的收缩与舒张失常，是由于肌肉组织中线粒体数目过少或形态、功能异常所致，而脾主肌肉，脾胃功能失常，则难以化生气血、传化代谢产物，则肌肉因为失于濡养或浊邪留滞而功能出现异常，故脾胃功能正常是肌肉能正常活动的关键，脾胃功能失常是痿病发病的关键，从而可在治疗中指导临床用药及临床方案的个性化制订。

近年来的研究发现，在重症肌无力患者中存在肌细胞线粒体的形态异常、呼吸链复合体-1 缺失、肌纤维蓬毛样红纤维改变、肌组织萎缩等特点。基于此，本团队对脾与肌肉和线粒体能量代谢的关系进行了广泛深入的研究[1-4]。线粒体—肌肉—脾之间密切相关，脾胃功能的失常可能通过对线粒体结构与功能的改变而引发重症肌无力[5]。

MG 作为难治性疾病，目前基于改善神经肌肉接头的传递和抑制自身免疫反应的治疗方法并不理想，中西医结合治疗可明显提高疗效，许多临床研究也已证实从调理脾胃入手治疗 MG 是有效可行的。因此研究中医药治疗 MG 的作用机制，具有重要的意义。

中医脾的功能与线粒体的功能密切相关，"脾主肌肉"功能的体现与线粒体生物合成、能量代谢密不可分。线粒体功能靠线粒体不断地进行生物合成来维持，而线粒体生物合成又是由以 PGC-1α 为核心的信号通路来调控的，故信号通路表达异常可能最终导致 MG 发病。因此，以线粒体生物合成及其信号通路为出发点来探讨脾虚与 MG 发病的关系，有助于从微观角度阐释 MG 可能的发病机制，并为阐明健脾益气法治疗 MG 的机制提供客观的科学依据，值得进一步深入探讨[6]。

同时线粒体融合分裂蛋白的功能不仅影响着线粒体的形态结构，还对线粒体能量代谢起至关重要的作用。预防肌肉线粒体合成数量减少和保持线粒体的正常能量转换功能，对延缓肌肉退行性变化至关重要。研究线粒体融合分裂的动态变化，使我们从线粒体形态结构及其重构的动力学角度全面和深入地了解线粒体细胞能量代谢的关系，也将为寻找重症肌无力等神经肌肉病的明确靶向提供重要理论依据。脾胃失调为 MG 的主要病机，而调理脾胃是 MG 治疗的核心，若能进一步从融合分裂的层面，研究脾胃失调与 MG 发病之间的关系，将使中医"脾-线粒体相关"理论的研究再次深入，也将为中医药治疗 MG 提供更为完善的科学依据[7]。

（蔡甜甜）

参考文献

[1] 胡任飞. 重症肌无力病例回顾分析及健脾祛湿方对肌细胞损伤作用的实验研究 [D]. 广州：广州中医药大学，2009.

[2] 宋雅芳，胡任飞，刘友章，等. 健脾祛湿方对重症肌无力模型大鼠骨骼肌线粒体及神经肌肉接头处超微结构的影响 [J]. 中药药理与临床，2010，26（1）：65-68.

[3] 李良龙. 健脾祛湿方对实验性重症肌无力大鼠的免疫调节作用的研究 [D]. 广州：广州中医药大学，2009.

[4] 王超. 重症肌无力蛋白质组学及健脾益气中药干预的研究 [D]. 广州：广州中医药大学，2012.

［5］文颖娟，周永学，王江. 基于"线粒体—肌肉—脾"探讨脾胃失调与重
症肌无力发病的关系［J］. 现代中医药，2013，33（5）：25-27.

［6］胡齐，宋雅芳，孙莹. 中医"脾主肌肉"与线粒体生物合成中能量代谢
的相关性探讨［J］. 时珍国医国药，2014，25（4）：1018-1020.

［7］雷孝文，宋雅芳，胡芳玉. 基于线粒体融合分裂探析脾胃失调与重症肌
无力发病的关系［J］. 中华中医药学刊，2017，35（1）：127-129.

第五章

中医脾胃理论与重症肌无力的治疗研究

观点与观念

　　中医脾胃理论学说以其整体论治、阴阳平衡的治疗特点，对重症肌无力长期使用抑制免疫、抑制胸腺生发中心药物者，对重症肌无力兼夹胸腺瘤、危象发作等并发症者，对耐药者，对术后康复患者均有明显的治疗效果；对减少药量及药物毒副作用，对提高患者生活质量亦具有显著意义。

第一节 中医脾胃理论对重症肌无力的传统治疗研究

根据重症肌无力患者的症状，可对应中医古籍中"痿证""睑废""视歧""大气下陷"等中医疾病范畴。多数医家认为，此病的发生发展与脾虚气弱、无力升举相关，或是脾胃运化无力，水谷不化，精血不足，脉络失和所致。因此，治疗上多从脾胃着眼，以补益脾胃为基本治法。当代国医大师邓铁涛经过多年的理论探索与实践，认为重症肌无力主责于先天禀赋不足，后天失养。脾脏与他脏在功能上密不可分，在病理变化中亦相互影响，互为因果，从而形成多脏同病的局面，即五脏相关，但病因的主要矛盾仍在脾胃。发挥中医药多手段、多靶点、个体化治疗的特色和优势，将为重症肌无力患者提供更多的治疗选择和更合适的治疗方案。

一、方药治疗

（一）辨证论治

本书基于脾胃理论，根据重症肌无力的临床症状，分为全身型重症肌无力、眼肌型重症肌无力与重症肌无力危象，下面分别论述三种类型的中医治法。

1. 全身型重症肌无力

（1）脾胃虚损证。

临床表现：肢体软弱无力，神疲肢倦，肌肉萎缩、少气懒言等，伴见纳呆便溏，面色白或萎黄无华，面浮。舌淡，或边有齿痕，苔薄白，脉细弱。

治则：补益脾胃。

基本处方：四君子汤（人参、白术、茯苓、甘草）。

方义：重症肌无力属脾胃虚损证患者，其主要病机为脾胃气虚，渐而积虚成损。因重症肌无力的发病与脾胃相关，而脾胃为后天之本，气血生化之源，若素体虚弱或劳倦过度，损及脾胃，脾胃输精、散精无力，气血化生不足，无以濡养脏腑、四肢百骸，则可导致筋骨失养，肌肉瘦削，痿废不用。故此方由人参、白术、茯苓、甘草构成，主治脾胃气虚。方中人参甘温，为君药，益气补中，大补肌无力患者之元气，充其正气，调养气神，达于四末，增强肌力，减轻全身乏力感。白术健脾燥湿，合人参以益气健脾为臣，可增其效，脾气得补，食欲改善，肌肉得充，此外，白术可益气止汗，可固肌无力患者之表，止其汗；茯苓渗湿健脾为佐，缓其腹胀便溏之症；甘草甘缓和中为使药。四味皆为平和之品，温而不燥，补而不峻，故名四君子汤。

临证加减：若呕吐者，加半夏以降逆止呕；胸膈痞满者，加枳壳、陈皮以行气宽胸；心悸失眠者，加酸枣仁以宁心安神；兼畏寒肢冷、脘腹疼痛者，加干姜、附子以温中祛寒。

（2）痰湿困脾证。

临床表现：以声音嘶哑，咀嚼、吞咽困难或呼吸困难，胸闷痰多为主症，伴见头目昏沉，神疲乏力，肢体酸软，纳呆食少，大便溏稀。舌淡胖嫩，舌苔厚腻，脉濡或滑。

治则：健脾化湿。

基本处方：二陈汤（半夏、橘红、茯苓、炙甘草）。

苍附导痰汤（苍术、香附、枳壳、陈皮、茯苓、胆南星、甘草、姜汁）。

参苓白术散（莲子肉、薏苡仁、砂仁、桔梗、白扁豆、茯苓、人参、甘草、白术、山药）。

方义：在重症肌无力病机中，脾胃虚损是根本，但痰湿可贯穿疾病的始终。脾气虚损，脾胃运化失司，无以升清，津液生成输布失调，痰湿内生。痰浊一旦形成，随气流行，外可达肌肉、筋骨，内可至脏腑，无处不在。故脾虚生湿，痰湿窜行，经络气机阻滞，气血运行不畅，从而出现身体困重无力，不能步行。《黄帝内经》曰"脾病者，身重善肌肉痿，足不收行""民病寒湿，发肌肉痿，足痿不收"。二陈汤中以半夏为君，辛温性燥，燥湿化痰，降逆和胃，以除痰湿，缓解四肢困重，腹胀痞满，疲乏嗜睡之症。然湿痰既成，阻遏气机，有云"治痰先治气，气顺则痰消"，以橘红为臣，其辛苦温燥，理气行滞，燥湿化痰，与半夏配伍，燥湿化痰，顺其升降，解患者肢体痿软无力困重感。因方中半夏、橘红以陈久者良，故方以"二陈"为名。在除其已成之痰湿的同时，亦需重视生痰之源，防其再生，故以茯苓健脾渗湿，以截其源。甘草和中，为佐使，调和诸药。方中四药合用，共奏燥湿化痰，理气和中之效。苍附导痰汤乃导痰汤加苍术、香附组成。苍术辛苦温，芳香燥烈，归脾、胃经，燥湿健脾，以杜其生痰之源。香附辛平香窜，乃气病之总司，调理气机，疏利三焦，疏肝解郁，化痰祛湿。陈皮辛苦温，理气调中，燥湿化痰。枳壳苦辛通降，理气导滞，化痰消积。与胆南星相配，燥湿化痰。生姜辛温发散，温化痰湿和中。茯苓甘平，健脾利湿。甘草健脾益气，调和诸药。全方共奏化痰祛湿，健脾益气之功。对于脾胃气虚夹湿之证，可用参苓白术散，方中以人参补益脾气，白术、茯苓健脾渗湿为君。五行相生，脾属土，肺属金，脾为肺之母，脾气虚损，肺气不免受损。故而重症肌无力患者容易出现疲倦乏力、自汗等症状，甚则伤风感冒。白术补益脾气，山药补脾益肺，莲子肉健脾涩肠宁神。白扁豆健脾化湿，薏苡仁健脾渗湿，皆为臣药，两者并用可增健脾渗湿止泻之力。升降有序，则气机得顺，津液输布得调，佐以砂仁行气和胃，化滞除满。桔梗宣肺利气，以通调水道，又载药上行，以益肺气。甘草健脾和中，调和诸药，为使。诸药合用，益气健脾，渗湿止泻。本方药性平和，温而不燥，是治疗脾虚湿盛证及体现"培土生金"治法的常用方。

临证加减：本方为治痰的基础方，随症加减，可广泛应用于多种痰证。如风痰盛，加制胆南星、竹沥等以息风化痰；热痰，加黄芩、胆南星等以清热化痰；湿痰，加苍术、白术；燥痰，加瓜蒌、杏仁；食痰，加莱菔子、神曲等；寒痰，加干姜、细辛等以温化痰饮；气痰，可加枳实、厚朴；皮里膜外之痰，可加白芥子等。

（3）脾虚湿热证。

临床表现：以肢体困重，痿软无力，尤以下肢或两足痿弱为甚为主症，兼见手足麻木，扪及微热，喜凉恶热，或有发热，胸脘痞闷，小便赤涩疼痛。舌质红，舌苔黄腻，脉滑数或濡数。

治则：清热化湿，理气和中。

基本处方：连朴饮（黄连、石菖蒲、厚朴、山栀子、制半夏、淡豆豉、芦根）。

方义：岭南之地深受暖湿气候影响，长期潮湿多雨，《素问·痿论》有云："有渐于湿，以水为事，若有所留，居处相湿，肌肉濡渍，痹而不仁，发为肉痿。" 久居湿地，肌肉为湿所困，湿性重浊，阻于脉道经络，气血阻滞，加之岭南气候炎热，湿热合而为病，出现湿热蕴脾证，进而肌肉出现痿软无力等症状。《素问·生气通天论》亦云："因于湿，首如裹，湿热不攘，大筋緛短，小筋弛长，緛短为拘，弛长为痿。"脾虚湿热为重症肌无力的重要病因病机之一，脾虚为本，湿热为标。正如《张氏医通·痿》所谓："痿证，脏腑病因虽曰不一，大都起于阳明湿热，内蕴不清，则肺受热乘而日槁，脾受湿淫而日溢，遂成上枯下湿之候。"可见重症肌无力的病机不仅在于脾虚，亦与湿热相关，究其本源，可知脾虚为本，湿热为标。脾虚湿热型症见肢体痿软无力，下肢为重，微肿而麻木不仁，或足胫热感，食少，腹胀，便溏不爽，身热不扬，身体困重，小便赤涩，舌红、苔黄腻，脉滑数。连朴饮为湿热郁遏中焦，脾胃升降失职，气机运行不畅而设。方中黄连苦寒，清热燥湿解毒，尤善于清胃热、泻胃火，"治痿独取阳明"，清胃热为治疗重症肌无力的关键，可缓解肢体痿软无力，除其热感及麻木感，消其水肿。厚朴长于行气燥湿，消胀除满，二者合用，则湿去热清，气行胃和，共为君药。栀子苦寒，可泻三焦之热，助黄连清热燥湿，使湿热之邪随之而解；半夏降逆和胃，化痰止呕，为燥湿化痰要药，与栀子共为臣药，可消其腹胀，调其大便。配以石菖蒲辛香走窜，化湿浊，醒脾胃，增其食欲，使生化得源。淡豆豉芳香化湿，和胃除烦，配以芦根养胃生津，止渴除烦，共除因湿热引起之烦躁。诸药合用，可奏清热化湿，理气和中之功。

临证加减：若胸腹胀满者，加草果、白豆蔻；食滞中阻者，加枳实、神曲、山楂；热重于湿，加金银花、连翘、黄芩；脾虚明显者，加白术、茯苓、山药、芡实。

使用注意：过服久服易伤脾胃，脾胃虚寒者忌用。苦燥伤津，阴虚津伤者慎用。

（4）气血两虚证。

临床表现：以全身无力，面色无华为主症，伴见气短懒言，心悸少寐，纳少便溏。舌质淡，苔薄白，脉沉细。

治则：益气补血。

基本处方：八珍汤（当归、川芎、白芍、熟地黄、人参、炒白术、茯苓、炙甘草）。

归脾汤（详见心脾两虚证）。

方义：八珍汤为"气血双补"的经典方剂，由四君子汤和四物汤汇合而成。方中人参"补元气"，补益肺脾肾三脏，白术、茯苓燥湿健脾，协助人参补益脾胃之气，脾胃气机充足，促进水谷化生气血。熟地黄"大补血虚不足，通血脉，益气力"（《珍珠囊补遗药性赋》），与人参相配，气血双补，与人参共为君药。当归辛甘温，补血活血；白芍味苦、酸，可养血柔肝；归芍相配，养血合营，协助熟地黄滋补阴血。川芎为血中之气药，《神农本草经》言其是补血之药，佐参、术以建补气之功，辅当归、白芍以奏补血之效，使诸药补而不滞。炙甘草益气和中，调和诸药。诸药合用，补气补血，四肢百骸得气血之濡养，适用于重症肌无力久病失调，耗气伤血，以致气血两亏者。归脾汤中以黄芪补脾益气，甘温之龙眼肉补脾气、养心血，充其肌肉，共为君药。人参、白术与黄芪相配，加强补脾益气之效；当归甘辛微温，补血养血，与龙眼肉相配，增其补心养血之功，三者共为臣药。茯苓甘淡平，归心、脾经；酸枣仁甘酸平，入肝、胆、心经；远志苦、辛，微温，入心、肺、肾经。三者皆入心，合用宁心安神效更佳，缓解心悸气短，头目眩晕，失眠健忘等症。木香理气醒脾，开胃纳食，使之补不碍胃，补而不滞，俱为佐药。炙甘草补气健脾，调和诸药，为使药。干姜、大枣同用资生化，益脾胃。

临证加减：若阳气不足明显者，加入黄芪、肉桂即十全大补汤，温补气血。若气血运行无力以致血脉瘀滞者，加三七、桂枝。

（5）气虚血瘀证。

临床表现：以四肢痿软无力，肌肉瘦削，手足麻木不仁，四肢青筋显露为主症，可伴有肌肉活动时疼痛不适，吞咽困难，饮水呛咳，口唇青紫等症。舌痿不能伸缩，舌质紫暗或有瘀点、瘀斑，脉细涩。

治则：补气活血。

基本处方：补阳还五汤（黄芪、当归身、赤芍、地龙、川芎、桃仁、红花）。

方义：重症肌无力发病缓慢，病程较长，医家有云"久病入络""久病必瘀""久病必虚"，气虚则血液推动无力，气病及血，引起血液运行不畅，日久成瘀，又加重肌肉无力症状。此证运用补阳还五汤，其由补气药与活血祛瘀药相配伍而成。方中重用生黄芪为君药，气为血之帅，大补脾胃中气，使气行则血行，祛瘀而不伤正。当归头和当归尾偏于活血、破血，此方选用当归身偏于补血、养血，化瘀而不伤血，为臣药。川芎在《药性论》中记载："治腰脚软弱，半身不遂。"《日华子本草》言川芎："治一切风，一切气，一切劳损，一切血，补五劳，壮筋骨，调众脉，破癥结宿血，养新血，长肉，鼻洪，吐血及溺血，痔瘘，脑痈发背，瘰疬瘿赘，疮疥，及排脓消瘀血。"配合赤芍、桃仁、红花，寓有桃红四物汤之意，活血祛瘀，疏通经络。地龙为虫类药，性善走窜，善于通经活络，与黄芪配伍，以补气之力增其通络之功，使药通达全身四末，增强肢体活动力。诸药合用，益气活血，脉络得通，筋肉得养，痿废可消。

临证加减：脾虚较甚者，可加党参、白术以健脾益气；痰多者，加法半夏、天竺黄以化痰；下肢痿软者，加杜仲、牛膝以补益肝肾。

使用注意：高血压患者用之无妨，但阴虚血热者忌服。正气未虚或阴虚阳亢，风、火、痰、湿等余邪未尽者，均忌用。

（6）脾肾两虚证。

临床表现：以全身软弱无力，少气懒言，形寒肢冷为主症，伴见吞咽困难，胸闷气短，食少便溏，或五更泄泻，小便清长，面色㿠白。舌质淡，边有齿痕，苔薄白，脉沉细。

治则：补脾益肾，调补阴阳。

基本处方：常用以下三方组合。

补中益气汤（黄芪、炙甘草、人参、当归、陈皮、升麻、柴胡、白术）。

六味地黄丸（熟地黄、山茱萸、山药、泽泻、牡丹皮、茯苓）。

右归丸（熟地黄、山药、山茱萸、枸杞子、菟丝子、鹿角胶、杜仲、肉桂、当归、制附片）。

方义：中焦脾气虚弱，无力升举，以致眼睑下垂，头晕目眩，面白无华，肢体痿软无力，正如李东垣《脾胃论》中所述："上气不足，脑为之不满，耳为之苦鸣，头为之苦倾，目为之瞑……此三元真气衰惫，皆由脾胃先虚，而气不上行之所致也。"李东垣强调"人以胃气为本"，认为脾胃乃元气之本，脾胃伤则元气衰弱，元气衰则疾病生，此为其脾胃学说的基本观点。本方黄芪味甘，性微温，归肺、脾、肝、肾经，具有益气固表、养血益中之功。配以人参、炙甘草、白术可补中益气健脾，升其下陷之气。当归活血补血，补养气血，充实肌肉。陈皮可理气健胃，亦防药之壅滞。升麻与柴胡配合黄芪升举阳气，为方中点睛之笔。此外，柴胡又能疏肝行气解郁，使木气得疏，脾气得升。升降有序，则脏腑调和。故此方可补中益气、升阳举陷。

肾为元气之根，元阴元阳之宅，五脏六腑、四肢百骸皆赖以温煦、濡养。脾肾亏虚、气血不足、肢体肌肉失养是重症肌无力的重要病机。肾为阴阳之根本，精气之所在，张介宾认为补肾乃："救本之道，莫先乎此也。"肾藏精，化阳则生气、生阳，以行温养与气化之功，化阴可生血、生髓、生津液，以营养脏腑四肢百骸，肾虚则精气匮乏，无以充养形体。脾气虚则无力运动，肾气虚则精虚不能灌溉。《脉因证治》曰："肾水不能胜心火，火上烁肺金，六叶皆焦，皮毛虚弱，急而薄着者，则生痿。"六味地黄丸重用熟地黄，滋阴补肾，填精益髓，为君药。山茱萸补养肝肾，并能涩精；山药补益脾阴，亦能固精，共为臣药。三药相配，滋养肝、脾、肾，称为"三补"。配伍泽泻利湿泄浊，并防熟地黄之滋腻恋邪；牡丹皮清泻相火，并制山茱萸之温涩；茯苓淡渗脾湿，并助山药之健运。三药为"三泻"，渗湿浊，清虚热，平其偏胜以治标，均为佐药。六味合用，肝、脾、肾三阴并补，并以补肾阴为主。《景岳全书》之右归丸主治肾阳不足，命门火衰。重症肌无力脾肾两虚偏于肾阳虚患者可选用补中益气汤合右归丸。右归丸方中制附片、肉桂、鹿角胶温补肾中元阳，温里散寒；熟地黄、山茱萸、枸杞子、山药均为滋补肝肾之要药，并取"阴中求阳"之义。菟丝子、杜仲补肝肾，强筋骨，健腰膝。当归养血和血，配伍补肾之品，增强补益精血的作用。诸药合用，肝、脾、肾三补，共奏温肾阳之功。

2. 眼肌型重症肌无力

（1）脾虚气陷证。

临床表现：以上睑下垂或伴复视、斜视，目睛转动不灵或上下眼睑闭合不全为主症，伴见四肢倦怠乏力，少气懒言，胸闷气短，纳差少食，大便溏。舌淡，苔薄白，脉沉细。

治则：补中益气、健脾升清。

基本处方：补中益气汤（黄芪、炙甘草、人参、当归、陈皮、升麻、柴胡、白术）。

临证加减：气虚下陷、中气不足者重用黄芪、五指毛桃；肝血不足所致复视、斜视者加枸杞子、白芍、鸡血藤；腰膝酸软者加狗脊、杜仲；肢体痿软无力者加千年健、牛大力。

（2）风痰阻络证。

临床表现：眼睑下垂，目睛转动不灵，目偏视，或视一为二为主症，伴头晕，恶心，泛吐痰涎。舌苔厚腻，脉弦滑。

治则：祛风化痰，舒筋活络。

基本处方：正容汤（羌活、白附子、防风、秦艽、胆南星、僵蚕、法半夏、木瓜、甘草、黄松节、生姜）。

方义：眼睑下垂，又称睑废，其可伴有目睛转动不灵，目偏视，或视一为二等，皆属脾胃二经病变。脾胃虚弱，运化不足，痰浊内生，风邪乘虚而入，故见此症。风性善动，故眼睑颤动。头晕，恶心，泛吐痰涎等皆属风痰阻于经络而成，舌苔厚腻，脉弦滑，舍脉从证。本方以羌活、防风祛风化痰，减轻眼睑之下坠、沉重感；秦艽、木瓜舒筋活络；僵蚕、白附子、胆南星、法半夏祛风化痰，燥湿解痉，使眼睛恢复其灵动感；黄松节、生姜燥湿化痰和胃，故可缓解头晕、恶心、泛吐痰涎之症；以黄酒为载体，增其药力，使风痰除，血脉通，而诸症自除。

临证加减：风重者，加全蝎、伸筋草，祛风通络；肾虚者，加肉苁蓉、熟地黄，滋阴益精；血虚而致滞者，加川芎、当归、丹参，以养血通络；若头晕、泛吐痰涎甚者，加全蝎、竹沥，以祛风化痰；恶心呕吐属痰热者，加竹茹，以清热涤痰；湿重者，酌加薏苡仁、佩兰，以除湿祛痰。

3. 重症肌无力危象

（1）肺脾两虚证。

临床表现：肢体逐渐痿软无力，面色少华，手足不温，倦怠食少，便溏，咳嗽，短气，痰多。舌淡嫩苔白，脉虚或虚数。

治则：补益肺脾，健脾养胃，行气化滞，燥湿除痰，理气降逆。

基本处方：六君子汤合生脉散（人参、白术、茯苓、甘草、陈皮、半夏、麦冬、五味子）。

方义：肺主气，司呼吸。在重症肌无力的病程中，因病变累及面部肌肉和口咽肌肉而出现咀嚼无力、吞咽困难、言语不利等，甚则病情恶化呼吸肌受累，导致机体换气功能障碍，出现呼吸困难，此乃重症肌无力宗气不足之象。宗气主要包括肺从自然界吸入的清气和脾胃运化水谷精微的谷气，它的生成直接关系到一身之气的盛衰。宗气不足多表现为气虚不足以吸，出现咀嚼无力、吞咽困难、言语不利等症。脾为生痰之源，肺为储痰之器，脾气虚则聚而生痰。六君子汤以四君子汤为基础方，方中人参大补肺脾之气；白术、茯苓健脾渗湿，燥湿化痰；甘草益气和中，在此基础上加入陈皮、半夏，加强燥湿化痰，健脾益气的功效。生脉散具有"补肺中元气不足"之功，方中人参"补气生血，助养精神之要"，麦冬清心润肺。人参、麦冬配伍使用，则益肺气、养阴津，共奏补益宗气之功。五味子敛肺气而滋肾水，三药合用，使肺气得补，肺润津生，脉得气充，肺脾虚弱诸症可缓解。

临证加减：若属阴虚有热者，可用西洋参代替人参；若见咳嗽，加百合、款冬花、杏仁以润肺止咳；心烦失眠者，加酸枣仁、柏子仁以宁心安神。

注意事项：若久咳肺虚，亦应在阴伤气耗、纯虚无邪时，方可使用。若外邪未解，或暑病热盛，气阴未伤者，均不宜用。

（2）元气衰败。

临床表现：以呼吸困难，吞咽不下，气息将停，甚则冷汗淋漓，危在顷刻为主要特点，伴见神疲乏力，面色无华或少华，声音低哑，喉中痰鸣。舌淡，苔白或腻，脉细欲绝。

治则：大补元气，益气固脱。

基本处方：参附汤（人参、附子）。

回阳救急汤（熟附子、干姜、肉桂、人参、白术、茯苓、陈皮、甘草、五味子、半夏、麝香）。

方义：参附汤是治疗阳衰至极，阳气暴脱证的代表方剂。参附汤方中重用甘温的人参，大补元气。而附子为大辛大热之品，温壮元阳。参附合用，上温心阳，下补命火，中助脾土，"能瞬息化气于乌有之乡，顷刻生阳于命门之内"，力专而效宏，作用迅速。回阳救急汤以四逆汤合六君子汤而成。方中熟附子配以干姜、肉桂，倍增其温壮元阳、祛寒破阴之功。用六君子汤补益脾胃，固护中焦，温化痰饮；人参与五味子相合，还有益气生脉之功。以麝香开窍活血，通十二经血脉，且与五味子之酸收相配，则发中有收，麝香以助药发散至全身，五味子善收敛，使已补之阳气与阴气相合，防其虚阳散越，阳气暴亡。

（二）专药专用

在临床运用中，有部分中药在重症肌无力治疗上起着独特的作用。

1. 黄芪

（1）药物功效：黄芪，味甘，性温，具有补气固表，利尿排毒，排脓，敛疮生肌之效，临床常用于气虚乏力，食少便溏，中气下陷等。张秉成在《本草便读》中记载："（黄芪）之补，善达表益卫，温分肉，肥腠理，使阳气和利，充满流行，自然生津生血，故为外科家圣药，以营卫气血太和，自无瘀滞耳。"《本草纲目》记载："（黄芪）能泻邪火，益元气，实皮毛。"《本经逢原》曰："黄芪能补五脏诸虚。"故黄芪拥有"补药之长"之美誉。现代药理研究表明，黄芪多糖作为生物大分子成分，发挥着不同的免疫调节作用。黄芪总苷具有抑制胸腺细胞的作用。黄芪甲苷对 T 淋巴细胞增殖、B淋巴细胞增殖及腹腔巨噬细胞均有影响。黄芪皂苷可活化诱生

IL-2 细胞因子，从而产生免疫作用[1]。

（2）临床应用：黄芪的药用有史考证，至今已有 2 000 多年的历史，众多医家在重症肌无力的治疗上多选用黄芪，是一味不可或缺的药物之一。黄芪亦作黄耆，李时珍在书中曾载："耆，长也。黄耆色黄，为补药之长，故名。本经列为上品，主补丈夫虚损，五劳羸瘦。"张元素认为黄芪甘温纯阳，补诸虚不足，益元气、壮脾胃。因重症肌无力乃脾胃虚损之病，虚损宛如有裂缝的木桶，故以黄芪补漏，使木桶得以修复，承载之水得以充盈。

邓铁涛教授认为李东垣补中益气汤虽对症，但黄芪量轻，力量稍显不足，则修补之木不足以填补裂缝。邓铁涛教授在总结前人经验的同时，融入自己在临床中的用药体会，主张重用黄芪，凝练成为其治疗该病的心法之一。在应用中，儿童一般用量为 20～30 g；成人则从 60 g 开始使用，一般在 30～150 g，如服用后无不适症状，根据病情变化慢慢加大使用量，最大量可达 240 g，并配合岭南道地药材，如五指毛桃、千斤拔等[2]，补而不燥，以增其补气之功。

任占利教授采用补脾益肾法治疗眼肌型重症肌无力，其处方特点也是重用黄芪，气血同源，精血同源，气血得充，则精髓可生。同时任占利教授在药物炮制上甚是讲究，恐防炙黄芪碍胃，故常选用生黄芪，并从 30 g 起用，逐步增量[3]。张静生教授认为黄芪在重症肌无力的治疗作用上，是其他补气药无可替代的，既善补气，又善升气[4]，宜重用之。同时，赵凯等[5]在中国生物医学文献数据库、中国期刊网中检索 1980—2013 年正式发表的 43 篇中医药治疗 MG 病案，发现其中涉及的处方中黄芪用药频数最高，占 87.2%。

况时祥教授运用黄芪治疗重症肌无力的经验，有三大要点[6]：其一，健脾、益气；其二，实卫固表；其三，排毒生肌。黄芪能有效地针对重症肌无力脾气虚损的基本病机，以及针对以劳力型肌无力为主要表现的临床特征进行治疗，并获良好的治疗作用。此外，黄芪可固卫，增强肺卫的功能，提高机体防御的能力，以防邪气乘虚而入，从而有效减少其症状的反复发作。黄芪可扶助正气，鼓邪外出，邪祛则正安，痰湿毒之邪外排，正气得以恢复，健脾生肌，促进机体组织与功能的修复。黄芪每天用量可达 60～200 g，小儿酌减。

2. 马钱子

（1）药物功效：马钱子其味苦，性温，有大毒，入肝、脾经。《本草纲目》记载马钱子："主治伤寒热病、咽喉痹痛、消痞块。"张锡纯谓"马钱子为健胃妙药，其开通经络，透达关节之力，实远胜于他药也""能眴动神经，使之灵活"，具有通络止痛，散结消肿的作用。临床常用于风湿顽痹，麻木瘫痪，跌仆损伤，痈疽肿痛；重症肌无力、小儿麻痹后遗症，类风湿性关节痛、阳痿、肿瘤疼痛等疾病。《本草纲目》言其味苦性寒，可用于"伤寒热病，咽喉痹痛，消痞块"。马钱子有大毒，须炮制之后才可入药，炙马钱子为小剂量（每日 0.6～1.0 g）时可出现头晕，中剂量（每日 1.0～1.4 g）可出现肌肉瞬间颤动，大剂量时易出现以肌张力增高为表现的一过性肌肉僵凝状态。使用马钱子时须对其毒性反应进行预防，如采用分次服药（单次服用以 0.4 g 为宜）、严格炮制、逐渐增量、大剂量服用者建议住院治疗[7]。有研究认为制马钱子治疗该病的药理学机制与其中医功效"益气强肌、扶助正气、解毒散结"有一定联系[8]。如马钱子可提高延髓反射的应激性，加强肌肉紧张度，同时改善消化与心脏方面的神经功能，提高免疫力，以达"益气强肌、扶助正气"之功；马钱子可抑制炎症与肿瘤生长，以达"攻毒散结"之效[9-10]。

（2）临床应用：儿科名家刘弼臣教授在治疗小儿眼肌型重症肌无力时擅长运用马钱子，意在疏通经络，如《医学衷中参西录》称马钱子"开通经络，透达关节之力，远胜于他药"。刘弼臣教授在临床中发现，单用补中益气或补益脾肾之品，或单用马钱子，皆不及两者合用，故多运用大剂量补益药与马钱子同用，补脾益肾与疏通经络相结合。如小儿使用，用量不宜超过 0.2 g[11]。

裘昌林在治疗重症肌无力时，认为马钱子是治疗重症肌无力的要药，可单独应用，也可与中药汤剂同时应用[7]。

况时祥教授[6]总结了马钱子治疗 MG 的四大功效：其一，健脾强肌；其二，益气调免；其三，解毒散结；其四，功擅通络、活血行血。

王明杰教授认为马钱子能够开通玄府、透达关节、起痿兴废、苏醒肌肉，为其独特药效，在重症肌无力的治疗作用上，非他药可以相提并论[12]。此外，王明杰教授认为麻黄、马钱子为风药之"良将"，在补中益气汤基础上加用麻黄等风药，既可增强黄芪、党参等药的补气作用，又可以开通玄府以透达神机，故以麻黄附子细辛汤合补中益气汤化裁"通玄达神"基本方[12]，通补兼顾。

3. 淫羊藿

（1）药物功效：淫羊藿，辛、甘，温。归肝、肾经。其具有补肾阳，强筋骨，祛风湿的功效，是补肾强筋骨的良药。《本草纲目》云："淫羊藿，性温不寒，能益精气，真阳不足者宜之。"又谓其："益精气，坚筋骨，补腰膝，强心力。"在对痿病的治疗上，《本草经疏》亦有"辛以润肾，甘温益阳气，故主阴痿绝阳，益气力，强志"的记载。《本草正义》中载："淫羊藿益力气、强志、坚筋骨，皆元阳振作之功……不独益肾壮阳，并能通行经络……主一切冷风劳气，筋骨挛四肢不仁。"现代研究发现[13]，淫羊藿含有多种有效成分包括淫羊藿黄酮化合物等，此类有效成分对机体免疫功能起着双向调节的作用。

现代研究表明[14]，淫羊藿属于一味中药界的免疫调节药，在重症肌无力的治疗上拥有独特效果，其可提高免疫器官、免疫细胞的免疫功能，增强体液免疫能力。

（2）临床应用：顾锡镇教授[13]认为本病为"肾精亏虚，阴阳失和"所致，故治以补肾固元、维系阴阳为法，用药时多选用淫羊藿为主药。顾锡镇教授常以四气五味、升降沉浮及脏腑理论为指导，结合古人经验，利用药物之间的配伍，发挥其最大的药效。如当归、白芍、淫羊藿三者合用，当归和白芍可制淫羊藿之温，滋养肝肾，共奏益气强筋之功，常用以治肝肾亏虚之睑废。黄芪配淫羊藿，共奏脾肾双补、阳生目睁之功，用以治脾肾亏虚之睑废。山药配淫羊藿，可获肺肾双补、金水相生之功，常用于治肺肾两虚之睑废。百合配淫羊藿，取其阴平阳秘、心肾双补之功，常用以治心肾不足之睑废。

淫羊藿在重症肌无力的治疗上，有五大功效[6]：①温壮肾阳，加速病情向愈；②补肝肾强筋骨；③益气扶损；④散结除滞；⑤与大剂量生地黄合用调和阴阳。

4. 附子

（1）药物功效：附子，甘、辛，大热，有毒，归心、肾、脾经，乃"回阳救逆第一品"。附子具有回阳救逆、补火助阳、散寒止痛之效，临床多用于阴盛格阳，大汗亡阳，吐利厥逆，心腹冷痛等沉寒痼冷之疾。

《本草正义》谓："附子，本是辛温大热，其性善走，故为通行十二经纯阳之要药，外则达皮毛而除表寒，里则达下元而温痼冷，彻内彻外，凡三焦经络，诸脏诸腑，果有真寒，无不可治。"

（2）临床应用：有学者在临床运用中[6]，总结附子治疗重症肌无力的临床经验，附子可扶助元阳，温健脾胃，改善脾胃功能，在早期重症肌无力中起到延缓病情发展、改善症状的作用。此外，附子鼓舞正气，使邪外出，通行气血，活络散结等。况时祥教授认为附子宜使用大剂量（30～60 g/剂或更多），可配以生姜、甘草减轻或消除其副作用。

5. 生地黄

（1）药物功效：生地黄，味甘苦、性寒而入血分，清热凉血，养阴生津。《名医别录》谓本品"补五脏内伤不足，通血脉，益气力，利耳目"，为补虚益损之佳品，善治因虚致实之证。生地黄用于治疗重症肌无力能增强激素功效并能遏减其毒副作用，并能在激素撤减过程中部分替代激素作用，防止病情反弹；与淫羊藿、巴戟天等同用养阴助阳，阴阳并调，相辅相成，能共同促进机体免疫功能恢复正常。

（2）临床应用：临证中况时祥教授[6]针对肝肾阴虚的重症肌无力，多以六味地黄丸加减，并且生地黄与熟地黄同时使用。而针对脾气亏虚或脾肾阳虚证，根据辨证论治，常以生地黄、石斛与淫羊藿、补骨脂等合用。为保证其疗效，况时祥教授用生地黄的量一般为每日 30～45 g。

6. 风药及虫类药的临床应用

现代医家从《丹溪心法》"痿证断不可作风治而用风药"进一步提出"治痿慎用风药"。但许多名老中医在治疗 MG 中常处以风药、虫类药，并取得良好疗效。李家庚教授治疗 MG 伴有体虚汗多者采用玉屏风散祛风固表止汗[15]。张怀亮教授治疗面色晦暗、舌有瘀斑的 MG 患者常以虫类药如全蝎、蜈蚣等加用数两黄芪（90～150 g）治疗[16]。王宝亮教授善用虎潜丸加补肝肾药和虫类药治疗 MG 久病患者[17]。络病理论可作为 MG 患者应用风药及虫类药的理论基础[18]。因辛香通络，而 MG 病久入络，病久气血皆凝滞不通，且湿、浊、痰、瘀胶着于脏腑经络，辛香之药既可透达络脉驱邪外出，还可引其他药物达于络中以发挥作用。此外，虫蚁搜风通络，相较于草木之品更能入络祛邪，故久病、久痛、久瘀者多用虫类药。

7. 岭南道地药材在重症肌无力中的运用

（1）五指毛桃。五指毛桃是广东地方药材，又称五爪龙、南芪，是桑科植物五指毛桃的干燥根，其性缓，民间常用之作为汤料，其功效健脾补肺，行气利湿，舒筋活络。

邓铁涛教授认为此药性缓，补而不燥。在多种慢性病中，凡需补气者，多用此品。邓铁涛教授在治疗重症肌无力时多用之，不仅可增强黄芪大补脾气之功，而且又不至于过分温阳致燥，确为佳品。

刘友章教授运用此药治疗重症肌无力主要取其益气健脾、补虚疗损之效。五指毛桃配伍益气之品如黄芪，不仅可增强黄芪补气之功，亦可缓和黄芪之燥性，伍用补气力宏而不燥。在用药剂量上，五指毛桃常用 30～60 g。

（2）化橘红。化橘红是岭南特色中药，为芸香科植物柚及其栽培变种化州柚的未成熟或近成熟的干燥外层果皮，具有理气宽中、燥湿化痰的功效，临床用于治疗咳嗽痰多、食积伤酒、呕恶痞闷等症。

（3）千斤拔。千斤拔又名千斤吊、大力黄、老鼠尾、一条根等，为豆科植物。其味甘、涩、微苦，归肝、肾经，无毒，主要成分有香豆精、氨基酸、酚类等，多用于风湿骨痛、腰肌劳损、手足痿软、筋络不舒等，具有壮腰健肾、祛风利湿、活血通络、补虚益损等功效。

（4）牛大力。牛大力又称甜牛大力、山莲藕等，为豆科崖豆藤属植物美丽崖豆藤的干燥根，主要功效为补虚润肺、强筋活络、壮腰健肾等，多用于病后体弱、肺结核咳嗽、腰肌劳损等。

现代研究提示牛大力能明显提高小鼠 B 淋巴细胞产生的溶血空斑数，能使小鼠的血清中抗 SRBC 抗体凝集效价明显增高，并能明显增强小鼠脾淋巴细胞产生（ConA 诱生）的 IL-2 活性。也有调节机体免疫功能的作用。

（5）肿节风。肿节风又名接骨金粟兰、九节茶、九节花、九节风、竹节茶、接骨莲，其味苦、辛，性平，能清热凉血、活血消斑、祛风通络，用于血热紫斑、紫癜、风湿痹痛、跌打损伤。

（6）救必应。救必应又名铁冬青、熊胆木，其味苦，性凉，具有清热解毒、消肿止痛之效。临床常用于治疗感冒、扁桃体炎、咽喉肿痛、急性胃肠炎、风湿骨痛等症。其外用治跌打损伤、烫火伤，具有显著的疗效。

临床中感染是加重重症肌无力的关键诱因，因此及时控制感染对治疗重症肌无力非常关键。对重症肌无力患者伴有感冒发热，扁桃体炎，咽喉肿痛，常用此药治之。

（7）白花蛇舌草。白花蛇舌草成药味苦、淡，性寒。主要功效是清热解毒、消痛散结、利尿除湿。尤善治疗各种类型炎症。

（三）专方专治

1. 补中益气汤

功效：补中益气，升阳举陷。

组成：黄芪、炙甘草、人参、当归身、橘皮、升麻、柴胡、白术（《脾胃论》）。

专方应用：基于重症肌无力发病以本虚为主，以补益脾肾、扶助正气为治疗大法，补中益气汤为治疗重症肌无力的最常用方剂。各位医家以补中益气汤为主方，结合不同年龄、不同地域、不同体质患者的特点，临证上加减运用，形成了各家别具一格的用药特色，且均取得良好疗效。

国医大师邓铁涛教授在治疗此病的过程中认识到重症肌无力患者由于长期虚损，再加上服用激素，气血透支，虚损更加严重，所以补益之君药应重用。邓铁涛教授的用药特色中最主要的是，黄芪用量较大，一般为 30～150 g，并根据个体情况随症加减。儿童一般用量为 30～60 g，成人则一般从 60 g 起用，待患者服后无不适症状再视病情逐渐加大用量，最大量可用至 240 g，病情稳定后再慢慢减量。在补中益气汤中有大量补气之品，因补易气滞，故方中稍佐陈皮，或者橘络、枳壳等理气之品，以达理气疏壅之效，用量多在 3～6 g[2]。

刘弼臣教授治疗小儿眼肌型重症肌无力，伴有面色萎黄，食欲不振，倦怠乏力者，以补气升提为主要治法，兼予养血通络。此类患儿常表现为舌淡苔白，脉缓而弱，易患感冒，并常因感冒而诱发或加重。刘教授处方中除了益气升提的药物以外，兼加黄精、马钱子等，意在养血、祛风、通络[19]。

况时祥教授治疗脾气亏虚型重症肌无力时，在补脾益气的基础上，注重温补阳气。对于无明显热象患者，处方中会加入麻黄附子细辛汤以激活机体功能，加速病情改善；全身疲乏较剧者，并用较大剂量仙鹤草，提高患者免疫功能[20]。

2. 强肌健力饮

功效：补脾益损，升阳举陷。

组成：强肌健力饮Ⅰ号方（黄芪、党参或太子参、白术、当归、升麻、柴胡、陈皮、甘草、五指毛桃）。

强肌健力饮Ⅱ号方（黄芪、党参或太子参、白术、陈皮、甘草、五指毛桃、茯苓、枳壳）。

专方应用：从重症肌无力患者的临床症状来看，当属中医虚损证。本病病因可归纳为先天禀赋不足，后天失调，或情志刺激，或外邪所伤，或疾病失治，或病后失养，导致脾胃气虚，渐而积虚成损，故本病主要病机为脾胃虚损，而与他脏有密切关系。用"脾胃虚损，五脏相关"理论指导重症肌无力临床治疗，认为善治脾者，能安五脏，脾胃虚损是该病主要证型。

根据"虚则补之""损者益之"之旨，邓铁涛教授在长期临床实践基础上，认为当以补脾益损，升阳举陷为治疗大法，创立强肌健力饮。小儿常加用枸杞子，其用量视病情而定。强肌健力饮从李东垣补中益气汤变化而成，方中黄芪用量最重，党参、白术次之。此方对眼睑下垂者效好，若有吞咽困难、构音不清者，可用茯苓、枳壳代替当归、升麻、柴胡，此又称为强肌健力Ⅱ号方，病情稳定的患者可两方交替长期服用。邓铁涛教授在用强肌健力饮Ⅰ号方和强肌健力饮Ⅱ号方治疗肌肉疾病时喜用黄芪，但黄芪的用量需要具体辨证。

3. 健脾祛湿方

功效：补气健脾，清热祛湿。

组成：黄芪、五指毛桃、千斤拔、牛大力、田基黄、砂仁、白豆蔻、柴胡、升麻、甘草。

专方应用：刘友章教授早年师从邓铁涛教授，深受邓铁涛教授关于重症肌无力的学说思想影响，认为本病病程较漫长，以正虚为本，虚实夹杂。同时结合岭南地域特点，认识到岭南地区的重症肌无力患者多有湿热困脾的表现，内外湿气搏结，每致患者纳呆、神疲、四肢倦怠乏力，容易导致重症肌无力病情发作和加重。故刘友章教授在治疗上强调健脾祛湿，方中以黄芪、五指毛桃共为君药，大补脾胃元气；千斤拔、牛大力补肾除湿，强筋活络，田基黄、砂仁、白豆蔻以清热、化湿、行气，五者共为臣药；柴胡、升麻同为佐药，升阳举陷，引气向上；使以甘草，调和诸药，共奏补气健脾，清热祛湿之效。

4. 复肌宁胶囊、复肌汤

功效：固本升阳，强肌复元。

组成：复肌宁胶囊（天麻、杜仲、全蝎、地龙）。

复肌汤（珍珠母、牡蛎、僵蚕、钩藤、枸杞子、杜仲、党参、黄芪、佛手、茯苓、姜半夏、胆南星、石菖蒲、伸筋草、焦神曲、焦山楂、焦麦芽、麦冬）。

专方应用：复肌宁胶囊与复肌汤为尚尔寿教授从肝从风理论治疗痿病所创制的处方[20-21]。复肌宁胶囊中以虫类药搜剔筋肉间顽邪，以黄芪健脾益气，扶正祛邪。通补兼顾，可通用于痿病各个发展阶段。复肌汤则针对虚损程度更大的患者，加大枸杞子、杜仲、黄芪的补益力量，兼加佛手、茯苓、姜半夏、胆南星、石菖蒲祛风化痰，用珍珠母、牡蛎平肝潜阳，辅以健胃滋阴通络之品。全方共奏祛风通络、健脾化痰、补益肝肾之功。

5. 黄芪复方颗粒（又名健肌宁）

功效：补脾益肾、升举阳气。

组成：黄芪、太子参、白术、枳壳、升麻、益母草、防风、当归、枸杞子、何首乌、山茱萸。

专方应用：张静生教授研制黄芪复方颗粒（又名健肌宁）治疗 MG，以达健脾益肾、升举阳气之功[23]。健肌宁方中黄芪、枸杞子补脾益肾、升举阳气共为君药；配伍何首乌、山茱萸滋补肝肾，太子参、白术补气健脾，辅以升麻升阳举陷，益母草、枳壳行气活血，当归和血调营；诸药合用，补脾益肾、升阳举陷，使脾胃之气健旺，肌肉得养，骨髓充实。

6. 扶阳解毒丸

功效：补脾益肾，扶阳解毒。

组成：黄芪、人参、淫羊藿、鹿茸、土茯苓、白芥子等。

专方应用：况时祥教授在长期的临床实践中认识到，MG 以先天禀赋不足、体弱、劳逸失节为发病基础，以感受浊毒之邪为致病条件，以脏腑功能损伤，阳气阴精化生不足，肌肉脉络失养失用为发病关键，病机特点主要表现为脾气亏损、肾气虚乏，湿邪浊毒浸渍肌肉筋脉，治疗上应重视补脾益肾、扶阳解毒。根据多年临床经验，筛选药物组成扶阳解毒丸和滋肾解毒丸治疗 MG。前者以黄芪为君药，配合淫羊藿、土茯苓一补一泻，扶阳化湿解毒；后者以生地黄为君药，滋肾养阴，配合石斛、土茯苓滋补肝肾，化湿解毒。两方均佐以鹿茸、紫河车等血肉有情之品补益精血[24-25]。

二、中医特色综合治疗

在重症肌无力的中医特色治疗中，包括针灸、推拿、皮肤针、耳针、穴位敷贴、拔罐等多种治疗方法在改善症状、延缓病程、提高患者生活质量等方面具有积极作用。

（一）常用腧穴

1. 主穴

（1）肩髃：属手阳明大肠经，手阳明大肠经、阳跷脉之交会穴。

功效：舒筋通络，散风清热。

定位：在肩部，三角肌上，当肩峰与肱骨大结节之间取穴（图5-1）。

简便取穴：上臂外展或向前平伸时，肩部会出现两个凹陷（小窝），前方凹陷处为肩髃。

操作：直刺0.5～1.2寸；可灸。

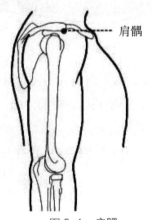

图5-1　肩髃

（2）曲池：属手阳明大肠经，为手阳明大肠经之合穴。

功效：舒筋通络，散风止痒，清热消肿。

定位：尺泽与肱骨外上髁连线的中点。

简便取穴：侧腕屈肘，在肘横纹桡侧端凹陷处（图5-2）。

操作：直刺0.5～1.2寸，可灸。

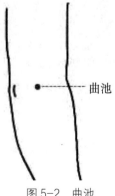

图5-2　曲池

（3）手三里：属手阳明大肠经。

功效：清热止痛，理气通腑。

定位：屈肘，在前臂背面桡侧，当阳溪与曲池的连线上，曲池下2寸（图5-3）。

操作：直刺0.5～0.8寸，可灸。

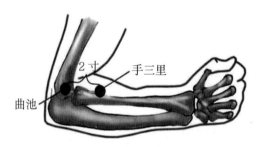

图5-3　手三里

（4）合谷：属手阳明大肠经，为手阳明大肠经之原穴。

功效：清热解表，镇痛利窍，调经利产，舒筋活络。

定位：在手背，第1、第2掌骨之间，当2掌骨桡侧的中点（图5-4）。

简便取穴：以一手的拇指掌面指关节横纹放置在另一手的拇指、食指的指蹼缘上，屈指当拇指尖端处。

操作：直刺0.5～0.8寸，可灸。

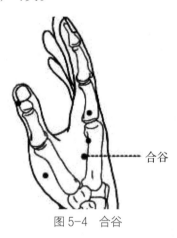

图5-4　合谷

（5）外关：属于手少阳三焦经，手少阳三焦经之络穴，八脉交会穴，通于阳维脉。

功效：疏通经络，解表散邪。

定位：在前臂后区，腕背侧远端横纹上2寸，尺骨与桡骨间隙中点（图5-5）。

操作：直刺0.5～0.9寸，可灸。

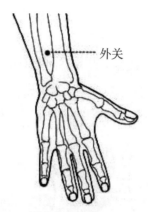

图 5-5　外关

（6）环跳：属足少阳胆经，为足少阳胆经与足太阳膀胱经之交会穴。

功效：疏通经络，散寒除湿，理气止痛。

定位：在股外侧部，侧卧屈股，当股骨大转子与骶骨裂孔连线的外 1/3 与中 1/3 交点处（图 5-6）。

操作：直刺 2.0～2.5 寸，可灸。

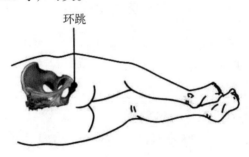

图 5-6　环跳

（7）伏兔：属足阳明胃经。

功效：疏通经络，散寒化湿。

定位：在大腿前面，当髂前上棘与髌底外侧端的连线上，髌底上 6 寸（图 5-7）。

操作：直刺 0.6～1.2 寸，可灸。

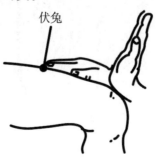

图 5-7　伏兔

（8）足三里：属足阳明胃经，足阳明胃经之合穴，胃之下合穴。

功效：补益正气，健脾和胃，化痰降逆。

定位：在小腿前外侧，当犊鼻下3寸，距胫骨前嵴外侧一横指（中指），屈膝或平卧取穴（图5-8）。

操作：直刺0.6～1.3寸，可灸。

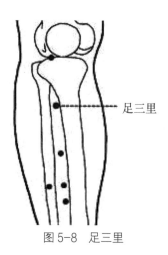

图5-8　足三里

（9）风市：属足少阳胆经。

功效：疏通经络，散寒除湿。

定位：在大腿外侧的中线上，当腘横纹上7寸（图5-9）。

简便取穴：当直立垂手时，中指尖端处。

操作：直刺0.8～1.3寸，可灸。

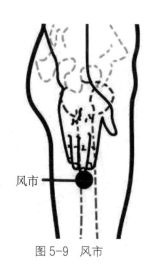

图5-9　风市

（10）阳陵泉：属足少阳胆经、为八会穴之筋会、足少阳胆经之合穴、胆腑之下合穴。太阳二脉之会。

功效：通络止痛，和胃降逆，疏肝利胆。

定位：在小腿外侧，当腓骨头前下方凹陷处（图5-10）。

操作：直刺0.6～1.2寸，可灸。

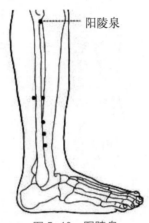

图5-10　阳陵泉

（11）三阴交：属足太阴脾经，为足三阴之会。

功效：健脾利湿，滋肝补肾，调经止带。

定位：在小腿内侧，当足内踝尖上3寸，胫骨内侧面的后缘（图5-11）。

操作：直刺0.5～1.0寸，可灸。

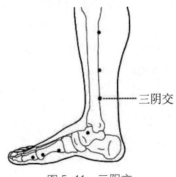

图5-11　三阴交

（12）夹脊：属奇穴，又名华佗夹脊。

功效：调理脏腑，通利经脉。

定位：夹脊在背腰部，当第一胸椎至第五腰椎棘突下两侧，后正中线旁开0.5寸，一侧17个穴位（图5-12）。

操作：向脊柱正中方向斜刺0.5～1寸，可灸。

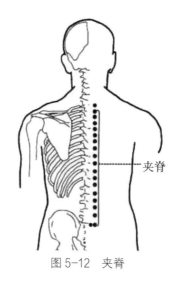

图 5-12 夹脊

2. 眼周穴位（图 5-13）

（1）攒竹：属足太阳膀胱经。

功效：清热明目，镇痉止痛。

定位：在面部，当眉头陷中，眶上切迹处。

操作：直刺 0.2～0.5 寸，禁灸。

（2）鱼腰：属奇穴。

功效：通络明目，消肿止痛。

定位：在额部，目正视，瞳孔直上，眉毛中央。

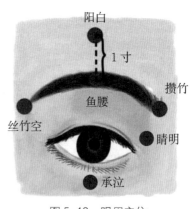

图 5-13 眼周穴位

操作：沿眉中向外或向内斜刺 0.2～0.5 寸，禁灸。

（3）丝竹空：属手少阳三焦经。

功效：清热明目，宁神镇静。

定位：在面部，当眉梢凹陷处。

操作：平刺 0.5～1.2 寸，不宜灸。

（4）阳白：属足少阳胆经。

功效：清热明目，消肿止痛。

定位：在前额部，目正视，瞳孔直上，眉上 1 寸处。

操作：平刺 0.3～0.5 寸，可灸。

（5）承泣：属足阳明胃经。

功效：疏风清热，明目止痛。

定位：在面部，眼球与眶下缘之间，目正视，瞳孔直下。

操作：以左手拇指向上轻推眼球，紧靠眶缘缓慢直刺 0.5~1.5 寸，不宜提插捻转，以防刺破血管引起血肿。出针时按压针孔片刻，以防出血。

（6）睛明：属足太阳膀胱经。

功效：泄热明目，祛风通络。

定位：在面部，目内眦内上方眶内侧壁凹陷中。

操作：嘱患者闭目，以手轻推眼球向外侧固定，刺手缓慢进针，紧靠眶缘直刺 0.5~1 寸。不宜强行进针及大幅度捻转和提插。禁灸。

3. 配穴

（1）脾俞：属足太阳膀胱经，脾之背俞穴。

功效：健脾利湿，和胃益气。

定位：在背部，当第 11 胸椎棘突下，旁开 1.5 寸（图 5-14）。

操作：斜刺 0.5~0.8 寸，可灸。

（2）胃俞：属足太阳膀胱经，胃之背俞穴。

功效：健脾和胃，理中降逆。适用于重症肌无力脾胃虚损证患者。

定位：在背部，当第 12 胸椎棘突下，旁开 1.5 寸（图 5-14）。

操作：直刺 0.3~0.6 寸，可灸。

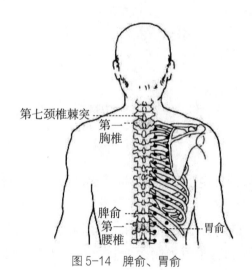

图 5-14 脾俞、胃俞

（3）章门：属足厥阴肝经，脾之募穴，八会穴之一，为脏会。足厥阴肝经、足少阳胆经之会，足厥阴、带脉之会。

功效：健脾消胀，和胃利胆。适用于重症肌无力脾胃虚损证患者。

定位：在侧腹部，当第 11 肋游离端的下方（图 5-15）。

操作：直刺 0.5~0.8 寸，可灸。

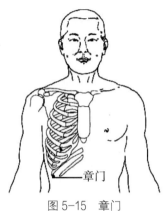

图 5-15　章门

（4）中脘：属任脉，胃之募穴。八会穴之一，为腑会。

功效：健脾和胃，通降腑气。适用于重症肌无力脾胃虚损证患者。

定位：在上腹部，当前正中线上，脐中上 4 寸处（图 5-16）。

操作：直刺 0.8～1.3 寸，可灸。

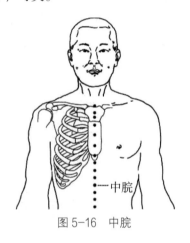

图 5-16　中脘

（5）内关：属手厥阴心包经，手厥阴心包经之络穴。八脉交会穴之一，通于阴维脉。

功效：健脾和胃，宽胸理气，宁心安神。适用于重症肌无力痰湿困脾证患者。

定位：在前臂前区，腕掌侧远端横纹上 2 寸，掌长肌腱与桡侧腕屈肌腱之间（图 5-17）。

操作：直刺 0.5～1.0 寸，可灸。

（6）阴陵泉：属足太阴脾经，足太阴脾经之合穴。

功效：健脾利湿，消肿止痛。适用于重症肌无力痰湿困脾证、脾胃虚损证、气血两虚证、气虚血瘀证、脾虚湿热证、心脾两虚证患者。

定位：在小腿内侧，胫骨内侧下缘与胫骨内侧缘之间的凹陷中，即当胫骨内侧髁后下方凹陷处（5-18）。

操作：直刺 0.5～1.2 寸，可灸。

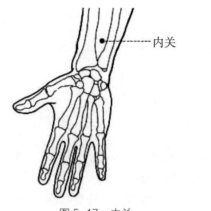 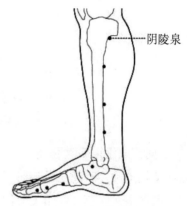

图 5-17　内关　　　　　　　　图 5-18　阴陵泉

（7）丰隆：属足阳明胃经，足阳明胃经之络穴。

功效：健脾化痰，宁心安神。适用于重症肌无力痰湿困脾证患者。

定位：在小腿前外侧，当犊鼻下 8 寸，条口穴外约 1 横指（中指）处（图 5-19）。平卧取穴。

操作：直刺 0.5～1.2 寸，可灸。

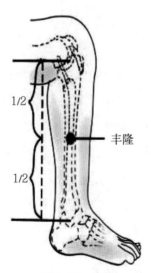

图 5-19　丰隆

（8）公孙：属足太阴脾经，足太阴脾经之络穴。八脉交会穴之一，通冲脉。

功效：健脾化湿，和胃止痛。适用于重症肌无力痰湿困脾证及肺脾两虚证患者。

定位：在足内侧缘，当第1跖骨基底部的前下方，赤白肉际处（图5-20）。

操作：直刺0.5～0.8寸，可灸。

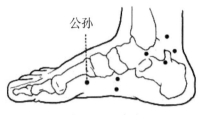

图5-20　公孙

（9）二间：属手阳明大肠经，手阳明大肠经之荥穴。

功效：清热消肿。适用于重症肌无力脾虚湿热证患者。

定位：微握拳，在第2掌指关节桡侧前缘凹陷，当赤白肉际处（图5-21）。

操作：直刺0.2～0.3寸，可灸。

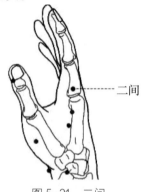

图5-21　二间

（10）内庭：属足阳明胃经，为足阳明胃经之荥穴。

功效：清热泻火，宁心安神。适用于重症肌无力脾虚湿热证患者。

定位：在足背，当第2、第3趾间，趾蹼缘后方赤白肉际处（图5-22）。

操作：直刺0.3～0.5寸，可灸。

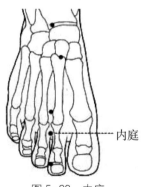

图5-22　内庭

（11）天枢：属足阳明胃经，手阳明大肠之募穴。

功效：调和中焦，升清降浊，调经止痛。适用于重症肌无力脾虚湿热证患者。

定位：在腹中部，当脐中旁开2寸（图5-23）。

操作：直刺0.8～1.2寸，可灸。

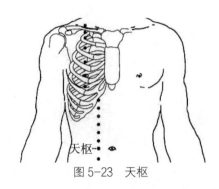

图5-23 天枢

（12）中极：属任脉，膀胱之募穴。足三阴经（足太阴脾经、足少阴肾经、足厥阴肝经）、任脉之会。

功效：通利小便，温肾助阳，调经止带。适用于重症肌无力脾虚湿热证患者。

定位：在下腹部，当前正中线上，脐中下4寸处（图5-24）。

操作：排尿后直刺0.8～1.2寸，可灸，孕妇禁针。

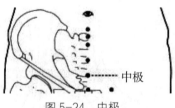

图5-24 中极

（13）归来：属足阳明胃经。

功效：调经，理气，止痛。适用于重症肌无力气血两虚证患者。

定位：在下腹部，当脐中下4寸，前正中线旁开2寸（图5-25）。

操作：直刺1.0～1.5寸。

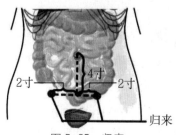

图5-25 归来

（14）膈俞：属足太阳膀胱经，八会穴之血会。

功效：理气宽胸，活血通脉。适用于重症肌无力气虚血瘀证患者。

定位：在背中，当第7胸椎棘突下，旁开1.5寸（图5-26）。

操作：斜刺0.5～0.8寸。

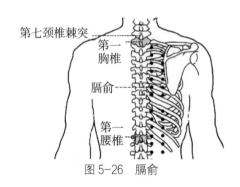

第七颈椎棘突

第一
胸椎

膈俞

第一
腰椎

图5-26　膈俞

（15）太溪：属足少阴肾经，足少阴肾经之原穴、输穴。

功效：补益肝肾，培土生金，温阳散寒。适用于重症肌无力脾肾两虚证患者。

定位：在足内踝后方，当内踝尖与跟腱之间的凹陷处（图5-27）。

操作：直刺0.5～0.8寸，可灸。

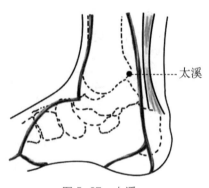

太溪

图5-27　太溪

（16）命门：属督脉。

功效：温阳益肾，舒筋活络，镇静止痉。适用于重症肌无力脾肾两虚证患者。

定位：在腰部，当后正中线上，第2腰椎棘突下凹陷处（图5-28）。

操作：直刺0.5～0.8寸，可灸。

（17）肾俞：属足太阳膀胱经，为肾的背俞穴。

功效：益肾助阳，纳气利水。适用于重症肌无力脾肾两虚证患者。

定位：在腰部，当第 2 腰椎棘突下，旁开 1.5 寸（图 5-28）。

操作：直刺 0.8～1.2 寸，可灸。

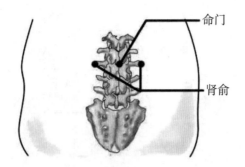

图 5-28　命门、肾俞

（18）太冲：属足厥阴肝经，足厥阴肝经之原穴、输穴。

功效：调和肝脾，平肝息风，镇静安神。适用于重症肌无力肝肾不足证患者。

定位：在足背部，第 1、第 2 跖骨结合部之前凹陷处（图 5-29）。

操作：直刺 0.5～1.0 寸，可灸。

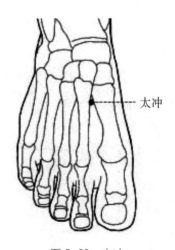

图 5-29　太冲

（19）肝俞：属足太阳膀胱经，肝之背俞穴。

功效：疏肝利胆，安神明目。适用于重症肌无力肝肾不足证患者。

定位：在背部，当第 9 胸椎棘突下，旁开 1.5 寸（图 5-30）。

操作：直刺 0.5～1.0 寸，可灸。

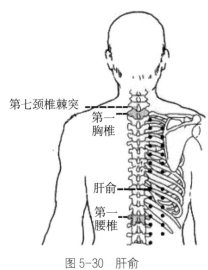

第七颈椎棘突
第一胸椎
肝俞
第一腰椎

图 5-30　肝俞

（20）曲泉：属足厥阴肝经，足厥阴肝经之合穴。

功效：补肝滋阴。适用于重症肌无力肝肾不足证患者。

定位：在膝内侧，屈膝，当膝关节内侧面横纹内侧端，股骨内侧髁的后缘，半腱肌、半膜肌止端的前缘凹陷处（图 5-31）。

操作：直刺 0.8～1 寸。

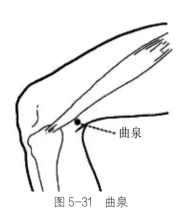

曲泉

图 5-31　曲泉

（21）太白：属足太阴脾经，足太阴脾经之原穴、输穴。

功效：健脾化湿，理气和胃。适用于重症肌无力脾虚气陷证及脾肾两虚证患者。

定位：在足内侧缘，当第 1 跖趾关节后缘，赤白肉际处（图 5-32）。

操作：直刺 0.5～0.8 寸，可灸。

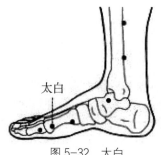

图 5-32　太白

（22）膻中：属任脉。心包之募穴，八会穴之一，为气之会。足太阴、足少阴、手太阳、手少阳、任脉之会。

功效：理气止痛，生津增液。适用于重症肌无力脾虚气陷证及气虚血瘀患者。

定位：在胸部，当前正中线上，平第4肋间隙处（图5-33）。

简便取穴：两乳头连线的中点。

操作：平刺0.3～0.5寸，可灸。

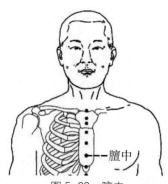

图 5-33　膻中

（23）气海：属任脉，肓之原穴。

功效：温阳益气，调经固精。适用于重症肌无力气血两虚证、气虚血瘀及脾虚气陷证患者。

定位：在下腹部，当前正中线上，脐中下1.5寸处（图5-34）。

操作：直刺0.8～1.3寸，可灸，孕妇慎用。

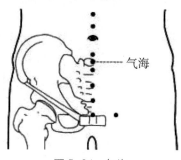

图 5-34　气海

（24）关元：属任脉，小肠之募穴。足三阴经、足阳明胃经、任脉之会。

功效：培补元气，调经止带，导赤通淋。适用于重症肌无力气血两虚证及脾虚气陷证患者。

定位：在下腹部，当前正中线上，脐中下 3 寸处（图 5-35）。

操作：直刺 0.8～1.3 寸，可灸，孕妇禁针。

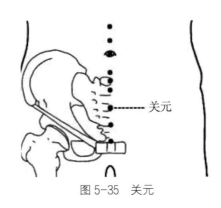

图 5-35　关元

（25）血海：属足太阴脾经。

功效：调经统血，祛风止痒。

定位：屈膝，在大腿内侧，髌底内侧端上 2 寸，当股四头内侧肌的隆起处（图 5-36）。

简便取穴：患者屈膝，医者以手掌心按于患者膝髌骨上，2～5 指向上伸直，与拇指间约呈 45° 角，于大腿内上方，当拇指尖下是穴。

操作：直刺 0.5～1.2 寸，可灸。

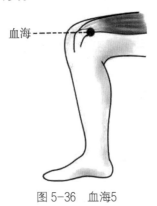

图 5-36　血海5

（26）风池：属足少阳胆经，为足少阳胆经、阳维脉之会。

功效：祛风解表。适用于重症肌无力风痰阻络证患者。

定位：在项部，当枕骨之下，与风府相平，胸锁乳突肌与斜方肌上端之间的凹陷处（图5-37）。

操作：针尖稍向下，向鼻尖方向或下颌方向直刺0.5～0.8寸，或平刺透风府穴；可灸。

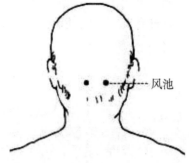

图5-37　风池

（27）尺泽：属手太阴肺经，手太阴肺经之合穴。

功效：调理肺气，滋阴养肺，和胃降逆。适用于重症肌无力肺脾两虚证患者。

定位：微屈肘，在肘横纹上肱二头肌腱桡侧凹陷处（图5-38）。

操作：直刺0.5～0.8寸，或点刺放血，可灸。

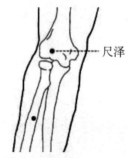

图5-38　尺泽

（28）肺俞：属足太阳膀胱经，肺之背俞穴。

功效：解表益肺，止咳平喘。适用于重症肌无力肺脾两虚证患者。

定位：在背部，当第3胸椎棘突下，旁开1.5寸（图5-39）。

操作：斜刺0.3～0.8寸，可灸。

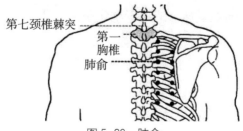

第七颈椎棘突

第一
胸椎

肺俞

图5-39　肺俞

（29）大椎：属督脉，为手三阳（手阳明大肠经、手太阳小肠经、手少阳三焦经）、督脉之会。

功效：清热解表，截疟止痫。适用于重症肌无力肺脾两虚证患者。

定位：在项下部，当第7颈椎棘突下凹陷处（图5-40）。

操作：斜刺0.5～0.8寸，可灸。

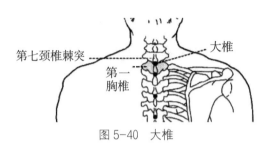

图5-40　大椎

（30）中府：属手太阴肺经，手太阴肺经之募穴，手太阴肺经与足太阴脾经交会穴。

功效：止咳平喘，理气宽胸。适用于重症肌无力肺脾两虚证患者。

定位：在胸前壁的外上方，云门下1寸，平第1肋间隙，距前正中线6寸（图5-41）。

操作：向外斜刺或平刺0.5～0.8寸，不可向内深刺。

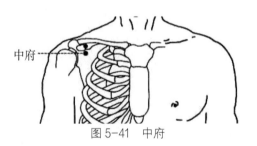

图5-41　中府

（31）太渊：属手太阴肺经，手太阴肺经之输穴、原穴，八会穴之脉会穴。

功效：补肺益气，通经复脉。适用于重症肌无力肺脾两虚证患者。

定位：在腕掌侧横纹桡侧，桡动脉搏动处（图5-42）。

操作：避开桡动脉，直刺0.3～0.5寸。

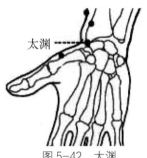

图5-42　太渊

（二）针灸疗法

1. 全身型重症肌无力

（1）脾胃虚损证。

治法：补益脾胃，濡养筋脉。

基本处方：以手、足阳明经穴和夹脊穴为主。

上肢：肩髃、曲池、手三里、合谷、外关。

下肢：环跳、风市、伏兔、足三里、阳陵泉、三阴交。

躯干：脾俞、胃俞、章门、中脘、夹脊。

操作：脾俞、胃俞、中脘、足三里采用捻转或提插补法，可配合灸法。其余穴位采用平补平泻法。如上肢、下肢肌肉严重萎缩加手阳明经与足阳明经排刺。电针选取肩髃与曲池，手三里与外关，环跳与风市，足三里与三阴交，交替进行治疗，针刺后疏密波刺激，以患者能耐受为度，每次 20 min。

方义：阳明经多血多气，选上、下肢阳明经穴位，取"治痿独取阳明"之意，肩髃、曲池、手三里、合谷为手阳明经穴，可疏通上肢经络，调理气血，配合手少阳三焦经穴外关，疏利三焦气血。伏兔、足三里为足阳明经穴，可疏通下肢经络，强壮肌肉，配合足少阳胆经之环跳、风市、阳陵泉濡养筋脉，其中阳陵泉为筋会，通调诸筋。三阴交为三阴经之交会穴，共奏健脾、补肝、益肾之功。躯干部选用脾俞、胃俞调补脾胃；中脘健脾和胃，通降腑气；章门属于足厥阴肝经穴，亦为脾之募穴，可健脾和胃，与脾俞合用，俞募相配，补益脾胃之效更佳。夹脊位于督脉两旁，又与膀胱经的背俞相邻，可调脏腑阴阳，补益脏腑，运行气血。

（2）痰湿困脾证。

治法：健脾化湿，祛痰通络。

基本处方：以手、足阳明经穴和夹脊穴为主。

上肢：肩髃、曲池、手三里、合谷、内关。

下肢：环跳、伏兔、风市、阴陵泉（透阳陵泉）、丰隆、三阴交、公孙。

躯干：脾俞、胃俞、夹脊。

操作：丰隆、公孙采用捻转或提插泻法。其余穴位采用平补平泻法。若脾虚湿热甚，则选取二间、内庭采用捻转或提插泻法。

方义：《灵枢·九针二十原》中有"所出为井，所溜为荥，所注为输，所行为经，所入为合"之说。合穴为脉气盛大之处，如水流合入大海，故在基础方上，加以足太阴脾经之合穴阴陵泉健脾利湿。络穴可沟通表里两经，治疗由表入里、由里及表，表里同病之症，配合脾经之络穴公孙增其化痰祛湿之功，"公孙穴主冲脉，冲脉跟着肾经，直冲到胃"，加以足阳明胃经之络穴丰隆健脾化痰，更显其功。

（3）气虚血瘀证。

治法：补气活血，祛瘀通络。

基本处方：以手、足阳明经穴和夹脊穴为主。

上肢：肩髃、曲池、手三里、合谷、内关。

下肢：环跳、风市、血海、足三里、阴陵泉（透阳陵泉）、三阴交、太冲。

躯干：气海、膈俞、夹脊。

操作：气海、膈俞、血海、足三里采用捻转或提插补法，可配合灸法。若气血不足明显，可加关元、归来调补气血。其余穴位采用平补平泻法。

方义：脾主统血，肝主疏泄，阳明经为多气多血之经，选用手阳明大肠经原穴合谷，配以肝经原穴太冲，合称"四关"穴，可调气血、通经络；脾主统血，主运化，血海运化气血，调经统血，濡养筋脉。配以气海、膈俞理气活血通脉。

（4）脾肾两虚证。

治法：补益脾肾，濡养筋脉。

基本处方：以手、足阳明经穴和夹脊穴为主。

上肢：肩髃、曲池、手三里、合谷、外关。

下肢：环跳、伏兔、足三里、风市、阳陵泉、三阴交、太溪。

躯干：脾俞、肾俞、命门、夹脊。

操作：脾俞、肾俞、命门、太溪采用捻转或提插补法，可配合灸法。其余穴位采用平补平泻法。

方义：命门，为两肾之间，当肾间动气处，为元气之根本，生命之门户，其横通足少阴，又沟通肾脏之门户。故此在基础方上，加以督脉之命门补益肾阳。太溪为足少阴肾经之原穴、输穴，可补益肝肾，培土生金，温阳散寒。两者相配，阴阳双补。配以背俞穴之脾俞、肾俞，以先天补后天之精，以后天补先天之不足，先天后天相资，气血双补，调和脏腑阴阳。

2. 眼肌型重症肌无力

（1）脾虚气陷证。

治法：补中益气。

基本处方：以眼周局部穴位为主。

头部：攒竹、鱼腰透阳白、承泣、丝竹空、百会。

上肢：曲池、合谷、外关。

下肢：三阴交、太白。

躯干：膻中、气海、关元。

操作：气海、关元、太白采用捻转或提插补法，可配合灸法。其余穴位采用平补平泻法。电针选取攒竹与丝竹空，选用连续波中的疏波或断续波进行治疗，以患者能耐受为度，每次 20 min。

方义：眼部选取攒竹、鱼腰透阳白、承泣、丝竹空，足太阳膀胱经起于目内眦，手少阳三焦经穴止于眉梢的丝竹空，于目外眦交胆经，故选此穴位以疏通眼部经络，使阳气汇于眼部。因脾主肌肉，眼睑开合与脾相关，所谓"太白者，脾之和也"，故在基础方上，加脾经原穴太白补益脾气。气海主治"脏气虚惫，真气不足，一切气疾久不瘥"（《铜人内景图论》），配合膻中（《灵枢·海论》），两者主气病，能补脾气之不足，加之百会提升下陷之气，使阻滞之气通行。关元为人身元阴元阳关藏之地，可调补阴阳，补益脏腑。膻中、气海、关元皆为任脉之穴，任脉为阴脉之海，主五脏六腑之病症。

（2）风痰阻络证。

治法：祛风化痰，舒筋活络。

基本处方：以手、足阳明经穴和夹脊穴为主。

头面部：攒竹、鱼腰透阳白、承泣、丝竹空、风池。

上肢：曲池、合谷、外关。

下肢：三阴交、丰隆、血海。

躯干：脾俞、膈俞。

操作：丰隆、章门采用捻转或提插补法，可配合灸法。其余穴位采用平补平泻法。

方义：痰的生成与肺、脾、肾相关，但主责脾，脾有生痰之源的说法，而丰隆为胃之络穴，别走足太阴脾经，可治疗脾胃经病变，配以脾之募穴章门、背俞穴脾俞，两者合用通调脾胃气机，使气行津布，中土健运，痰湿自消。"血会膈俞"，取血海、膈俞是以"治风先治血，血行风自灭"，风、痰得治则经络通畅。

（三）推拿治疗

医者运用自己的双手作用于病患体表疼痛不适、特定的腧穴的地方，采用推、拿、按、摩、揉、捏、点、拍等形式多样的手法，达到疏通经络、推行气血、扶伤止痛、祛邪扶正、调和阴阳的疗效。对于重症肌无力患者，多采用揉法、捏法、拿法、抖法、攘法、点脊法、捏脊法、搓法、点穴等。患者取坐位，自风池推至大椎，以皮肤微微发热为度，弹拨患者颈部、上肢肌群；继而转俯卧位，以患者患病部位为重点，推、按背俞穴和夹脊穴，配合环跳、命门点按；转换为仰卧位，使用手掌自患者腹股沟用力向下推至足背，再从上到下捏拿受累肌群，反复数次。最后以放松手法结束。也可嘱患者取仰卧位，先循手足阳明经施以揉法、捏法，放松肌肉，并在肌肉丰厚处进行捏拿法。再在四肢施以抖法、擦法振奋体内阳气，疏通四肢经气，运行气血。继而嘱患者俯卧，循督脉及背俞穴行点脊法与捏脊法，最后在四肢及躯干部施以搓法，使体内气血充分运行。每次 20 min。治疗脾胃虚弱证患者，力度宜较轻。点穴选择脾俞、胃俞、中脘、足三里为主。痰湿困脾证可用一指禅揉按丰隆、阴陵泉等促进痰湿消散。针对湿热明显者，手法以泻法为主，宜快、宜重，配合阴陵泉、内庭点穴治疗。治疗气虚血瘀等虚实夹杂之证的患者，要注重患者感觉及手法强度，中病即止，不宜太过。

治疗眼肌型重症肌无力患者，多采用揉法、捏法、拿法、抖法、擦法、点脊法、捏脊法、搓法、点穴等。患者仰卧位，部位以眼睑部为主，按摩手法多以摩法、擦法、点揉法等补法类手法为主，点揉可取局部睛明、攒竹、承泣、丝竹空等穴位，操作宜轻柔深透，缓慢深长[26]。

（四）皮肤针

皮肤针为丛针浅刺法，是以多支短针集成一束浅刺人体一定部位的一种针刺方法，在古代中医称为"半刺""浮刺""毛刺"。十二皮部与经络脏腑有着密切的联系，《素问》记载："凡十二经络脉者，皮之部也。是故百病之始生也，必先于皮毛。"通过皮肤—孙脉—络脉—经脉调整局部气血，激发经络之气，调节脏腑功能。治疗重症肌无力患者，可选取背俞穴、夹脊穴或手足阳明经穴交替进行循经叩刺，应注意仅用腕部弹刺，只作极短暂的停留即起针，叩击时须发出短促而清脆的"嗒嗒"声，叩刺频率最好保持在 70～100 次/min，强度宜轻，患者略感痒痛、仅见轻微潮红即可[27]。

（五）拔罐

拔罐法是通过各种方法排出罐内空气，造成负压，使罐吸附于俞穴或相应的体表部位，其中的负压作用和温热作用可增加血液灌流量，促进血液循环，从而恢复肌肉弹性功能，起到祛寒除湿、活血化瘀、温经通络作用，且具有祛邪而扶正的功效。利用拔罐疗法治疗重症肌无力患者，可选取背俞穴与手足阳明经穴进行循经闪罐，必要时可同时给予走罐治疗，每日 1 次，以疏通经络、调理脏腑。对于湿热症状明显者，可选取二间、内庭进行交替刺络拔罐。对于脾虚痰浊明显者，可选取阴陵泉、丰隆进行交替刺络拔罐。

（六）穴位注射

穴位注射是将药物注入穴位的一种治疗方法，结合了针刺刺激和药物的治疗作用，发挥了综合效应，具有疏通经络、行气活血、改善微循环、调畅情志、提高免疫功能的功效。对重症肌无力患者而言，在一些重点部位注药可使药力更集中，直达病所，使损伤的神经炎症得以消除，改善症状，促使机体恢复正常功能。眼周穴位可选取鱼腰透阳白、攒竹、睛明、丝竹空等，以维生素 B_{12} 1 mL/0.5 mg，地塞米松 2～5 mg，利多卡因 1 mL，每次每穴注射 0.5～1 mL，视药物吸收情况每日或隔日注射 1 次。四肢穴位可选取曲池、足三里，以黄芪注射液 4 mL，快速进针，行提插补泻手法，得气后缓慢注入黄芪注射液，1 日 1 次，双侧交替[28-29]。

（郑嘉怡）

参考文献

［1］张蔷，高文远，满淑丽. 黄芪中有效成分药理活性的研究进展［J］. 中国中药杂志，2012，37（21）：3203-3207.

［2］阳涛，周欣欣，刘小斌. 邓铁涛教授函诊治疗重症肌无力用药特点浅析［J］. 新中医，2011，43（4）：134-135.

［3］宁艳哲，邹忆怀，任毅. 任占利辨治眼肌型重症肌无力经验［J］. 北京中医药杂志，2016，35（3）：233-235.

［4］付有为，乔文军. 张静生教授治疗重症肌无力临床经验举隅［J］. 中华中医药杂志，2012，27（3）：632-633.

［5］赵凯，赵文光. 基于关联规则重症肌无力医案数据挖掘分析［J］. 山西中医，2014，30（11）：40-43.

［6］况时祥，何前松，况耀鋆. 重症肌无力用药经验与体会［J］. 亚太传统医药，2017，13（1）：67-69.

［7］裘昌林，金香鸾. 马钱子治疗重症肌无力出现毒性反应及预防措施的探讨［J］. 中国现代应用药学，1998，15（2）：35.

［8］董建军，郗淑娟，张桂锋. 制马钱子的临床应用［J］. 中国现代药物应用，2016，10（16）：277-279.

［9］况时祥，王强，刘琛. 马钱子治疗重症肌无力机制探讨［J］. 上海中医药杂志，2015，49（5）：83-84.

［10］解宝仙，唐文照，王利红，等. 马钱子化学成分研究［J］. 中药材，2016，39（1）：86-89.

［11］刘弼臣，史英杰. 中医治疗小儿眼肌型重症肌无力 21 例临床分析

［J］.中医杂志，1985（10）：45-46.

［12］江花，潘洪. 王明杰治疗重症肌无力经验［J］. 中医杂志，2014，55
（6）：464-466.

［13］张秋池，顾锡镇. 顾锡镇治疗眼肌型重症肌无力经验［J］. 河南中
医，2014，34（7）：1236-1237.

［14］武敬亮，苏智先，田桂香，等. 淫羊藿研究新进展［J］. 中医药学
报，2004，32（3）：69-72.

［15］孙玉洁，李家庚. 李家庚治疗重症肌无力经验［J］. 湖北中医杂志，
2014，36（6）：30.

［16］徐进. 张怀亮教授六法辨治重症肌无力临床经验［J］. 中医学报，
2017，32（3）：376-379.

［17］高斌. 王宝亮教授诊治重症肌无力辨证遣药经验［J］. 中医研究，
2012，25（11）：56-58.

［18］刘昊，邓丽影. 重症肌无力与络病理论［C］//《疑难病》杂志社，中
华中医药学会络病分会. 络病学基础与临床研究（3）. 北京：中国科
学技术出版社，2007：207-209.

［19］刘初生. 中药复力冲剂治疗小儿眼肌型重症肌无力的临床研究
［C］//中华中医药学会儿科分会，全国中医药高等教育学会儿科分
会. 刘弼臣教授从医六十五周年学术思想研讨会暨中华中医药学会儿
科分会与全国中医药高等教育学会儿科分会全国学术交流大会论文汇编.
［出版地不详］：［出版者不详］，2004：3.

［20］况时祥，刘琛，王强，等. 辨证治疗重症肌无力285例临床观察［J］.
山西中医，2014，30（11）：11-13.

［21］黄坤强，王灵萍，万毅，等. 复肌宁胶囊治疗重症肌无力70例临床观
察［J］. 中国中西医结合杂志，1998，18（12）：743-744.

［22］于振宣，黄坤强，季晓莉. 尚尔寿治疗痿证经验［J］. 中医杂志，
1995，36（9）：522-524.

［23］姜超，刘萍，梁燕，等. 健肌宁治疗重症肌无力的临床研究［J］. 中
国中医急症，2013，22（5）：712-713，742.

［24］姜雄，何前松，况时祥. 况时祥从"毒"论治重症肌无力的临床经验
介绍［J］. 江苏中医药，2016，48（8）：19-21.

［25］张献文，况时祥，李王杏安. 况时祥教授诊疗重症肌无力经验辑要
［J］.中医临床研究，2013，5（7）：10-11.

［26］谢忠祥．经络针灸、舒经活络推拿结合清燥汤剂治疗重症肌无力临床研究［J］．亚太传统医药，2016，12（1）：99-100.

［27］张进，张仁．张仁异病同法针刺治疗眼病技术撷要［J］．浙江中医药大学学报，2016，40（2）：146-149.

［28］裘涛，陈眉．黄芪注射液穴位注射配合治疗重症肌无力的临床观察［C］//中华中医药学会脑病分会成立大会暨2008年全国中医脑病学术研讨会论文汇编．［出版地不详］：［出版者不详］，2008：284-286.

［29］周曼奕，周道仁．针灸加穴位注射治疗眼肌型重症肌无力疗效观察［J］．中国民间疗法，2014，22（3）：29.

第二节　中医脾胃理论对重症肌无力的传统调护研究

当今医学发展日新月异，已经从传统的模式转变为生理—心理—社会模式，由患者被动地靠医生治疗变为以患者为主体，医生在医疗过程中对患者进行生理、心理和行为的全面指导和帮助。而中医治疗慢性病的优势就在于其养生理念、作息调养和食疗等对患者生活习惯和调养的影响。所以中医调养患者应当先了解疾病基本常识，具备良好的心态，并避免不良因素影响。具体来说，就是选择正规的治疗途径，并采用正确的中医养生理念辅助治疗，从而改善疗效。

一、脾胃理论指导下的养生心态——养生八字诀

说到养生，很多人的第一反应就是饮食养生和作息锻炼。食疗、锻炼固然是中医的优势，但中医的养生理念主要体现在心和德行的修炼中，养心养德对于养生十分重要，养心养德使阴平阳秘，精神恬淡，起居合宜，而达高寿[1]。《千金要方·养性论》中指出："性既自善，内外百病皆不悉生，祸乱灾害亦无由作，此养性之大经也。"中医五脏学说中"心主神明""心为五脏六腑之大主"，说明心为人身之主宰，神明之心发出的意志，可以驾驭精神情绪、调适寒暑，这样就能维持机体内外环境的平衡，保证机体的健康[2]。脾胃理论指导下的中医调养，应当是从养心出发，以意为念，用良好的心态和德行反过来调养身体，使身心都能达到健康的状态。基于脾胃理论，可以概括出"仁、义、礼、智、信、雅、平、和"八法，养生八字诀是中医养心、养德的高度总结。

（一）大德而得其寿

"仁、义、礼、智、信"为儒家"五常"，贯穿于中国文化的发展中，成为中国价值体系中的最核心因素。仁：指和人相处能够仁心仁德、以德待人、和善待人。义：指能够设身处地、换位思考、乐于助人。礼：指对人以礼相待、知书达礼、不卑不亢，特别是要尊重、善待地位比自己低的人[2]。智：活到老学到老，掌握事情的规律，工作效率高，事半功倍，自然就有更充裕的时间休息、调养身心了。信：言而有信、以诚待人[2]。

可想而知，以仁、义、礼、信待人的人，身边朋友自然多，遇到困难也更容易克

服，压力小，烦恼自然就少，身心就更健康。中国自古就有"仁者寿"的说法，因为德行高尚而长寿的老人，通常德高望重、安心处世、光明磊落、性格豁达。一个人如果一直处于心平气和，泰然自若的状态，就可以使"主"明心正，这就是养心的关键[2]。

（二）智慧养生，留心处处皆健康

"智"，需提醒现代人要有"智慧养生"的理念，养生绝不只汤水、补品这么简单，而是关乎生活的方方面面，可以说留心处处皆健康。以生活作息为例，古代人的生活起居是顺应自然规律的，日出而作，日落而息，于健康非常有益[2]。现代人由于生活节奏快，生活压力大，熬夜的比例确实很大，酒吧、夜店、网吧等场所更是通宵营业，年轻人都是以夜生活为常态。而这种生活状态和中医的养生观念背道而驰，中医认为晚上 12 点为阴阳相抱之时，若过了这个时间才入眠，阴阳不能相抱，就会容易导致失眠，或者即使入睡了睡眠质量也会欠佳。长期如此会形成晚上睡不着，白天打瞌睡的恶性循环。长期熬夜也会损耗阳气，正所谓"非时作息，阳不归根"，生活规律不由中医养生理念来指导，只想通过中医药调理就拥有健康的身体，那是杯水车薪，所以这种情况吃再多补品也无济于事。

当今社会节奏快，压力大，男男女女都讲究"颜值"，化妆乃至整容的现象越来越多。但是化妆品的成分良莠不齐，据报道化妆品的光亮度越高，重金属含量越高，对身体的危害越大。因此有智慧的女性尽量化淡妆，减少外界化妆品对身体的危害。更聪明的做法就是用"气血"来给自己化妆，调理好气血，不化妆皮肤也白里透红的，自然美千金难换。

现在的房价越来越高，都市人对房子的重视程度也越来越高，买房子后肯定少不了要装修，都市人装修的热情持续高涨。装修中涉及的有害物质非常多，因装修中的有毒有害材料引起白血病、癌症的例子屡屡见诸报端。因此，装修时首要原则应是环保无害，其次才是实用，最后才是美观。要避免装修过度，不着雕饰也是一种简约的美，这也能体现当代盛世节约的核心价值。当代人们户外活动逐步减少，人们在家里待的时间还是占多数，若装修过度一家人住在里面等于吸毒、慢性自杀，健康没有了，房子也失去了其使用价值，这样就本末倒置了。

（三）平衡是健康的"金钥匙"

"平"有两层含义。一层是平淡，中国自古讲究恬淡虚无，高下不相慕，这是长寿之道。另一层意思就是平衡，平衡可以说是健康的另一关键。其中包括阴阳平衡、饮食平衡、运动平衡等多方面。以阴阳平衡为例，运动娱乐都需要讲究适度，适度活动对调和气血、情志都有正向的帮助。对于饮食方面，均衡并不是苛求每一餐都荤素、温凉搭配得当，而是在一天内要尽量保持平衡。比如说中午吃了较为油腻的食物，那么晚上就可以多吃一些清淡的食物平衡；中午食用了较为辛辣食物，那么晚上就可以喝点清润的汤润燥。

劳逸也要讲究平衡，要掌握真正的休息的秘诀，使身体得到真正的修养。例如，有些人忙碌一天身体较为疲劳，决定放松一下，采取的方式就是打游戏、打球、看电影等，但这些活动仍在消耗患者的体力和精力，对身体来说仍然是在"工作"的，并不是完全意义上的休息。正确的休息方式是静心休养或睡觉，这才能使身体得到真正的放松和平和。

运动也要讲究平衡，脑力活动要与体力运动平衡。虽说生命在于运动，但不能进行过度的脑力活动和体力运动。汉代华佗在论五禽戏时指出"人体欲得劳动，但不当使极耳，动摇则谷气消，血脉流通，病不得生""不当使极耳"，即言适量而不为过，过则对养生不利[1]。所谓"秋收冬藏"，冬当以藏为主。夜晚相当于一天之中的冬季，若不循规律而行，反而在夜晚或冬季进行剧烈运动，会影响阳气的收藏，尤其会使肾阳受损。最重要运动原则是适度，顺应自然，例如：广播体操、八段锦、五禽戏，在工作间隙就可以进行。建议工作单位尽量提供给员工半小时时间做广播体操。广播体操，简单易学，全身各关节都能得到运动，患者可以根据自己的身体条件进行选择并适度进行。游泳也是老少皆宜的运动，是一种不伤关节又能改善气血的运动，可以达到锻炼恢复的效果。

（四）优雅、和谐——打造健康小环境

健康长寿也与人们所处的环境息息相关，一说到环境就会想到外部环境，除了对于个人来说无法改变的大环境外，还有个人健康小环境。"雅"与"和"就与健康小环境有关。"雅"指的是高雅、高尚、不落俗套，包括居住环境，接触的人群，爱好的层次等高雅气氛。耳濡目染、陶冶性情，身心愉悦了，健康自然就来了。"和"指和气、和谐。患者家中的环境，和家人的关系或者邻里关系，都与人们的健康平和有着密切的关系。再者"和"也包括与自然的和谐，顺应天时。户外春光明媚，就应适当增加户外活动，吸收大自然中的阳气，有助于人们体内阳气的升发。在雾霾天，就该顺应自然，适当减少户外活动。

二、脾胃理论指导下重症肌无力患者作息与运动调养

适当的运动、合理科学的作息对于重症肌无力患者的治疗有积极的意义，这也是

遵循中医脾胃理论的养生思想。重症肌无力患者应力求在平日作息和运动中融入中医脾胃理论的养生观念，并逐步渗透到患者的行为和思想中，并将之贯彻到平时生活作息中的方方面面。

（一）预防感冒，未病先防，既病防变

重症肌无力患者在平时生活中最为重要的是注意预防感冒。感冒，易引起上呼吸道感染，而感染又容易诱发重症肌无力危象的发生[3]。因此，预防感冒是重症肌无力患者生活调养的重中之重。预防感冒，应顺应天时地利，注意四时昼夜温差等变化，根据需要酌情增减衣被。在流感季节，患者应注意尽量避免到人多拥挤的公共场所，注意避免感冒诱发疾病加重。得了感冒，应及时进行专业治疗，需要特别注意的是，重症肌无力患者有很多药物是需要避免使用的，所以用药需要在专业医师的指导下进行。

从病因来说，重症肌无力的病因之一是细菌抗原激发的抗体网络。在重症肌无力患者血清中发现与乙酰胆碱受体抗体相似的抗葡聚糖抗体，使重症肌无力患者的乙酰胆碱抗体被攻击和减少，从而导致重症肌无力的发病。另外，病毒感染导致重症肌无力发病的猜想也一直存在，病毒能够使动物和人类的免疫系统出现反应。因此，增强抵抗力，预防感冒，对于预防疾病复发十分重要。

感染是重症肌无力的重要诱发因素。临床上，诱发重症肌无力感染方式主要有两种：一种是肺炎，肺感染后肺通气量和换气量降低，而且重症肌无力患者本身就存在的呼吸肌无力现象，可以使患者呼吸功能出现障碍，甚至出现肌无力危象；另一种是消化道感染，呕吐腹泻后导致的电解质平衡紊乱，全身性营养缺乏和能量消耗，使重症肌无力的症状出现。感染的机制诱导重症肌无力也有两个方面：一是重症肌无力患者感染后免疫系统被激活，B淋巴细胞表达抗体大量增加，从而导致患者体内抗乙酰胆碱受体抗体增多，使病情逐渐加重；二是感染后身体功能受到影响，导致缺氧，营养不良，造成身体疲劳而引起疾病。

重症肌无力患者发生感染时应如何选用抗生素等药物？我们知道，重症肌无力患者合并感染时，病情容易加重，甚至出现危象。但发生感染时，用药需要特别谨慎，抗生素的选择需要专业医师指导。总体来说，抗生素等药物选择应该以无过敏为基本原则。抗生素的选择：建议选择青霉素类和头孢类、大环内酯类，抗真菌药提倡外用，静脉给药或口服用药时间不宜过长。感冒发热可尽量选用致敏可能性小的中成药、非甾体类退热药等。这里只概述感染用药原则，具体用药和用量，需要专业医师指导。需要特别注意的是：切忌患者在未经专业医师指导下自行用药。

在现实生活中，除了最为常见的感染问题，也会遇到其他情况需要用到各种药

物，由于重症肌无力的特殊性，各种用药都需要重视，并严格按照专业医师的指导服用。对于合并失眠的重症肌无力患者，需要注意避免中枢神经镇静催眠药物对患者呼吸中枢的抑制作用，而且还需要注意这类药物对呼吸肌的肌松作用，因此滥用药物有可能会加重重症肌无力的病情。此外，对于麻醉类药物，重症肌无力患者需要慎重选择，并尊重医师的专业意见。当重症肌无力患者合并心脑血管疾病时，β受体阻滞剂、钙通道拮抗剂及他汀类药物等常用药可能会从不同的机制影响或加重重症肌无力的病情。因此，需要在专科医师的指导下对症用药。

（二）注意休息，重视运动，切勿过度

虽然按照当今的生物医学水平，重症肌无力还无法完全治愈，但患者也不需要过度绝望。通过科学的调理，可以控制患者的症状，并减少复发，从而获得一个相对稳定的乃至于无症状的生存状态，使得患者的生活质量也可以类似于常人。因此，指导患者合理休息，适当锻炼，协调肌肉紧张度、增强机体免疫力有十分重要的意义。

1. 注意休息

重症肌无力具有活动后加重、休息后减轻和晨轻暮重等特点。而肌肉在经过一段时间的休息后，也会有一定程度的恢复。因此，注意休息和调养，避免剧烈的运动和过度疲劳使病情加重，通过一段时间的调养和休息，也有助于症状的缓解。但是休息也要注意方式方法的选择，其中值得注意的是：不宜长时间看电视，以防眼肌过度疲劳加重症状；注意休息也不等于卧床不动，而应该提倡适当运动以增强体质，如散步、练八段锦、打太极拳等。

2. 重视运动

根据中医基础理论，阳气对于防范疾病入侵十分重要，充沛阳气和精力可以帮助机体更好地工作学习、抵抗疾病。阳气以动为要，如果重症肌无力患者久坐少动，阳气无以化生，就容易感到疲倦乏力，没有精神，反而更容易因抵抗力下降而出现病情反复。国医大师邓铁涛教授认为："强身以动为要、动则生阳，阳气是人体生殖、生长、发育、衰老和死亡的决定因素。"其中散步对于重症肌无力患者而言，就是很好的运动。散步有许多好处，可使人情绪稳定，并消除疲劳，也是重症肌无力患者很好的康复方式。但对于散步需要注意以下几点：步频宜缓，散步时全身放松，手臂自然摆动，步调协调，呼吸缓慢而自然，形式不需拘泥，应该以个人的体力和病情情况进行选择；散步的时间应该以自己稍感疲劳和微微出汗为度；散步应该走走停停，散步过程中可适当停止或休息，宜采用慢步，切忌急行；此外，患者还可以学习一些医学体操、八段锦、健身气功等运动，有助于缓和情绪，增强体质，以提高机体的免疫力。适当的运动不仅有助于恢复患者的健康，而且有助于减轻患者的焦虑，从而有助

于提高患者的生活质量。

3.避免过度劳累

在运用合理运动调养身体的同时，需要特别注意的是避免过度劳累。过度劳累是影响本病复发和加重的重要因素。需要注意到，重症肌无力患者不但需要面对病痛的折磨，而且很可能会面临较多生活、工作等各方面的压力和对自我价值的否定，压力和思虑过度均会消耗机体内的能量，从而使本病复发或加重。因此，重症肌无力患者切忌操之过急，应当顺应自然和自己的身体，循序渐进；同时可以咨询专科医师根据自己的病情和具体情况来制订适合自己的运动方案，从而达到健身和康复的目的。

（三）调节七情，珍惜精气，顺应自然

患者要重视情志对病情的影响，保持正确的调养观念，保持愉悦的心境，避免悲观情绪对病情的影响，逐步恢复信心，提倡积极向上的人生观和生活观念，这对于疾病康复和病情的稳定十分重要。对于过度消耗精气的行为，应当控制自己的欲望，顺应自然变化，从而使机体康复和病情平稳。

1.调畅情志

精神创伤是重症肌无力病情复发或加重的一个独立危险因素，其机理在西医学理论中难以得到完美的阐释。当前的主要假说是：重症肌无力患者存在中枢神经受损的症状（主要表现为认知的障碍），此外还有不同程度的睡眠障碍。从中医学角度来阐释，情志不畅易致肝郁，肝属木，根据五行相生相克机制，木克脾土，而脾主四肢肌肉，脾主运化、水谷精气的输布，且四肢肌肉的营养与运动等都为脾所主，因此七情不畅、肝郁气结，易于横犯脾土。肝木克土则致患者肌肉不得濡养、气不循经而运动无力，故使本病发作或加重。

当今社会节奏快、压力大，情志致病者多。情志因素更值得重症肌无力患者给予重视。首先，重症肌无力患者多无法与正常人一样工作和生活，而且在自我认知上表现为容易自卑和否定自我；其次，有些时候社会和家庭对患者缺乏足够的理解和尊重，容易加重患者的思想负担；最后，患者一般病程较长，且其中部分患者经历气管切开、人工辅助呼吸等抢救过程，容易形成一定的心理恐惧感和无助感。这些情志的不遂都无助于患者的恢复和治疗。因此，需要特别注意调畅情志，对患者进行心理干预和保护，增加医患之间的了解和信任，使患者树立战胜疾病的信心。

2.珍惜精气

中医学认为，精、气、神是构成人体的基本物质，是维持人体生命活动的物质基础，葆精是强身的重要环节。《素问·金匮真言论》指出："夫精者，身之本也。"《灵枢·本神》指出："生之来，谓之精。"精气的盛衰不仅反映一个人先天禀赋，

也反映一个人后天的健康情况。中医基础理论中"肾藏精"思想，就包含着对精气的重视和节欲养生的思想。《素问·上古天真论》中说"肾者主水，受五脏六腑之精而藏之……五脏皆衰，筋骨懈惰，天癸尽矣。故发鬓白，身体重，行步不正"，也是这种思想的体现。已婚的重症肌无力患者应适当减少夫妻性生活次数，以不疲劳为原则，而平时需要注意控制情欲。

3. 顺应自然

患者应当遵从和顺应自然界的变化，合理作息，健康饮食，避免吸烟、饮酒等不利于人体健康的习惯。重症肌无力的中医病机主要在"脾胃亏损"，属于慢病虚损，所以应当避免对脾胃有损的辛辣、寒凉、肥甘厚腻之品。寒凉、辛辣刺激易克胃气，肥甘厚腻易阻遏脾气，烟酒易损气阴，久之可致气郁化火，进一步加重病情。患者应当用中医天人合一的思想武装自己，学会倾听自己身体的声音，感受并顺应自然，并在思想上和行为上保持高度的一致。

总而言之，感染、运动过量、情志不畅都是重症肌无力的诱发及加重因素，注意休息，合理运动，调畅情志，珍惜精气都显得格外重要。而且对重症肌无力患者用药、作息的选择都需要给予特别的重视。在感染初期及时合理用药；对于如何安排作息和适当运动，则应在专业医师的指导下做出合乎自己病情的取舍，切忌过度劳累；保持情志舒畅，顺应自然，保存精气，以维持病情平稳。做到以上三点对于提高患者生存质量、预防病情复发和肌无力危象都十分重要，且对病情的平稳和机体的恢复都有很好的促进作用。

三、脾胃理论指导下重症肌无力患者饮食调养

"医食同源"，中药材本身也可以是良好的食材。按照中医理论来指导日常饮食，不但可以避免一些不当饮食对治疗的干扰，还可以在饮食的过程中，达到调理身体的效果。根据患者的不同体质，选用不同的饮食调理方法。因此，我们建议重症肌无力患者日常饮食应当：①忌食生冷；②高蛋白日常饮食；③选择性质平和的新鲜水果（如苹果、橙子、猕猴桃等）；④岭南地区有煲汤的习惯，汤中可适当选用黄芪、五指毛桃、山药等药材以健脾益胃；⑤戒烟戒酒，酒精不但容易引发肌无力危象，还会通过麻痹眼部肌肉，使患者视物模糊加重，且酒精可诱发消化道出血、溃疡，从而加重肌无力症状。

中医认为"劳者温之""损者益之"，脾胃虚损者宜食用甘温补益之品，如糯米红枣粥、淮山杞子煲牛腱汤、黄芪党参煲猪腱（瘦肉）汤等，常服具有补益温中、补虚散寒的功效。肥胖虚肿及胃肠不适患者，可服用淮山杞子茨实薏米汤，以达健脾祛

湿之功。四肢无力、神疲气短、体弱消瘦、肌肉萎缩症状明显者，则用五指毛桃煲脊骨，有利于健脾益气，补而不燥。因此，饮食指导需"因人而异"。

养生，即"养正性，顺自然"，实际上是中医学的预防保健学说，它是建立在人与自然的内外联系、医疗与预防辩证统一的整体观念基础上的，正如《素问·四气调神大论》讲的"圣人不治已病，治未病；不治已乱，治未乱，此之谓也。夫病已成而后药之，乱已成而后治之，譬犹渴而穿井，斗而铸锥，不亦晚乎"。气候改变时，重症肌无力患者多病情加重，稍不加注意则会感染风寒湿邪，变生他病，诱发重症肌无力危象。而许多重症肌无力患者因长期服用激素等免疫抑制剂，使免疫功能低下，在日常生活中除应适当运动以增强体质外，还要在日常饮食上多加注意，以符合"天人合一"的理念，根据不同节气进行适当食疗养生保健，顺应天时，调整脏腑功能，调节免疫力，以达未病先防的目的。

（一）春季以甘味养肝脾为主

《素问·四时刺逆从论》说："春气在经脉，夏气在孙络，长夏气在肌肉，秋气在皮肤，冬气在骨髓中。"春夏之时，自然界阳气升发，万物生机盎然，这时人们应该适当充养保护体内阳气，使之充沛而旺盛不衰。《素问·脏气法时论》说："肝主春，足厥阴少阳主治，其日甲乙，肝苦急，急食甘以缓之。"肝在五志中为怒，大怒则气急，甘味能缓、和中补益，因此春季适食甘，少吃姜、辣椒等辛辣之品。总之，春季气候温和，应该吃小麦、扁豆、大枣等甘味养肝脾之品，适当进食生姜、葱、韭菜等助阳之品，禁食过于温热的食物。

（二）夏季应以平补脾胃为主

夏季是阳气最盛的季节，气候炎热，人们常饮冷贪凉、服用凉茶、常用空调等，这些习惯必然导致脾胃损伤，脾胃虚弱主要表现为：胃口不好，大便溏稀，精神不振，疲乏无力，面色差。因为脾胃虚则气血不足，有些女性还表现为月经量少，或月经淋沥不尽，月经提前或推迟等。中医学认为，"湿"与脾密切相关。夏季由于人们的生活习惯，容易损伤脾胃，脾虚则机体会产生湿气。作为大家最为关心的饮食调养方面，夏季的饮食原则是平补脾胃，平除脾湿。"平补脾胃"的意思是调补脾胃以平和为本，不宜过寒过燥，因为每个人体质的偏寒、偏热不一，甚至很多人是寒热错杂，所以应尽量做到平补。"平除脾湿"就是祛除脾湿也应该以平为本，不宜过芳香、过寒凉、过苦燥，选用药食也尽量适宜广大人群。当然，若能辨别体质用药，效果更好。

（三）秋季益气养阴、润燥养肠为主

《素问·脏气法时论》说："肺主秋……肺欲收，急食酸以收之，用酸补之，辛泻之。"秋属金，宜收不宜散，应尽量避免吃葱、姜等辛味之品。秋属燥邪，燥邪易伤津，故秋季食物应以滋阴润肺为要，补气候之缺，调和阴阳，平衡润燥。滋阴生津润肺的食材有很多，大家可以按照喜好自由搭配出适宜的食材。具体来说，秋季可适当服用芝麻、粳米、蜂蜜、枇杷、菠萝、乳品等柔润食物，以达润肺生津益胃之效。

（四）冬季顺自然闭藏之规律，敛阴护阳为根本

秋收冬藏，冬季养生应以藏为要。藏之要，除了要注意减少户外活动、注意早睡晚起的作息变化外，还需要收敛精神、调整饮食，以滋阴为主，辅以护阳。力求精神静谧，控制情志活动，保证精神情绪的安宁，做到含而不露，潜藏身体上的阳气。同时，饮食上除了食用一些时令温补之品外，更需要注意"夏养阳，冬养阴"的方法，虽少食生冷，却需要注意到冬天养阴事半功倍的效果，且以养阴为要，调养要遵循"秋冬养阴""无扰乎阳"，有选择地食用一些滋阴潜阳的食物。同时需要注意的是，北方严寒地区新鲜蔬果较缺乏，重症肌无力患者需要注意避免因维生素的缺乏而诱发疾病。

（刘　伟）

—— 参考文献 ——

［1］邓铁涛. 养生必先养心［J］. 祝您健康，2010（2）：12.
［2］陈辉. 中医大咖刘友章教授的"养生八字诀"却是大道极简的人生哲理［EB/OL］.（2017-03-23）［2018-07-04］. http://www.360doc.com/content/17/0323/14/1427138_639463108.shtmL.
［3］刘晓萍，金丽，张志民. 重症肌无力的中西医结合护理［J］. 中国实用医药，2007，2（31）：176-177.

中医脾胃理论对重症肌无力的现代临床研究

在为数不多的神经肌肉接头功能障碍的疾病当中，重症肌无力是比较常见的类型。如前所述，由于自身抗体结合于神经肌肉接头的突触后膜，导致乙酰胆碱受体被封闭，无法与乙酰胆碱有效地结合，导致神经肌肉传导失常，是 MG 发病的主要机制。因此在现代医学的治疗手段中，胆碱酯酶抑制剂、糖皮质激素成为此病的一线治疗药物。除此以外，服用免疫抑制药物、静脉注射丙种球蛋白、血浆置换、胸腺摘除手术、胸腺放射等都是可选用的治疗手段。

尽管在多部临床指南中均推荐使用胆碱酯酶抑制剂、糖皮质激素和硫唑嘌呤等药物，但长期使用这些药物产生的不良反应却不可小觑。对于长期服用胆碱酯酶抑制剂的患者而言，其胆碱酯酶受体易损伤，从而引发耐药性，使得病情恶化，后续治疗更加棘手[1]。激素治疗中，往往在早期容易出现一过性肌无力加重，甚至诱发危象，其机制可能与神经-肌肉神经传导阻滞相关。有研究认为激素治疗后可能直接抑制了突触神经-肌肉接头的神经递质传递，或者增强了胆碱酯酶抑制剂的活性，导致胆碱能危象的出现，或者导致乙酰胆碱受体抗体滴度水平升高[2]。而且应用糖皮质激素后出现的"满月脸""水牛背"等不良反应不仅会干扰到患者的正常生活，也会对其心理产生不良影响[3]。尤其在中国，MG 在儿童中的发病率较高，MG 患儿应用激素后发育受限的副作用一直困扰着患儿家属及临床医师。此外，对于在使用足量足疗程的糖皮质激素和至少两种免疫抑制剂后病情仍无法改善的难治性 MG，新的药物及新的治疗方案需要全球专家进一步探讨。

治疗重症肌无力的中医名家况时祥教授认为，在常规西医治疗基础上，配合中医综合疗法是提高疗效的重要环节，而且坚持中药汤剂或丸剂或中成药治疗，可以抑制病情的反复发作及加重恶化[3]。有学者纳入 58 个以中药治疗 MG 的临床随机试验进行 Meta 分析，发现在我国单用中药复方治疗 MG 的临床疗效与西药组疗效相似，但中药复方联合西药或者中成药联合西药治疗 MG 的疗效优于单纯西药治疗[4]。与现代医学治疗疾病的对抗性思想不同，中医治病注重补偏救弊，注重阴阳的平衡，以补益正气的手段纠正病气，正如《黄帝内经》所讲"正气存内，邪不可干"。中医中药以扶正祛邪的手段治疗，疗效可以是温和而持久的，甚至可以用于纠正西医治疗所带来的毒副作用。国医大师邓铁涛教授临证时，建议重症肌无力患者坚持服用中药，其间如果病情稳定可逐渐减少西药用量，对于长期使用激素的患者，应用茯苓、猪苓、薏苡仁等药物祛湿化浊以减轻水肿症状。同样治疗重症肌无力，虽然西医学的指南已然规定了一线治疗药物和治疗手段，但根据患者病情发展、治疗目标、经济条件等不同，所采用的治疗方案可能是有差异的、个体化的，这与数千年来中医治病的"三因制宜"思想不谋而合。在辨病论治的基础上进行辨证论治、辨体质论治，既抓住了疾病的主要病机，又根据个体差异纠偏补不足。例如邓铁涛教授在"重补脾胃，益气升陷"的基础上，辨证中注意到有的患者肝血不足，血不营于目，出现斜视、复视，则以枸杞子、鸡血藤、黄精等滋养肝血；而有的患者心血不足，出现心悸、失眠，则以酸枣仁、夜交藤养心安神。虽然现在西医学鼓励对 MG 患者进行血清抗体检测，对不同抗体阳性的患者采用不同的治疗方案；或者根据症状特点对疾病进行分型、根据病程发展对疾病进行分期，从而采取不同的治疗手段，但中医强调辨证论治，通过对不同环境、不同体质的人群处以不同治法，可以对患者症状进行整体调控，进而发挥更好的临床疗效，也能提高患者的生存质量。

一、口服汤药与西医治疗的结合

目前针对 MG 的临床研究中，常用的口服方剂有旨在益气升提、培补脾肾的补益剂，还有祛湿剂、祛风剂。在西医治疗的基础上加用口服中药汤剂治疗，往往能提高疗效，并能逐渐减少西药用量，减少不良反应。汪亚群[5]等对 60 例 MG 患者进行临床研究，将其随机分为治疗组和对照组。两组均以溴吡斯的明片进行治疗，治疗组在此基础上加服补中益气汤，并随证加减。半年后统计疗效发现治疗组总有效率高于对照组，且差异有统计学意义。乞国艳等[6]选择 220 名 MG 全身型患者，随机将其分为 A、B 两组。B 组以免疫抑制剂（甲泼尼松龙和硫唑嘌呤）治疗，A 组在此基础上配伍重剂补中益气汤。18 个月后比较两组患者乙酰胆碱受体抗体浓度，A 组明显低于 B 组。且 A 组患者的 CD4+CD25+Tr 百分比明显高于 B 组，且差异具有统计学意义。裘涛[7]以裘昌林教授经验方益气健脾补元汤治疗中气亏虚型 MG 患者，将 65 例患者分为治疗组和对照组，对照组以强的松和溴吡斯的明治疗，治疗组在此基础上加用益气健脾补元汤，3 个疗程后比较两组患者的临床疗效及中医证候疗效，治疗组均高于对照组。胡国恒等[8]把 40 例肝肾阴虚证的 MG 患者随机分为两组，对照组以口服溴吡斯的明治疗，治疗组口服溴吡斯的明加滋肾调肝汤，以绝对积分法判断肌无力症状改善情况，以相对积分做临床疗效判定，发现无论是肌无力改善情况还是临床总疗效、中医证候改善情况，治疗组均优于对照组，且无药物不良反应。邹月兰等[9]收集 60 例眼肌型重症肌无力患者，均辨证为脾肾两虚证，在随机分组的基础上，对照组采用西医常规治疗，治疗组以西医治疗配合陈氏经验方汤剂治疗，3 个月后发现两组患者上睑肌力、上睑疲劳试验、眼球水平活动度均较治疗前有明显改善，且治疗组改善程度优于对照组，差异有统计学意义（$P<0.05$）。孙燕等[10] 将 58 例眼肌型 MG 患者随机分为观察组和对照组，两组均以泼尼松、溴吡斯的明为基础治疗，观察组同时给予升阳举托汤，30 天后总有效率观察组为 96.55%，对照组为 82.75%；复发率观察组为 27.59%，对照组为 68.97%。郝东升等[11] 将 80 例 MG 患者随机分成两组，对照组采用泼尼松加溴吡斯的明治疗，观察组在对照组基础上予益气升提汤治疗，8 周后观察组有效率为 92.50%，对照组有效率为 75.00%，两组比较差异有统计学意义（$P<0.05$）。陈记财等[12] 对 15 例 MG 合并胸腺瘤或胸腺增生的患者在胸腺切除术后予以溴吡斯的明及补中益气汤治疗，并持续 2 年进行随访观察，结果发现总有效率为 100%，其中病情轻、患病时间短的患者服药 1～2 个疗程可以停服西药，病情重、久病者术后需要服药 3～5 个疗程方可完全停服西药。

基于脾胃亏虚的病机认识，大部分医家治疗时多以补益脾胃，益气升提为主，但也有其他医家认为疾病发展过程中，虚损会累及肝肾，或者虚实夹杂，湿浊瘀血内生。因此在补脾益气的基础上，予以祛湿法、通络法，均可取得临床疗效。亦如邓铁涛教授在总结其治疗重症肌无力的经验时谈到，他在初期以脾胃学说治疗重症肌无力，认识还不够清晰，也曾在辨证分型中进行过探索。但是在后来的临床实践中，渐渐对《难经》的虚损理论及李东垣的脾胃学说体会深入，终于抓住疾病的主要矛盾，也"从辨证分型中超脱出来"，以五脏相关之理，加减治疗兼证[13]。徐向青[14] 选择山东中医药大学附属医院 40 例 MG Ⅰ 型、Ⅱ 型患者，随机分为治疗组和对照组，治疗组予益气祛湿方，对照组予溴吡斯的明，8 周后观察临床疗效及免疫相关指标，得出治疗组愈显率和总有效率均高于对照组，且没有不良反应；与对照组同期比较治疗组治疗后 IgA、IgG、CD8+升高，CD4+、CD4+/CD8+降低，差异有统计学意义，说明益气祛湿方具有免疫调节作用，并且安全有效。李晓霞等[15] 观察续命汤治疗 MG 的临床疗效，将 44 例患者随机分为两组，一组以溴吡斯的明、泼尼松合用续命汤治疗，一组单纯用西药治疗，6 个月后对比两组的绝对评分和相对评分，发现差异具有统计学意义（$P<0.05$），且痊愈率和基本痊愈率，治疗组明显高于对照组；复发率和不良反应率，治疗组明显低于对照组。王殿华等[16] 以加味麻黄附子细辛汤治疗 31 例难治性 MG 患者，同时递减西药，3 个月后观察发现有效率达 100%，且无毒副作用和不良反应。

二、中成药结合西药治疗

不少医家将治疗 MG 多年经验总结成专方，并制成成药，疗效确切。鲍波等[17] 将 241 例 MG 患者随机分为两组，治疗组予口服黄芪复方颗粒（张静生教授经验方，又名健肌宁颗粒）合溴吡斯的明，对照组予口服安慰剂合溴吡斯的明，8 周、12 周后发现治疗组较对照组临床绝对评分、中医症状总评分改善明显。况时祥教授根据多年临床经验，筛选药物组成扶阳解毒丸和滋肾解毒丸治疗 MG。前者以黄芪为君药，配合淫羊藿、土茯苓—补一泻扶阳化湿解毒；后者以生地黄为君滋肾养阴，配合石斛、土茯苓滋补肝肾，化湿解毒。两方均佐以鹿茸、紫河车等血肉有情之品补益精血[18]。李艳等[19]对 75 例 MG Ⅰ 型、Ⅱ 型患者随机分组，对照组以常规辨证论治处方配合甲泼尼龙、溴吡斯的明治疗，治疗组在此基础上加用扶阳解毒丸，疗程 6 个月后比较两组愈显率无显著差异，有效率治疗组 91%，对照组 70%，差异有统计学意义。治疗结束后复查 CD8+、CD4+、CD4+/CD8+，治疗组 CD4+、CD4+/CD8+ 下降，CD8+ 升高，与对照组相比均有统计学意义。在另一临床研究中，况时祥教授将 MG Ⅰ 型和 Ⅱa 型患者随机分组，对照组予泼尼松、溴吡斯的明治疗，治疗组在此基础上加用个人经验方补脾强力胶囊，愈显率治疗组高于对照组，差异有显著意义（$P < 0.05$）；总有效率比较两组无显著意义；停药半年后随访，治疗组复发率低，无明显不良反应[20]。此外，传统的中成药针剂、丸剂也均运用在不同类型 MG 患者的治疗当中。吕艳英等[21]回顾分析 120 例 MG 患者，根据治疗方法不同将其分为 4 组：抗胆碱酯酶抑制剂（ChEI）组、ChEI 联合激素组、ChEI 联合激素与手术组、ChEI 联合激素与静脉滴注中药黄芪针组，对患者进行 1~5 年随访，评价其临床疗效。经比较，ChEI+激素+手术组疗效最好，ChEI+激素+黄芪针次之，推测黄芪针在对 MG 患者的免疫调节方面及神经肌肉连接处的调节方面具有重要作用。

苏秀坚等[22]对 77 例 MG 患者分两组治疗，一组单用西药丙戊酸钠治疗，另一组以丙戊酸钠联合中成药珍宝丸治疗。治疗后发现，联合珍宝丸治疗后患者免疫指标 IgM、IgA、C3、C4 较单用丙戊酸钠治疗者上升（$P < 0.05$），且疗效更优。李华岳等[23]选取 160 例 MG 合并胸腺瘤并经手术切除胸腺的患者，随机分成 2 组，观察组予口服平消胶囊及溴吡斯的明治疗，对照组以静滴环磷酰胺配合溴吡斯的明治疗，12 周后观察疗效、危象发生率及不良反应。发现治疗后观察组有效率高于对照组，且有显著差异；观察组 3 例发生危象，临时给药后症状改善，均未行气管插管；对照组 7 例危象中 2 例行气管插管、2 例行血浆置换、3 例予大剂量激素冲击。不良反应方面，治疗 12 周后对照组白细胞总数明显低于观察组（$P < 0.01$），转氨酶、肌酐水平明显高于观察组（$P < 0.05$）。

三、中西医结合解决治疗难题

由于在治疗 MG 的药物中，糖皮质激素也是主要药物；特别是在病情发展中，若出现肌无力危象，更需要用糖皮质激素系统治疗。但是有部分患者在治疗过程中出现症状反复，激素减量困难或者激素耐受，给 MG 的治疗带来困难。有学者以健脾益肾法联合西药治疗耐受糖皮质激素的 MG 患者，值得借鉴[24]。他们将 27 例患者分为脾肾气阴两虚型和脾肾阳虚型，均经过四个阶段治疗：第一阶段为症状治疗，两组患者均口服甲泼尼龙、溴吡斯的明，脾肾气阴两虚组加服补中益气丸水丸、六味地黄丸水丸；脾肾阳虚组加服补中益气丸水丸、滋肾育胎丸，待肌无力症状消失后继续用药 1～2 个月，进入第二阶段。在第二阶段溴吡斯的明逐渐减量直至停药，其他药物不变。第三阶段甲泼尼龙逐渐减量，直至停药，其他治疗不变。在第四阶段两组患者均只服中成药，逐渐减量，6 个月后停药。这些患者经治疗 1 年后完全缓解者 9 例，药物缓解者 7 例，显著改善者 5 例，中度改善者 1 例，不变 3 例，死亡 2 例。

邓铁涛教授对 MG 提出"脾胃虚损，五脏相关"理论，并将其运用于 MG 患者危象的抢救当中，经过多年的临床实践探索，筛选总结一套中西医结合的综合治疗方案。即在基础治疗及护理中，以鼻饲或口服强肌健力系列药物（强肌健力饮、强肌健力口服液、强肌健力胶囊），或者配合黄芪注射液静脉滴注；根据患者具体病情选取抗感染、机械通气、激素及血浆置换等治疗方案[25]。黄运强[26]将 76 例 MG 危象患者按治疗方案不同分为研究组（38 例）和对照组（38 例），研究组以中西医结合方案治疗（口服强肌健力饮，静脉滴注黄芪注射液配合激素、胆碱酯酶抑制剂、抗生素等西药）；对照组予西医常规性治疗，总有效率相比，研究组 89.5% 显著优于对照组 55.3%。

在中医中药的干预下，可减少 MG 患者危象的发生率，这可能与药物对免疫水平的调节有关。王继勇等[27]回顾分析 44 例胸腺扩大切除术的 MG 患者的临床资料，根据术前是否服用强肌健力制剂分为强肌健力组和常规治疗组。比较两组术后 MG 危象发生率和中性粒细胞与淋巴细胞的比值（NLR）。发现强肌健力组术后危象发生率低于同期国内外水平，术后 NLR 水平高于对照组（$P < 0.05$）。

四、其他中医特色治疗

中医治疗 MG 不仅内服汤丸散剂取得良好疗效，在针灸、推拿、穴位注射等多种中医特色疗法的运用中，也获得良效，值得临床推广应用。程为平教授以申脉、照海为主穴，配以眼周其他穴位针刺治疗眼肌型重症肌无力患者 9 例，2～6 个疗程后单眼治愈 3 例、好转 1 例，总有效率为 100%，双眼治愈 3 例、好转 1 例，总有效率 80%[28]。江岸等[29]随机选取 20 例 MG 患者以通督调神针法治疗，并与随机分配的另外 20 例口服溴吡斯的明患者进行对比。治疗 6 个月后治疗组临床绝对积分

较治疗前比较显著下降，与对照组比较差异有统计学意义（$P < 0.05$）。治疗组 QMG
评分较治疗前亦下降，但与对照组比较无统计学差异。生活质量比较方面，治疗组
在躯体功能（PF）、躯体角色（RP）、生理卫生（MH）等维度与对照组比较差异有
统计学意义（$P < 0.05$）。说明在口服溴吡斯的明的基础上加用通督调神针法可以改
善 MG 患者症状，提高生活质量。李成等[30]选取 32 例眼睑下垂的 MG 患者，从患
侧施针，以攒竹透睛明、阳白透鱼腰、丝竹空透鱼腰、太阳透瞳子髎，配合百会、合
谷、足三里、三阴交治疗，隔日 1 次，以 10 次为 1 个疗程，3 个疗程后痊愈 21 例、
显效 8 例。黄再军等[31]选择辨证为气血两虚的眼肌型重症肌无力患者 60 例，随机
分为对照组和治疗组，对照组以常规西药治疗（泼尼松、溴吡斯的明），治疗组在
前者基础上加用归芪健力丸配合火针治疗，治疗 3 个月、6 个月后进行重症肌无
力定量评分（QMG），发现治疗 6 个月后治疗组与对照组比较，QMG 绝对评分改
善明显（$P < 0.05$）。而且两组在治疗 3 个月后、6 个月后治疗组总有效率均高于
对照组（$P < 0.05$）。刁殿琰等[32]按随机数字表将 110 例 MG 患者分为观察组和对照
组，两组均予以健康教育、饮食、运动等基础干预。对照组加用温针灸治疗，观
察组在对照组基础上配合黄芪葛根汤治疗。6 周后在中医证候评分方面，观察组
显著低于对照组（$P < 0.05$）；且观察组的上睑疲乏、下肢疲劳、吞咽功能、呼吸肌
功能评分显著低于对照组（$P < 0.05$）；观察组总有效率为 90.91%，显著高于对照
组（$P < 0.05$）。治疗后两组颈内动脉、颈总动脉、颈外动脉血流速度显著高于治疗
前，且观察组显著高于对照组（$P < 0.05$）。治疗后两组 CD3+、CD4+、CD4+/CD8+
水平均显著低于治疗前，且观察组显著低于对照组（$P < 0.05$），CD8+ 水平两组均
较治疗前升高，且观察组显著高于对照组（$P < 0.05$）。李方等[33]对 62 例 MG 患者
以补中益气汤内服，并选取脾俞、肾俞、足三里为主穴，以当归注射液和黄芪注射
液混合后进行穴位注射治疗，4 个月后治愈 55 例，有效 7 例，有效率为 88.7%。其
中对 25 例治愈患者进行 5 个月至 1 年 8 个月不等的随访，患者均状况良好，未见复
发。谢忠祥[34]将 78 例 MG 患者分为两组，对照组以舒筋活络推拿配合清燥汤剂治
疗，观察组在此基础上加用针灸经络治疗，发现治疗后两组患者的绝对评分均较前显
著下降，且观察组前后评分差值显著高于对照组。观察组有效率为 97.4%，显著优于
对照组 79.5%（$P < 0.05$），因此认为以经络针灸温经通络、益气养血，以舒筋活络
推拿松解粘连，防止肌肉萎缩，结合清燥汤除湿泻热，可立体交叉综合治病防变。
唐飞舟等[35]对 31 例 MG 患者采用捏脊、推阳经、梅花针叩刺等治疗，观察近期疗
效，治愈者 3 例，显效 16 例，有效 11 例，无效 1 例（该患者兼有甲亢），总有效率
为 96.8%。

五、中医特色护理调护

由于 MG 是虚损性疾病，病程漫长，需坚持服药，且患者常以为症状缓解便掉以轻心，没有坚持药物治疗；或因劳倦、外感、忧郁等因素诱发病情加重，给临床医师带来治疗困难，也给患者家庭及社会带来沉重的经济负担和心理负担。此外，目前西医学多以激素、免疫抑制剂治疗，其产生的不良反应也伴随在病痛之中。2016 年国际重症肌无力管理指南[36]首次提出 MG 的治疗目标为"应至少达到 MG 治疗后状态评估（assessment of post intervention status，PIS）中的最少症状残留状态（minimal manifestation status，MMS），同时不伴有药物不良反应或伴有不超过不良反应分级（common terminology criteria for adverse events，CTCAE）1 级的不良反应"，将药物不良反应也纳入治疗目标当中。美国重症肌无力基金会（Myasthenia Gravis Foundation of America，MGFA）推荐用多种 MG 专用等级评分工具对患者病情进行评价，包括评测肌力及肌肉耐力的 QMG 评分、患者自我日常生活能力评价（MG activities of daily living，MG-ADL）等，将主观评价与客观评价相结合，更有助于患者对自我病情的认识。因此，在常规的治疗方案之外，重视与患者的情感沟通，协助患者认识疾病，并树立战胜病魔的信心，对提高 MG 患者治疗效果及生存质量具有重要意义。中医是一门贴近生活的医学，中医讲求的"治未病"，便是从生活起居、饮食调护、情感调摄等各方面指导养生防病。中医护理健康教育诊疗 MG 患者也具有重要作用。邓铁涛教授在诊疗过程中便常常鼓励患者要树立信心，要坚持治疗，告诫患者在症状消失后尚需服药 1~2 年才有可能完全治愈，为患者指出了光明的前途。刘芳[37]对 100 例 MG 患者进行护理干预，随机将其分为对照组和实验组，对照组以常规护理方式，实验组在常规护理的基础上进行中医护理健康教育。具体从起居养生、运动保健、饮食调养、情志调摄等方面进行宣教，在患者出院 3 个月后随访，发现实验组健康相关行为认知、健康生活方式评分均显著优于对照组（$P < 0.01$）。王葳[38]对 62 例 MG 患儿进行回顾性分析，在西医治疗的基础上，加用补中益气汤治疗 3 个月，并采取相应的护理措施，如心理护理、呼吸道护理、药物护理及饮食护理，发现治疗及护理后患儿的 PO_2（氧分压）值明显增加，PCO_2（二氧化碳分压）值明显减少，心率及呼吸频率均明显减少，差异有统计学意义（$P < 0.05$）。患儿家属对护理工作的满意度高达 82.2%。

综上所述，中医以其整体论治、阴阳平衡的治疗特点，对 MG 患者长期使用抑制免疫、抑制胸腺生发中心药物者，对 MG 兼夹胸腺瘤、危象发作等并发症者，对耐药者，对术后康复患者均有明显的治疗效果，对减少药量及药物毒副作用，对提高患者生活质量均具有显著意义。

（潘华峰）

参考文献

［1］张根平．糖皮质激素在重症肌无力治疗中的应用［J］．临床医学，
2015，35（2）：58-60.

［2］宋文明．糖皮质激素冲击治疗后重症肌无力早期一过性加重的机制研究
［J］．国际神经病学神经外科学杂志，2015，42（1）：22-25.

［3］BIN L F，LIN C X，LI G，et al．Evaluation of a scale of patient-reported
outcomes for the assessment of myasthenia gravis patients in China［J］．
Chinese Journal of Integrative Medicine，2012，18（10）：737-745.

［4］吕安坤，孙红艳．中药治疗重症肌无力随机对照试验的 Meta 分析［J］．
世界科学技术-中医药现代化，2015，17（7）：1492-1503.

［5］汪亚群，江霞，余丹凤，等．中西医结合治疗重症肌无力 30 例［J］．
山东中医杂志，2012，31（3）：190-191.

［6］乞国艳，李晓玲．中西医结合治疗重症肌无力的临床观察［J］．中国
临床医生，2007，35（5）：57-60.

［7］裘涛，裘昌林，莫晓枫，等．益气健脾补元汤治疗中气亏虚型重症肌无
力临床观察［J］．中国中医药科技，2015，22（6）：710-711.

［8］胡国恒，李映辰，邹婷．滋肾调肝汤治疗重症肌无力的临床研究［J］．
中华中医药学刊，2016，34（3）：522-524.

［9］邹月兰，陈济东，金慧莉．陈氏经验方治疗眼肌型重症肌无力的临床观
察［J］．陕西中医，2016，37（4）：461-462.

［10］孙燕，祝杰．升阳举托汤治疗眼肌型重症肌无力 58 例［J］．西部中
医药，2014，27（12）：79-80.

［11］郝东升，胡晓丽，胡军，等．益气升提汤治疗重症肌无力的临床效果
分析［J］．河南医学研究，2017，26（14）：2659-2660.

［12］陈记财，蔡炳勤，陈晓伟，等．补中益气汤结合胸腺扩大切除术治
疗 15 例重症肌无力疗效观察［J］．新中医，2009，41（12）：45-46.

［13］徐志伟，李俊德．邓铁涛学术思想研究［M］．北京：华夏出版社，
2001.

［14］徐向青．益气祛湿方治疗重症肌无力的临床疗效及其免疫调节作用观
察［J］．中国中西医结合杂志，2013，33（2）：177-179.

［15］李晓霞，黄仕沛．续命汤治疗重症肌无力临床观察［J］．中医临床研

究，2017，9（6）：84-87.

［16］王殿华，陈金亮. 加味麻黄附子细辛汤治疗顽固性重症肌无力 31 例
　　　［J］. 上海中医药杂志，2008，42（7）：39-40.

［17］鲍波，张静生，乔文军. 加用黄芪复方颗粒治疗重症肌无力临床观察
　　　［J］. 广西中医药大学学报，2016，19（1）：13-15.

［18］姜雄，何前松，况时祥. 况时祥从"毒"论治重症肌无力的临床经验
　　　介绍［J］. 江苏中医药，2016，48（8）：19-21.

［19］李艳，况时祥，何前松，等. 扶阳解毒丸对Ⅰ、Ⅱ型重症肌无力患者免
　　　疫功能的影响［J］. 辽宁中医杂志，2016，43（7）：1395-1398.

［20］况时祥，张树森，赵芝兰，等. 补脾强力胶囊治疗重症肌无力Ⅰ、Ⅱa
　　　型临床研究［J］. 新中医，2012，44（7）：53-54.

［21］吕艳英，荣阳，李兆丰，等. 重症肌无力的综合治疗与临床研究［J］.
　　　中国医药指南，2015，13（3）：146-147.

［22］苏秀坚，张意钗. 珍宝丸结合丙戊酸钠治疗重症肌无力的临床效果研
　　　究［J］. 哈尔滨医药，2016，36（3）：249-250.

［23］李华岳，石世华. 平消胶囊对重症肌无力合并胸腺瘤的临床疗效观察
　　　［J］. 中华中医药学刊，2010，28（1）：220-222.

［24］刘小云，陈松林，张为西. 健脾益肾法联合西药治疗耐受糖皮质激素重
　　　症肌无力临床研究［J］. 中国中西医结合杂志，2010，30（3）：271-
　　　274.

［25］董秀娟，刘小斌，刘凤斌，等. 中西医结合诊治重症肌无力危象临床
　　　经验介绍［J］. 中华中医药杂志，2013，28（2）：426-430.

［26］黄运强. 中西医结合抢救 38 例重症肌无力危象临床分析［J］. 中国
　　　医药科学，2014，4（4）：195-196.

［27］王继勇，刘艳中，郭亚雄，等. 强肌健力法在胸腺扩大切除治疗重症
　　　肌无力中的应用研究［J］. 广州中医药大学学报，2016，33（3）：
　　　293-298.

［28］任晋玉. 申脉、照海为主穴针刺治疗重症肌无力眼肌型 9 例［J］. 江
　　　苏中医药，2014，46（6）：59-60.

［29］江岸，李平. 通督调神针法治疗重症肌无力临床观察［J］. 四川中
　　　医，2015，33（3）：152-155.

［30］李成，马新建. 透刺法为主治疗眼睑下垂 32 例［J］. 中国针灸，
　　　2015，35（5）：427.

［31］黄再军，吴碧辉，景小琴. 归芪健力丸配合火针治疗眼肌型重症肌无
力的临床研究［J］. 中医临床研究，2017，9（5）：90-92.

［32］刁殿琰，郭明秋，殷晓捷. 黄芪葛根汤配合温针灸治疗老年重症肌无
力的疗效及对 T 淋巴细胞亚群的影响［J］. 中国中医急症，2017，26
（12）：2108-2111.

［33］李方，李忠伟. 补中益气汤内服配合中药制剂穴位注射治疗重症肌无
力 62 例［J］. 安徽中医临床杂志，2001，13（1）：40.

［34］谢忠祥. 经络针灸、舒经活络推拿结合清燥汤剂治疗重症肌无力临床
研究［J］. 亚太传统医药，2016，12（1）：99-100.

［35］唐飞舟，吕娜，董秀娟，等. 推拿配合梅花针治疗重症肌无力 31 例临
床观察［J］. 新中医，2010，42（7）：90-91.

［36］SANDERS D B, WOLFE G I, AL BENATARET M. International
consensus guidance for management of myasthenia gravis: executive
summary［J］. Neurology Official Journal of the American Academy of
Neurology, 2016, 87（4）: 419-425.

［37］刘芳. 中医护理健康教育对重症肌无力疗效的影响［J］. 内蒙古中医
药，2017，36（18）：160-161.

［38］王葳. 重症肌无力的中西医治疗与护理［J］. 中西医结合心血管病电
子杂志，2015，3（7）：188-189.

06

第六章

基于脾胃理论诊治重症肌无力验案研究

————● 观点与观念 ●————

　　中医医家诊治重症肌无力的临床案例能够充分反映出
这些医家学术思想与经验，是当代中医学术发展水平的重
要体现。

　　国医大师作为当代中医临床与学术发展最高水平的杰出
代表，是我国中医学术研究和传承发展的源泉。对他们临床
诊治重症肌无力的学术思想及宝贵案例进行研究，有助于
从中医角度进一步认识重症肌无力的发病机理及临床辨证
诊疗。

第一节　当代医家诊治案例研究

当代中医医家诊治重症肌无力的临床案例能够充分反映出这些医家的学术思想与经验，是当代中医学术发展水平的重要体现。国医大师作为当代中医临床与学术发展最高水平的杰出代表，是我国中医学术研究和传承发展的源泉，对他们诊治重症肌无力的学术思想及临床案例进行研究，有助于进一步认识重症肌无力的发病机理及临床诊疗。

本节中，选取了方和谦、程莘农、周仲瑛、李济仁、颜德馨、熊继柏6位国医大师诊治重症肌无力的学术思想及临床医案，以思想为内核，医案为载体，呈现出国医大师在重症肌无力诊疗上的理论及治法，为指导重症肌无力的临床诊疗提供依据。

一、方和谦

方和谦（1923—2009），男，汉族，山东烟台人，全国著名中医学家，首都医科大学附属北京朝阳医院主任医师、教授，全国老中医药专家学术经验继承工作的指导老师，首届国医大师。方和谦教授从事中医临床工作六十余年，在长期医疗实践中，善于应用"扶正培本"法固护人体正气。方和谦教授认为："治病之关键在于扶正培本，扶正就是扶助正气、补益气血阴阳；培本就是培补脾肾，恢复脏腑正常的生理功能。"方和谦教授应用扶正培本法治疗疾病要点有三：一是益气血重在补脾胃；二是补阴阳应当益肾；三是补脏腑注意五行相生，认为补益气血，必须从补脾和胃，培补后天之本入手，故临证总以"调补脾胃之气"为准则，达到补益血，扶助正气的目的。

（一）治则治法

对于重症肌无力的治疗，方和谦教授认为此病当从痿病论治。痿病是指肢体筋脉弛缓，手足痿软无力的一种病证，以下肢不能随意运动及行走，甚至瘫痪为特征。方和谦教授在临证中认为痿病多由热、虚、痰、瘀所致，其病位与肺、胃、肝、肾等脏腑最为密切。因肺主皮毛、心主血脉、肝主筋膜、脾主四肢、肾主骨髓，所以《临证指南医案·痿》邹滋九按："夫痿证之旨，不外乎肝肾肺胃四经之病。盖肝主筋，肝伤则四肢不为人用而筋骨拘挛；肾藏精，精血相生，精虚则不能灌溉诸末，血虚则不能营养筋骨；肺主气，为高清之脏，肺虚则高源化绝，化绝则水涸，水涸则不能濡润筋骨；阳明为宗筋之长，阳明虚则宗筋纵，宗筋纵则不能束筋骨以流利机关，此不能步履，痿弱筋缩之症作矣。"

因此在治疗上，方和谦教授主张运用滋补精血津液法。《黄帝内经》提出"治痿独取阳明""各补其荥而通其俞，调其虚实，和其逆顺"的重要治疗原则，因此痿病除了部分湿热者必须清利湿热外，一般多采用滋补精血津液，调养后天，使化源充沛，宗筋得以濡润，肢体得以滋养。同时，方和谦教授在临证治疗重症肌无力中强调审证求因，辨证施治，注重保存肺胃之津液、健脾益气、滋养肝肾之阴的大法，使肌肉筋骨得以濡养，肢体痿软得以恢复，则痿病自愈。

（二）中药方剂

主方：滋补汤。

组成：党参12g，白术9g，茯苓9g，甘草5g，熟地黄12g，白芍9g，当归9g，官桂3g，陈皮9g，木香5g，大枣4枚。

用法：水煎服，每日1剂。

在《金匮要略·血痹虚劳病脉证并治》补法九方的基础上，方和谦教授自拟"滋补汤"作为补虚扶正的基本方剂。在本方中，用四君子汤之党参、茯苓、白术、甘草补脾益气，培后天之本；四物汤之当归、熟地黄、白芍滋阴补肾、养血和肝，固先天之本；另外，佐官桂、陈皮、木香、大枣温补调气、纳气归元，使其既有四君四物之气血双补之功，又有温纳疏利之力，使全方补而不滞，滋而不腻，补气养血，调和阴阳。不管临床表现如何，只要是气血不足、五脏虚损，均可灵活加减使用。

（三）案例分析

患者佟某，女，67岁，2004年2月17日初诊。

病史：因眼睑下垂1个月来诊。就诊时双眼睑下垂，闭合乏力，早轻夜重，伴倦怠乏力，少气懒言。查其：舌质淡红，边有齿痕，苔白，脉细缓。诊其为：睢目（脾肾两虚、眼肌无力）。脾胃虚弱，则气血津液生化之源不足，肌肉失养；肾精亏虚，精血不濡，渐成痿病。

辨证：脾肾两虚证。

治法：健脾益肾。

处方：滋补汤化裁。

组成：党参12g，茯苓12g，炙甘草6g，大枣4个，白术10g，熟地黄15g，白芍10g，当归10g，官桂3g，陈皮10g，枸杞子10g，麦冬10g，玉竹10g，北沙参10g，川羌活6g。

用法：10 剂，水煎服，每日 1 剂，服 3 日停 1 日。

复诊：服药 2 个月，精神好转，眼睑开合自如。

按语：眼肌型重症肌无力为重症肌无力的常见类型，可归属于中医"痿病"范畴，与《诸病源候论》中所谓"睢目"相近。其基本病机乃为内伤虚损，病位主要责之于脾、肾二脏。脾主肌肉四肢，脾失健运，气血化生乏源，则肌肉不丰，抬举无力；肾藏精，肾虚则精气匮乏，无以充养脏腑、形体。此外，肝肾同源，其精血互化，且脾为肺之母，故亦与肝、肺密切相关。故本案运用"滋补汤"治疗，以滋养脏腑之虚。

二、程莘农

程莘农（1921—2015），原名希伊，号莘农，江苏淮安人，中医著名针灸专家，联合国教科文组织人类非物质文化遗产代表作名录"中医针灸"的代表性传承人，中国工程院院士，首届国医大师。程莘农教授在临床上重视经络辨证的应用，诸如十二经辨证、奇经八脉辨证等，对经络辨证有深刻的认识。同时，程莘农教授认为针灸治疗要在辨证论治的基础上贯彻理、法、方、穴、术的统一，即"缘理辨证、据证立法、依法定方、明性配穴、循章施术"五者统一，方能获得良效。

（一）治则治法

程莘农教授认为痿病的病理性质有虚有实，一般是热证、虚证居多，虚实夹杂者亦不少见。热证以虚热为多，湿热为患则属实；虚证为精血亏虚，亦有气虚者；因虚不运，痰湿、死血、湿热、湿邪、积滞等，都可兼夹发生。

对于痿病治法认识上，程莘农教授认为"治痿独取阳明"以及后世的"泻南方，补北方"均为历代医家所推崇的治法。在《黄帝内经》的论述以及后世医家的补充中，可知所谓独取阳明，系指一般采用补脾胃、清胃火、祛湿热以补益后天、滋养五脏为治疗痿病的基本原则。因脾胃为后天之本，肺之津液来源于脾胃，肝肾之精血有赖于脾胃的生化。若脾胃虚弱，受纳运化功能失常，津液精血生化之源不足，则肌肉筋脉失养；只有脾胃健运，津液精血之源生化，筋脉得以濡养，才有利于痿病的恢复。所谓"独取"，乃重视之意，不应理解为"唯独"之法。以此为依据，程莘农教授在临证中常以多气多血之阳明经为主进行针灸治疗。所谓"泻南方，补北方"，程莘农教授认为南方属火，北方属水，即指治痿病应重视滋阴清热，因肝肾精血不足，不能濡养筋脉，且阴虚则火旺，火旺则阴更亏，故滋阴可充养精血以润养筋骨，且滋阴有助降火，达到金水相生，滋润五脏；对于外感热毒，程莘农教授认为治疗上当清热解毒，火清热去则不再灼阴耗精，有存阴保津之效，若属虚火当滋阴以降火，若湿热当清热化湿而不伤阴。

（二）针灸辨证治疗

在针灸治疗上，程莘农教授主要将重症肌无力分为肺热、湿热及肝肾阴亏三个证型进行论治。

1. 肺热证

两足痿软不用，兼有发热，咳嗽，心烦，口渴，小便短赤，舌红苔黄，脉细数或滑数。

治疗：上肢：肩髃、曲池、合谷、外关、尺泽。下肢：髀关、环跳、血海、梁丘、足三里、阳陵泉、解溪、悬钟。随证配穴：肺俞。

2. 湿热证

两足痿软或微肿，扪之微热，身重，胸脘痞满，小便赤涩热痛，舌苔黄腻，脉濡数。

治疗：取阳明经穴为主。多针患侧腧穴。毫针泻法。取穴：上下肢穴同上证。随证配穴：脾俞、阴陵泉。随证取脾俞、阴陵泉以清利湿热。

3. 肝肾阴亏证

下肢痿弱不用，兼有腰膝酸软，遗精早泄，带下，头晕，目眩，舌红，脉细数。治疗：取阳明经穴为主，多针患侧腧穴，针刺毫针泻法，上下肢穴同上证。随症取肝俞、肾俞以补肝肾之阴。

（三）案例分析

李某，男，57岁，1995年7月9日就诊。

主诉：间断口干渴5年，双下肢痿软2日。

病史：患者5年前无明显诱因出现口干，喜饮，乏力，尿量增多，查血糖正常，每日饮水量达5～6 L，尿常规，血糖及肾功能均正常，间断服用中药汤剂治疗（具体不详），症状反复，未予系统诊治。1周前，因饮食不洁而恶心、呕吐，呕吐物为食物及咖啡色水样物，继而腹泻，水样便，一日5～6行，于当地卫生所治疗，予氧氟沙星等药物口服抗菌治疗，呕吐、腹泻等症状缓解。2日前双下肢突然自觉软弱无力，甚至不能站立，为求系统诊疗而来我门诊。现患者自觉身重无力，胸脘痞满，两足痿软无力，不能站立，纳眠差，小便赤涩热痛，大便干。舌红，苔黄厚腻，脉濡数。

辨证：湿热证。

治法：通调经气，濡养筋骨，清热祛湿。

处方：髀关、环跳、血海、梁丘、足三里、阳陵泉、阴陵泉、解溪、悬钟、脾俞。

刺法：脾俞、足三里针刺用平补平泻法，余穴针用泻法。

按语：此患者发病乃因湿热之邪浸淫经脉，气血不运而发生肌肉筋骨萎缩不用。患者因饮食不洁而损伤脾胃，湿热困脾使其化湿无力而加重病情。其标在筋脉肌肉失于濡养不用，但本在五脏虚损、气血生化不足，故其治应在于补虚而利湿热。中医认为痿病的病变部位虽然在筋脉肌肉，但根于五脏虚损，故取足三里、背俞穴之脾俞通调脾胃，益气养血。同时，刺之可健脾和胃而化湿，因而脾俞作为脾脏经气输注之处，可通过调节脾之运化祛湿。髀关、梁丘、解溪为足阳明胃经穴，其中梁丘为该经之郄穴，解溪为经穴，而郄穴为经气深聚的部位，经穴为五输穴之一，通过针刺经穴，以利气血输布。《素问·痿论》提出"治痿独取阳明"的基本原则，即主要采取补益脾胃的方法治疗痿病，且阳明经为多气多血之经，故取足阳明胃经穴不仅能够疏通局部的经络之气，同样能够补益脾胃，补养气血，以滋养筋脉肌肉。环跳为足少阳、太阳两经之交会穴，取之可疏通二经经气，通经活络。阳陵泉为足少阳经合穴，同时又为筋会，悬钟为髓会，二者共奏充髓壮骨之效。

三、周仲瑛

周仲瑛，男，汉族，1928年6月出生，南京中医药大学主任医师、教授，首届国医大师，全国老中医药专家学术经验继承工作指导老师，国家级非物质文化遗产传统医药项目代表性传承人，江苏省名中医。从医60多年来，在中医内科领域，尤其对危重症及疑难病症研究方面，周仲瑛教授做了大量开拓性的奠基工作。其在临床上认为辨证应首重病机，病机为理论联系实际的纽带，提出"审证求机、辨证五性、知常达变、复合施治"诸论，首创"第二病因说""瘀热相搏论""湿热瘀毒说""癌毒病因说""伏毒学说"等多种学说，擅长从"风痰瘀热毒虚"，采用"复法大方"治疗难症顽疾。

（一）治则治法

周仲瑛教授认为重症肌无力发于任何年龄，脾肾亏虚是其发病本源。脾为后天之本，气血生化之源，主四肢肌肉；肾为先天之本，藏精而主骨生髓。脾肾互资相济，若先天禀赋不足或后天失养或感受外邪，均可致气血津液不能润养筋脉，使宗筋弛纵无力出现痿废。

故而此病的治疗，当以益气健脾为法。《黄帝内经》所谓"治痿独取阳明"者，即补益后天之法。《素问·痿论》曰："阳明者，五脏六腑之海，主润宗筋，宗筋主束骨而利机关也。"脾与胃相连，行津液上输于肺，布散全身，以润筋脉肌肉。故脾胃得健，则肺津有源，肝肾精血得充，宗筋得润，机关可利，不易致痿。故治疗常以益气健脾升清为主要大法，同时针对相关脏腑，审其脏腑损伤的兼夹情况，兼顾并治。

（二）中药方剂

主方：补中益气汤加减。

组成：生黄芪 15 g，党参 10 g，白术 10 g，薏苡仁 10 g，葛根 10 g，当归 10 g，炙甘草 3 g，益智仁 10 g，菟丝子 10 g，枳实 10 g，僵蚕 10 g。

用法：水煎服，每日 1 剂。另予制马钱子 0.1 g，每日 2 次。

补中益气汤源自李东垣《脾胃论》，方中生黄芪补中益气、升阳固表为君；党参、白术、炙甘草甘温益气，补益脾胃为臣；薏苡仁化湿健脾，当归补血和营为佐；枳实行气宽中，使补而不滞；益智仁、菟丝子补肾填精，养先天而滋后天。综合全方，一则补气健脾，使后天生化有源，脾胃气虚诸证自可痊愈；一则升提中气，恢复中焦升降之功能，使下脱、下垂自复。

（三）案例分析

钟某某，男，57 岁，高校教师，1997 年 4 月 30 日初诊。

主诉：左侧眼睑下垂 8 个月。

病史：患者 8 个月前出现左侧眼睑下垂，在南京某医院住院诊治，经 CT、核磁共振全身检查无异常发现，经疲劳试验、抗胆碱酯酶药物试验、肌电图确诊为"重症肌无力"，服用新斯的明治疗 2 周后好转出院。翌年 3 月中旬复发，刻诊见左侧眼睑下垂，舌体不活，语言不清，咀嚼困难，口唇周边肌肉有乏力感，伴头晕，舌苔两侧花剥，舌质紫暗，脉细。查见语声低微，构音不清，呼吸平稳，心肺正常，睁眼无力，咽反射良好，左上肢握力 5 级，右上肢握力 4 级，证属脾虚气陷，肝肾亏虚。

治法：益气健脾，培补肝肾。

处方：石斛 12 g，黄精 12 g，枸杞子 10 g，生黄芪 20 g，党参 15 g，葛根 15 g，当归 10 g，炙甘草 3 g，陈皮 10 g，石菖蒲 6 g，升麻 5 g，炙僵蚕 10 g，炮穿山甲 6 g（现已禁用）。

用法：7 剂，水煎服。

1 周后复诊，眼睑下垂稍复，语言清晰，咀嚼功能改善，但不耐劳累。舌质光滑，但尚暗紫，脉细滑，继守前法，改石斛剂量为 15 g，生黄芪为 30 g，继服 30 剂。1 个月后续诊，眼睑下垂复常，语言清晰，咀嚼功能恢复，精神改善，舌苔薄腻，质暗紫，脉细有力。效不更方，改石斛为 10 g，持续服用 1 个疗程以资巩固，半年后随访未见复发。

按语：脾为后天之本，主运化，为气血生化之源，主四肢、肌肉，五脏六腑之精气皆赖其供养，四肢肌肉均为其主持。脾虚则运化失常，气血生化乏源，四肢肌肉失于濡养，故废而不用，《素问·太阴阳明论》曰："脾病而四肢不用，何也？ 岐伯曰：四肢皆禀气于胃，而不得至经，必因于脾，乃得禀也。今脾病不能为胃行其津液，四肢不得禀水谷气，气日以衰，脉道不利，筋骨肌肉皆无气以生，故不用焉。"《证治汇补》亦指出："气虚痿者，因饥饿劳倦，脾气一虚，肺气先绝，百骸溪谷，皆失所养，故宗筋弛纵，骨节空虚。"眼有五轮，各应五脏，脏有所病，各现于轮。肉轮属脾，脾主肌肉。脾虚则气血不能上荣于肌肉而出现"眼废"。故治疗当以健脾益气为主，方用补中益气汤加减，同时针对其肝肾不足之证，佐以滋肝补肾之品，兼顾治之。

四、李济仁

李济仁，1931 年 1 月出生，安徽省歙县人，首届国医大师，首批全国 500 名老中医之一，首批国家级老中医药专家学术经验继承人指导老师，国家级非物质文化遗产新安名医"张一帖"第十四代传承人。李济仁教授作为新安医学的开拓者与实践者，从医 60 多年来，在融合"新安医家汪机"固本培元与"张一帖"健脾和营学说基础上，创立"平衡寒热，扶元培土"学说，擅长治疗肢体经络病、肿瘤、脾胃病、心肾疾患等。李济仁教授在痹病与痿病的长期诊疗过程中创立"痹痿统一论"，对临床具有很强的指导意义。

（一）治则治法

李济仁教授认为痿病的病因分内因与外因两个方面。内因当责之于人体正气亏虚，脏腑、经络功能不足及精血亏损，这是诸痿由生之本。在此基础上，因随情妄用形体，房劳过度，或喜怒不节，七情内伤，或饮食失宜，内伤脾胃，或起居失调，外感六淫邪气等致痿。概括起来，痿病的病因不外有"虚"与"邪"，而以虚为主。痿病的病机归纳起来主要有以下几点：①肺热叶焦，津伤气耗，宣降布散无力，治节失司；②脾胃虚弱；③肝肾亏虚；④湿热浸淫；⑤气血两亏；⑥脾肾阳虚；⑦湿痰留滞；⑧瘀血阻络；⑨恐伤心肾；⑩肝郁不调；⑪督脉亏虚；⑫带脉失养；⑬跷维不和；⑭冲任虚损。具体治法如下。

1. 清金保肺法

本法适用于外感热邪燥气，灼伤肺阴，或情志化火，木火刑金，灼伤肺叶；或饮食不当，中焦积热，母病及子，导致肺脏蕴热，肺胃之阴亏耗之痿病。症见外感发热期或发热后，出现肢体软弱无力，手不能提物，足不能任地，渐致肌肉萎缩，皮肤干枯，心烦口渴，呛咳痰少，手足心热，两颧红赤，咽干唇燥，尿短赤热痛，舌红而少津，苔黄，脉细数等。常用药物有沙参、人参、麦冬、生地黄、石膏、知母、黄芩、桑叶、杏仁、麻子仁、天花粉、山药、玉竹、甘草等。

2. 补益肝肾，壮健筋骨法

本法适用于由于后天调养不力，形体过用所致的肝肾两亏证。肝不养筋，肾不主髓，肢体不用。症见缓慢起病，肢体逐渐痿弱不用，腰膝酸软不举，久则骨肉瘦削，时有麻木、拘挛、筋惕肉𥆧，头晕耳鸣，两目昏花，遗精早泄，潮热盗汗，两颧潮红，低热，咽干，尿少便干，舌红绛少津，脉弦细数。常用药物有牛膝、锁阳、枸杞子、菟丝子、肉苁蓉、当归、熟地黄、白芍、黄柏、知母、龟板等。

3. 清热利湿法

本法适用于外感湿热之邪，或寒湿入里化热，或湿邪内生，蕴而生热，湿热互结，浸淫筋脉所致的痿病。症见四肢或双下肢痿弱无力乃至瘫痪，肢体灼热，得凉稍舒，身热不扬，脘闷纳呆，面黄身困，首如裹，颜面虚浮，口干苦而黏，小便赤涩热痛，舌红，苔黄腻，脉濡数或滑数。常用药物有黄柏、苍术、牛膝、防己、车前子、薏苡仁、蚕沙、木瓜、泽泻等。

4. 补益脾胃法

本法适用于脾胃素虚或大病、久病后脾胃受伤，中土不振，气血乏源所致的痿病。症见渐见下肢痿软无力，以致瘫痪，少气懒言，语声低微，神疲倦怠，面色淡白无华，头晕肢困，食少纳呆，便溏，舌淡苔薄，脉细软。更为重要的是，由于脾胃受损在疾病的整个进程中都不同程度地存在，脾胃功能的恢复健全与否直接影响着痿病康复的进程，故前人不乏"治痿独取阳明"之说。说明历代医家对补益阳明都相当重视，所以，补益脾胃法不仅仅应用于脾胃虚弱型痿病，也广泛应用于其他各型实邪已去、正气未复痿病的治疗。常用药物有党参、白术、茯苓、黄芪、陈皮、人参、甘草、大枣、山药等。

5. 温化寒湿法

本法适用于外感寒湿之邪，或其人真阳素亏、寒湿内生而致寒湿浸渍筋脉之痿病。症见颜面水肿或虚浮晦滞，四肢困重，行动笨拙，乃至瘫痪，腰背酸楚，脘闷纳呆，泛恶欲吐，女子带下，或有肌肤瘙痒，足跗微肿，舌体胖大有齿痕，苔白腻，脉滑缓。常用药物有附子、肉桂、苍术、白术、干姜、木瓜、豆蔻、茯苓、泽泻、黄芪、党参等。

6. 填精补髓法

本法适用于小儿先天禀赋不足，后天喂养不当所致的发育迟缓之五软证。症见小儿出生后，渐见头项软弱倾斜，东倒西歪，遍身羸弱，足软弛缓，不能站立，兼见口软唇薄，不能咀嚼，口常流涎，手软下垂，不能握举，肌肉松弛，活动无力，舌淡苔少，脉沉细尺弱，指纹淡。治宜温阳益气，填精补髓，方用补肾地黄丸，或补天大造丸，或人参养荣丸加减。常用药物有紫河车、鹿茸、龟板、补骨脂、肉苁蓉、山茱萸、人参、当归、熟地黄、菟丝子、牛膝、枸杞子、山药、五味子等。

7. 温肾助阳法

本法适用于真阳亏损，肌肉筋脉失于温煦之痿病。症见四肢痿厥，面色苍白，眩晕耳鸣，倦怠乏力，腰酸腿软，足跗肿，四肢冰冷，阳痿遗精，汗毛脱落，出汗异常，小便清长，舌淡白，尺脉弱。方用右归丸加减。常用药物有鹿茸、鹿角胶、附子、肉桂、当归、杜仲、菟丝子、山药、山茱萸、熟地黄、淫羊藿、巴戟天等。

8. 活血化瘀法

本法适用于外伤或产后瘀血内停不散，经脉气血闭阻，肌筋失养所致之痿病。症见外伤后或产后不久即出现肢体瘫痪，以下半身为多见，二便失禁或干结癃闭，不知痛痒，足跗水肿、苍白，皮肤枯而薄。继而肌肉瘦削，肌肤甲错，四肢不温，胸腰或肌肤刺痛，舌质红，或瘀斑，脉沉细涩。治宜活血化瘀，通经活络。常用药物有乳香、没药、当归、赤芍、桃仁、红花、鸡血藤、牛膝、狗脊、地龙、活血藤、川芎等。

9. 疏肝解郁法

本法适用于肝郁不舒，疏泄失职，肝经气血不调，筋脉失养之痿病。症见患者常多愁善感，悲伤欲哭，一遇郁怒则突然四肢瘫痪，然肌肉虽久病亦多不瘦削，肌肤润泽，伴胸闷不适，两胁胀痛。喜叹息，嗳气纳呆，口苦，舌质淡红，脉弦细。治宜疏肝解郁，调理气血，方用逍遥散加减。常用药物有柴胡、白芍、茯苓、白术、枳壳、陈皮、当归、川芎、香附等。

10. 镇心安神法

本法适用于由于突然受惊吓，伤及心肾，心无所主，不作强之痿病。症见突受惊吓后下肢痿软，软则步履无力甚则不能行走，或心悸不安，甚则男子精液时出，面色苍白，冷汗频出，二便失禁，四肢冰冷等，舌质淡或红，苔薄白，脉细弱数。治宜镇心安神，益气升阳，方用妙香散合补中益气汤加减。常用药物有茯苓、茯神、远志、朱砂、山药、麝香、黄芪、人参、桔梗、甘草、木香、升麻等。

11. 燥湿化痰法

本法适用于素体肥盛之人，因元气虚损，不能运化湿痰，致湿痰内停，客于经脉所引起的痿病。症见腰膝麻痹，四肢痿弱，胸闷纳呆，舌质淡，苔白腻，脉滑。治宜燥湿化痰，方用二陈汤为主，适当配伍通络、强腰膝之品。常用药物有半夏、茯苓、陈皮、天南星、薏苡仁、续断、桑寄生等。

（二）用药特色

李济仁教授治疗痿病据新安培本固元医理而重用黄芪、当归等益气养血药。若脾气虚弱、倦怠乏力，则伍以党参、白术。还常伍以五指毛桃、伸筋草直入肝肾两经，善通经络，疗肢体麻木、屈伸不利之症。穿山龙归肝、肺经，功善祛风活血通络，清肺化痰；淡全虫配白僵蚕息风镇痉、攻毒散结、通络止痛，对于风寒湿痹久治不愈、筋脉拘挛甚则肢体痿废作用颇佳；穿山甲味淡性平，气腥而窜，其走窜之性无微不至，故能宣通脏腑、贯彻经络、透达关窍，凡血凝血聚为病皆能开之；川牛膝、怀牛膝原为补益之品，而善引气血下行，善治肾虚腰疼腿痛，或膝痛不能屈伸，或腿痛不能任地。对于双下肢痿软无力者，李济仁教授常用牛膝配伍桑寄生、续断、黄芪、当归、川芎等驱邪而使之流通，滋养而助其营运；宣木瓜作用部位亦偏于下肢，专入肝，益筋走血，祛湿舒筋活络，主要用于腰膝无力及筋痹、骨痹之关节拘挛、筋脉拘急者，尤以两膝疼痛不利、麻木为佳，李济仁教授认为痹痿病尤其骨痹、筋痹以下肢为主者，无论虚实均可酌用木瓜；五加皮祛风湿、补肝肾、强筋骨，与木瓜配伍，一偏于利湿行水，一偏于舒筋活络，两药合用有协同作用，诸药合用，功效独特。

（三）案例分析

许某，男，45岁，2013年11月14日初诊。

主诉：进行性四肢乏力1年余。

病史：患者1年前无明显诱因出现右手力量减弱，再延及右下肢、左上肢、左下肢，四肢肌肉出现萎缩，肌力3级。

诊见：四肢乏力，肌肉萎缩，神疲体倦，少气懒言，面色无华，胸闷，心悸，饮水呛咳，语言不清，纳眠尚可。舌淡，苔薄白，脉细弱。

中医诊断：痿病（脾胃气虚）。

治法：健脾补中，舒筋振痿。

处方：黄芪50g，当归15g，陈皮9g，川芎12g，赤芍15g，白芍15g，穿山龙15g，鸡血藤15g，大血藤15g，全蝎6g，狗脊30g，伸筋草10g，威灵仙25g，蜈蚣1条，三七8g，桂枝9g。

用法：每日1剂，水煎2次取汁300mL，分早、晚2次服，服14剂。

复诊：患者诉四肢乏力有所改善。效不更方，继续服14剂。患者四肢乏力症状明显改善。

按语：本病属中医学痿病范畴。《素问·痿论》中有"治痿独取阳明"的记载。本病病变部位在筋脉肌肉，因脾胃为后天之本，气血生化之源，脾主肌肉。脾气虚弱，生化乏源，气血不足，筋脉失养，日久发为痿病。治疗应补气健脾，舒筋活络。方中重用黄芪大补中气；陈皮、桂枝理气、通络、健脾；当归、白芍药益阴养血；川芎、鸡血藤、大血藤、三七、赤芍活血化瘀；狗脊、伸筋草、威灵仙舒筋活络；全蝎、蜈蚣搜风振痿。诸药合用，共奏健脾补中、舒筋振痿之效。

五、颜德馨

颜德馨，男，祖籍山东，生于1920年。主任医师，教授，博士研究生导师，著名中医药学家，首届国医大师，非物质文化遗产传统医药项目代表性传承人，全国老中医药专家学术经验继承工作指导老师。历任中国中医药学会理事、国家中医药管理局科技进步奖评审委员会委员。颜德馨教授长期从事疑难病症的研究，根据疑难病症的缠绵难愈、证候复杂等特点，以"气为百病之长""血为百病之始"为纲，倡导"久病必有瘀""怪病必有瘀"，创立"衡法"治则，为中医疑难病症诊疗提供了新的理论依据和治疗方法。

（一）治则治法

证候是人体在疾病的发生、发展过程中具有时相性的本质反映，《素问·痿论》在讨论病因病机后，以最简要的语言论述辨证，有"肺热者色白而毛败，心热者色赤而络脉溢，肝热者色苍而爪枯，脾热者色黄而肉蠕动，肾热者色黑而齿槁"。症状由浅入深，自表传里从伤阴始，终致阴阳两伤，符合"邪气盛则实，精气夺则虚"的发病规律。

痿病的津伤是先从气阴消耗开始的，所以五脏气热成痿起自肺阴虚、心阴虚、脾阴虚、肝阴虚到肾阴虚的渐渐深入，正气日耗，邪气日长，病久既涉于因实致虚，更涉于因虚致瘀。如众多兼证中可以观察到：胸胁胀满、情绪急躁、夜寐梦魇、爪甲干枯、月经渐闭、舌由红转暗红至紫绛、脉由滑转弦至细数等，均为瘀象，为辨证之重要临床参考。

（二）分型论治

1.肺热津伤证

以两足痿弱不用，皮肤毛发干枯，唇焦舌燥，心中烦闷，口渴引饮，干咳无痰，溲短赤热，舌红少苔，脉细数为辨证依据。方选清燥救肺汤加减。

2.湿热浸淫证

以下肢纵缓不收，上肢疲软沉重，皮肤淖泽或痛或痒或热或顽麻，口渴烦热，胸烦痞塞，头昏如蒙，小便赤涩，舌绛苔黄，脉滑数为辨证依据。方选清暑益气汤加减。

3.脾胃虚弱证

以肢体痿软无力，肌肉渐见萎缩，面色萎黄，气短懒言，食少纳差，加餐后胃脘胀满，舌淡苔白，脉细微为辨证依据。方选补中益气汤合金刚丸。

4.肝血亏耗证

以筋脉拘急，把持无力，痿软之中兼肉瞤、震颤，头昏心悸，常因于产后失血或久病失调，舌暗红苔薄，脉弦数为辨证依据。方选圣愈汤合龟鹿二仙膏。

5.肾精衰败证

以下肢痿废，骨削肉脱，面色暗黑，牙齿枯槁，腰脊不能俯仰，舌绛无苔，脉细数或虚大为辨证依据。方选虎潜丸加牛骨髓、猪脊髓。

（三）案例分析

夏某，女，34岁。

主诉：两手活动欠利3年余。

病史：患者3年来两手活动欠利，受寒更甚，继以形寒发抖，神萎抽搐，面部色素沉着，睑下尤著，巩膜痕丝。历经治疗，皆无效果。

诊见：两手拘急，活动欠利，臂部大肉日消，受冷则肢抖，抽搐不宁，神怠无力，夜眠梦呓，腰酸作痛，便溏不畅，尿频失禁，巩膜及睑下色素沉着。舌紫苔薄白而腻，脉沉细。

辨证：气虚血瘀。

主方：补阳还五汤加减。

处方：黄芪30g，炒升麻9g，丹参15g，红花9g，虎杖15g，细辛3g，川续断9g，杜仲9g，牛膝9g，千年健9g，伸筋草15g，木瓜9g，水蛭粉（吞服）1.5g。

用法：7剂，水煎服。

二诊：从病久气虚，寒瘀入络立法，脉络拘急减轻，渐能取物。脉细数，舌淡苔薄。前方合拍，守旧制更进一筹。上方加附片 9 g、桂枝 4.5 g，7 剂。

三诊：前方加附子温阳化气，两周后筋脉拘急已解，取物渐见灵便。近十日来神萎乏力，便溏不实。脉细数，舌淡苔薄。再步前韵。

处方：附子 9 g，黄芪 30 g，红花 9 g，虎杖 15 g，桂枝 4.5 g，炒升麻 9 g，生紫菀 10 g，伸筋草 15 g，苍术 9 g，白术 9 g，茯苓 9 g。

用法：7 剂，水煎服。

药后上述症状次第消失，时值暑令，以清暑益气法善后。

按语：痿病的病位在气血经络，气虚血瘀证是本病例的主要病机。《素问·调经论》云："气血不活，百病乃变化而生。"叶天士云："至虚之处，便是留邪之地。" 脾气虚损，中气下陷，根据虚则补之，损者益之的原则，以黄芪健脾补气、升麻举陷。痿病日久，最易生瘀；或元气亏虚，血行无力，血滞生瘀；或热邪灼津，阴血亏虚，久而为瘀。若单纯补血益精，于事无补，而应活血化瘀，瘀血一去，新血自生，阴血一复，肌肉得养，痿废可复。在丹参、红花的基础上，如病久或较重者，甚可加用水蛭、土鳖虫等活血通络之品。

六、熊继柏

熊继柏，男，1942 年出生，湖南省石门县人，湖南中医药大学教授，第三届国医大师，全国第五批老中医药专家学术经验继承工作指导老师。在临床实践中，熊继柏教授始终坚持中医经典理论与实践相结合，强调"中医的生命力在于临床"。临床善于辨证施治，精于理法方药，对诊治内科杂病、儿科病及妇科病均有丰富的临床经验，在诊治急性热病和疑难病症方面经验独到。

（一）治则治法

熊继柏教授临证治疗痿病时，认为此病的治法主要有五种。

1. 湿热浸淫，筋脉弛缓

治当清热利湿，疏通筋脉。《灵枢·九宫八风》曰："犯其雨湿之地，则为痿。"久处湿地，外感湿邪，留滞经络，郁而化热；或过食肥甘辛辣，湿热内生，浸淫筋脉，气血营运受阻，筋脉肌肉失于濡养，弛缓不收，发为痿病，故当以清热利湿之法治之。

2. 脾虚气弱，肌肉失养

治以益气健脾，养血活血。《素问·太阴阳明论》曰："脾病不能为胃行其津液，四肢不得禀水谷气，气日以衰，脉道不利，筋脉肌肉皆无气以生，故不用焉。"脾胃为后天之本，气血生化之源。素体脾胃虚弱，或思虑劳倦，饮食不节，脾失运化，气血生化不足，不足以荣养四肢、筋脉、肌肉，发为痿病，故以益气健脾、养血活血之法治之，使气血生化之源充足，从而消除肢体痿废之症。

3. 肝肾不足，阴虚内热

治宜滋补肝肾。《临证指南医案·痿》曰："夫痿证之旨，不外乎肝肾肺胃四经之病。盖肝主筋，肝伤则四肢不为人用而筋骨拘挛；肾藏精，精血相生，精虚则不能灌溉诸末，血虚则不能营养筋骨……此不能步履、痿弱筋缩之症作矣。"五脏六腑不足皆可致痿，其中因素体肾虚，或久病损肾，或房劳过度，劳役太过，罢极本伤，阴精亏损，水亏火旺，筋脉失养，均可渐成痿病。

4. 肾阳不足，风寒阻络

治宜温阳散寒、祛风活络。《素问·痿论》曰："肾气热则腰脊不举，骨枯而髓减，发为骨痿……肾者，水脏也。今水不胜火，则骨枯而髓虚，故足不任身，发为骨痿。"《灵枢·口问》曰："下气不足，则乃为痿厥。"肾阳不足，精髓亏损，筋骨失养，风寒阻络，则下肢痿弱。

5. 气虚血痹，气血不荣

治以益气活血。《素问·五脏生成》曰："足受血而能步，掌受血而能握，指受血而能摄。"痿病与十二经筋病变相关，经筋连接骨骼、关节，主持肢体运动。而经筋有赖于十二经脉气血津液的濡养滋润，若气虚不运，血痹不行，则肢体难以任用。

（二）中药方剂

熊继柏教授诊治痿病，遵《黄帝内经》之旨，认为痿病治疗的关键在于辨证论治，其中肺热叶焦、湿热浸淫、脾胃亏虚、肝肾不足、痰瘀络阻均可致痿，《素问·痿论》将痿病分为"痿躄、脉痿、筋痿、肉痿、骨痿"，五脏功能病变皆可致痿，治疗当"各补其荥而通其俞，调其虚实，和其逆顺"，"分经治之"，并强调"治痿独取阳明"，还重在细求成因，常将原发病与继发症同治。针对痿病常见病机，处以不同方药。

1. 湿热浸淫，筋脉弛缓证

治法：清热利湿，疏通筋脉。

主方：加味二妙散。

组成：苍术 10 g，黄柏 10 g，秦艽 10 g，川牛膝 20 g，防己 6 g，萆薢 10 g，当归 10 g，龟板 20 g，薏苡仁 20 g，虎杖 15 g，赤小豆 15 g，知母 10 g。

用法：水煎服，每日 1 剂。

2. 脾虚气弱，肌肉失养证

治法：补气健脾，活血通筋。

主方：五痿汤合黄芪虫藤饮。

组成：党参 10 g，炒白术 10 g，茯苓 15 g，炙甘草 10 g，当归 10 g，薏苡仁 20 g，麦冬 30 g，黄柏 8 g，知母 10 g，黄芪 30 g，全蝎 5 g，僵蚕 20 g，地龙 10 g，蜈蚣 1 条，鸡血藤 15 g，海风藤 15 g，络石藤 10 g。

用法：水煎服，每日 1 剂。

3.肝肾不足，阴虚内热证

治法：补益肝肾，滋阴清热。

主方：虎潜丸。

组成：黄柏 5 g，炒龟板 15 g，知母 10 g，熟地黄 15 g，陈皮 10 g，白芍 10 g，锁阳 15 g，怀牛膝 20 g，当归 10 g，桃仁 10 g，木瓜 15 g，地龙 10 g，炒鹿筋 10 g。

用法：水煎服，每日 1 剂。

4.肾阳不足，风寒阻络证

治法：温肾助阳，祛风活络。

主方：加味金刚丸。

组成：巴戟天 15 g，肉苁蓉 15 g，菟丝子 20 g，萆薢 10 g，杜仲 15 g，怀牛膝 15 g，木瓜 15 g，续断 15 g，甘草 6 g，天麻 10 g，僵蚕 10 g，全蝎 5 g，乌贼骨 15 g，蜈蚣 1 条，炒鹿筋 10 g。

用法：水煎服，每日 1 剂。

5.气虚血痹，气血不荣证

治法：益气活血，养血通痹。

主方：黄芪桂枝五物汤合虫藤饮。

组成：黄芪 50 g，桂枝 6 g，白芍 10 g，全蝎 5 g，地龙 10 g，僵蚕 20 g，蜈蚣 1 条，鸡血藤 15 g，海风藤 15 g，络石藤 10 g，木瓜 15 g，炒鹿筋 15 g，甘草 6 g。

用法：水煎服，每日 1 剂。

（三）案例分析

患者张某，女，34 岁，长沙人。

诊见：四肢痿软，肌肉萎缩，握拳、行走无力，左手鱼际肌和合谷部瘦削，指节冷痛，腿麻、痉挛，舌苔薄白，脉细。

辨证：气虚血痹。

治法：益气活血，通痹。

主方：黄芪桂枝五物汤合虫藤饮加减。

组成：黄芪 50 g，桂枝 6 g，白芍 10 g，全蝎 5 g，地龙 10 g，僵蚕 20 g，蜈

蚣1条，鸡血藤15 g，海风藤15 g，络石藤10 g，木瓜15 g，炒鹿筋15 g，甘草6 g。

用法：20剂，水煎服，每日1剂。

二诊：患者自行连续服用前方2个多月，四肢肌力增强，左手鱼际肌和合谷部瘦削好转，伴畏冷，有时便秘。舌苔薄白，脉细。

处方：黄芪桂枝五物汤合加味金刚丸。

组成：黄芪40 g，桂枝6 g，白芍10 g，肉苁蓉20 g，巴戟天15 g，萆薢10 g，菟丝子20 g，杜仲10 g，川牛膝15 g，木瓜20 g，天麻10 g，僵蚕10 g，全蝎5 g，蜈蚣1条，炒鹿筋15 g。

用法：15剂，水煎服，每日1剂。

三诊：肢体活动力增强，肌肉萎缩减轻，腿麻、挛急好转，便秘、畏冷缓解，近日尿黄。舌苔薄白，脉细。

处方：黄芪桂枝五物汤合虫藤饮加减。

组成：黄芪50 g，桂枝5 g，白芍10 g，甘草6 g，大枣6 g，葛根30 g，全蝎5 g，地龙10 g，僵蚕10 g，蜈蚣1条，鸡血藤15 g，海风藤15 g，络石藤10 g，黄柏8 g，川牛膝10 g，薏苡仁15 g。

用法：20剂，水煎服，每日1剂。

四诊：四肢乏力基本改善，行走、握物较正常，肌肉萎缩好转，腿麻、畏冷悉除，二便正常。舌苔薄白，脉细。继予黄芪桂枝五物汤合虫藤饮，20剂，水煎服，以善其后。

按语：患者四肢软弱无力，肌肉萎缩1年，属痿病。《素问·逆调论》曰："营气虚则不仁，卫气虚则不用，营卫俱虚则不仁且不用。"说明气虚、营卫不和亦可致痿。本案因阳气不足，营卫气血不和，肌肤失于温润，而出现肢体痿弱不用、肌肉萎缩，指节冷痛、腿发麻诸症，辨为气虚血痹之证，故选用黄芪桂枝五物汤（《金匮要略·血痹虚劳病脉证并治》）。因患病日久，血脉痹阻，故合虫藤饮加强活血通络行痹之力。当病情出现阳虚较重畏寒时，则合用加味金刚丸，以温阳补肾，且强筋骨、利关节，则肌长痿除，行、握如常。

（杨良俊）

第二节 岭南医家诊治案例

国医大师邓铁涛教授承《黄帝内经》之理，融《难经》虚损之论，师李东垣脾胃学说，采百家之长，几十年来积累了丰富的临床经验，提出重症肌无力根源在于"脾气虚损"这一独特的学术观点，并于治疗独树一帜，足资后学。

一、邓铁涛教授对重症肌无力的认识

（一）病症

西医认为重症肌无力是一种自身免疫性疾病。本病的临床特征为受累肌肉极易疲劳，经休息后可部分恢复。全身肌肉均可受累，以眼肌最常见；呼吸肌受累则出现肌无力危象，可危及生命。

邓铁涛教授认为重症肌无力当为中医之"脾胃虚损"病，并运用历代中医古籍相关论述对其临床表现进行了描述：眼睑下垂为《目经大成》之睑废，复视为《黄帝内经》之视歧，四肢无力为《证治准绳》之痿病，吞咽困难为《脉因证治》之噎证，呼吸困难为《医学衷中参西录》之大气下陷。邓铁涛教授指出：眼睑下垂，四肢无力，纳差，便溏，舌淡红、胖，边有齿印，苔薄白，脉细弱是重症肌无力最常见的症状，其他如构音不清、吞咽困难、心悸气促等症状多由上述症状发展演变而来。

（二）病因病机

邓铁涛教授认为："本症（重症肌无力）是虚证，以脾虚为主。"脏象学说认为，脾主四肢，在体合肉，能化生气血，是后天之本。中医五轮学说将眼睑称为肉轮，受脾所主，脾气虚损，升举无力故表现为眼睑下垂。《素问·太阴阳明论》曰："四肢皆禀气于胃，而不得至经，必因于脾，乃得禀也。今脾病不能为胃行其津液，四肢不得禀水谷气，气日以衰，脉道不利，筋骨肌肉皆无气以生，故不用焉。"故脾失健运，肌肉失养，故四肢无力。呼吸困难除了责之肺肾外，还与脾胃密切相关，脾胃虚损则运化无力，并中轴升降失序，聚湿生痰，痰涎壅盛，阻碍肺气，还可累及下元，使肾不纳气，甚则大气下陷而气短不足以息，或喘息费力，气息难续，危在顷刻。构音不清虽与肺肾相关，但其本质在于脾气虚损，母病及子，金破不鸣。复视也与脾密切相关，此李东垣所谓"脾胃虚则九窍不通"，脾虚乏源，五脏不利，精血不

能上注于目，则复视。综观各症，皆起于脾虚，脾气既虚，诸症蜂起。故邓铁涛教授指出本病的形成与发展中，脾胃虚损是主要矛盾，也是矛盾的主要方面。

《难经·十四难》谓"一损损于皮毛，皮聚而毛落；二损损于血脉，血脉虚少，不能荣于五脏六腑也；三损损于肌肉，肌肉消瘦，饮食不能充肌肤；四损损于筋，筋缓不能自收持；五损损于骨，骨痿不能起于床"，加之重症肌无力迁延难愈，易于复发，与一般的脾胃虚弱有本质区别，《金匮翼·虚劳统论》云"虚劳一曰虚损，盖积劳成虚，积虚成弱，积弱成损也。虚者空虚之谓，损者破散之谓。虚犹可补，损则罕有复原者矣"，这是疾病发展到形体与功能都受到严重损害的概括，因此邓铁涛教授提出重症肌无力的核心病机是"脾胃虚损"这一重要学术观点。邓铁涛教授还指出本病可损及五脏，易导致肝血不足，肝窍失养而致复视、斜视；肾为胃关，伤肾则胃气下降不利，而致吞咽困难；若损及肺肾，可致构音不清，甚则气息断续，危在顷刻；若伤及心血则可致心悸失眠。

（三）邓铁涛教授诊疗重症肌无力的经验（治则治法）

1. 治疗脾胃虚损为核心

邓铁涛教授认为补脾益气应贯穿于重症肌无力治疗的全过程，旨在攻克脾胃虚损这一核心病理环节，但也需兼顾五脏，尤其是肝肾两脏，故立"重补脾胃，益气升陷，兼治五脏"为治疗原则，并创制强肌健力饮一方统治，随症加减。对于原已使用激素及抗胆碱酯酶药物者，中药显效即开始逐渐减量乃至停用，使患者摆脱对西药的依赖，促使病痊愈。邓铁涛教授还强调，本病缠绵难愈，容易反复，治疗时不宜随便改旗易帜，即使临床治愈后，也需坚持服中药二年左右，方能根治。

强肌健力饮由黄芪、五指毛桃、党参、白术、当归、升麻、柴胡、陈皮、甘草组成，功效补脾益气，强肌健力。方中重用黄芪，甘温大补脾肺之气，以作君药。五指毛桃又称南芪，可补益脾肺之气而不助火，与党参、白术和黄芪同用，可增强补气益损之功；血为气母，故用当归以养血生气，与党参、白术和五指毛桃共为臣药。脾虚气陷，故用升麻、柴胡升阳举陷；脾虚失运，又重用补气之品，故佐陈皮以调理脾气，与升麻、柴胡共为佐药。甘草和中，调和诸药，任使药之职。本方化裁于补中益气汤，针对脾胃虚损而设，故党参、白术和黄芪用量较大，又增五指毛桃一味，可增强益气强肌化湿之力。

随证加减：复视斜视者，可加何首乌以养肝血，或加枸杞子、山茱萸同补肝肾。抬颈无力或腰膝酸软者，加枸杞子、狗脊以补肾壮骨。腰酸，夜尿多者，加杜仲、桑螵蛸固肾缩泉。肾阳虚见畏寒肢冷者，加巴戟天、淫羊藿、肉苁蓉、菟丝子以温壮肾阳，兼肾阴虚者，加熟地黄、山茱萸、紫河车。肝血不足者，加枸杞子、何首乌。吞咽困难者，以枳壳易陈皮，加桔梗一升一降，以调气机。胃阴虚见口干、舌苔花剥者，加石斛以养胃阴。痰湿见舌苔白厚或白浊者，加茯苓、薏苡仁、浙贝母以化痰湿。咳嗽多痰者，加紫菀、百部、橘络以化痰。气滞者，以枳壳易陈皮，加桔梗。情绪不稳定、夜寐多梦、心烦失眠者，加熟酸枣仁、夜交藤养心宁神。

2. 五脏相关多元调治

邓铁涛教授治疗重症肌无力，除了重视脾胃虚损外，常兼顾他脏，多元调治。邓铁涛教授指出：中央土以灌四旁，因此五脏皆有脾胃之气，而脾胃之中也有五脏之气，所谓"互为相使"，五脏有可分和不可分的关系，因此，善治脾者，能调理五脏，即可治脾胃。重症肌无力本在脾虚但五脏相关，其中又与肾和肝的关系更为密切。中医认为人体生理功能都有赖于精气的运动变化。脾气虚弱，无力主肌肉四肢，则表现为肌无力，故《黄帝内经》谓："脾气虚则四肢不用。"肌力虽为脾气所主，但肾藏精，为气之根，脾气有赖肾中元阳之气温煦，才能更好地发挥作用。重症肌无力病情缠绵，迁延难愈，久病及肾。故《脾胃论》云："脾病则下流乘肾，土克水则骨乏无力。"邓铁涛教授治疗本病时常脾肾双补，补肾常选用狗脊、杜仲、巴戟天、枸杞子、山茱萸等补而不燥之品以温阳化气。对于重症肌无力经久不愈，或病情严重者，脾肾并治能明显提高疗效。

3. 补益脾胃莫忘清热

规范运用激素是治疗重症肌无力的重要手段，但长期服用可导致痤疮、皮肤潮红、口干等虚热之象，故邓铁涛教授在补益之时酌情清热，常选用赤芍、生地黄以清热凉血。另外，重症肌无力患者可因肾气亏虚，水不涵木，无以化生肝血上养目睛，导致出现视物模糊或复视，故邓铁涛教授喜用菟丝子、枸杞子以养肝明目，若患者兼有热象，则用小剂量决明子清肝明目。

4. 异病同治伴发病症

重症肌无力可与红斑狼疮、多发性肌炎、风湿性关节炎、类风湿性关节炎、胸腺瘤、甲状腺功能亢进等十几种疾病伴存。根据中医理论，这些疾病尽管存在一定特异性，但都可在脾胃虚损的基础上发生。故邓铁涛教授认为，兼病不愈，脾虚这一根本病机的改善也可受影响。故重症肌无力合并上述病症时，需以健脾益损治疗为主要，两病同治。可在强肌健力饮基础上因病施治，如伴甲状腺功能亢进者，加玄参、猫爪草，或合消瘰丸加山慈菇；伴乙型肝炎者，合慢肝六味饮（四君子汤加川草薢、黄皮树叶）；伴风湿或类风湿性关节炎者，加鸡血藤、威灵仙、宽筋藤；伴高血压者，加决明子、牛膝、鳖甲；兼外邪者，原方党参、黄芪、白术减为三分之一量，加桑叶、豨莶草。

合并胸腺肿大或胸腺瘤加山慈菇。遣方用药，总以治脾为主，随症加减。

5. 虚损顽症贵在守方

重症肌无力是慢性、难治性疾病，属于中医脾胃虚损范畴。不同于一般的脾虚证或脾胃虚弱证，虚损具有虚弱与损坏的两层内涵。虚弱重在脾胃功能的下降，损坏则强调形质改变，故虚损是对疾病发展到形体与功能都受到损害的概括。重症肌无力主要涉及脾虚功能下降到脾病肌肉虚损的渐变过程，其治疗和康复并不能建功于顷刻。邓铁涛教授常嘱咐患者要树立信心，坚持治疗，即使症状完全消失后，也需继续服药1～2年，才有可能完全治愈。症状消失是大剂药物治疗下功能方面得到暂时恢复，但肌肉方面的损害难以短期修复，若中断治疗，极易感邪复发。很多患者遵邓铁涛教授医嘱，坚持定期门诊或通信治疗1～2年，均收到满意疗效。

6. 外治法调脾起痿病

（1）善用艾灸温煦经络。

四肢为诸阳之本，与督脉关系密切。若督脉功能失调，脏腑气血不能顺利通过经脉营养四肢，则可导致肌痿无力、手足拘挛等。邓铁涛教授运用艾灸温通督脉，调理阳明气血，脾健湿祛，四肢得以濡养。操作时用点灸法灸背部督脉和双侧膀胱经，治疗时间为每日上午9时，6日为1个疗程。

（2）善用捏脊升阳固本。

邓铁涛教授认为，非药物治疗对于重症肌无力患者十分重要，使用捏脊法可培补脾胃，提升阳气，与强肌健力饮有异曲同工之妙。捏脊时从长强穴起直捏至大椎穴止，使患者俯卧，垫高腹部，露出背脊，医者两手半握拳，双手食指抵于背脊之上，再以两手拇指伸向食指前方，合力夹住肌肉提起，而后食指向前，拇指向后退，做翻卷动作，两手同时向前移动，如此反复共捏2次，从第三次起，每捏3把，将皮肤用力提起1次，如此反复捏3次，最后再从脊椎向两侧推压皮肤3次，从而调五脏六腑之气而补脾胃。

（3）重视患者心理状态。

《素问·阴阳应象大论》云："思伤脾。"病者忧思不解，不仅可以直接伤脾，而且可致肝气郁结，乘逆脾土，加重脾胃虚损。另外，医者的心理状态也能影响患者。邓铁涛教授临证，常欢颜劝慰，向患者解释病情，使重症肌无力患者对该病有正确的认识和心理准备，帮助患者树立战胜疾病的信心，叮嘱患者避免忧郁悲哀，宜保持心情平和愉快，患者多积极配合治疗，并注意心理调节，不少顽固病例都逐渐好转。

7. 常见情况的处理

（1）感冒。重症肌无力患者体质虚弱，脾胃虚损卫气不足，抗邪能力较差，易被外邪侵袭而感冒，治疗时宜先扶正解表，再治疗重症肌无力。邓铁涛教授对此类患者，既不用荆防银翘之类，也不用参苏饮等方。盖因荆防祛邪而不扶正，参苏饮虽扶正解表，但重在益肺卫之虚，祛胸中之痰。重症肌无力患者是脾胃虚损受邪，故守强肌健力饮（剂量减至平常用量的三分之一），另加豨莶草、桑叶之属，健脾益气，以祛风邪外出，一般 1～3 剂药即可告愈。值得指出的是，邓铁涛教授强调重症肌无力治疗用药的连续性，即使有肺部感染等炎症时，也不轻易更方，总是以强肌健力饮加减治疗，越是患者出现咳嗽痰多气促等危象时，越是加大黄芪用量，以扶正祛邪，充分体现了治病求本，有方有守的精神。

（2）重症肌无力危象。症见呼吸困难、痰涎壅盛、气息将停，危在顷刻，邓铁涛教授除嘱加强吸痰、吸氧等措施外，还常嘱急插胃管鼻饲中药，或以中药点滴灌肠，配合三蛇胆川贝末、猴枣散化痰，亦可根据辨证用苏合香丸或安宫牛黄丸点舌，急救其标，常使患者转危为安。

（四）邓铁涛教授治疗重症肌无力的验案

1. 眼睑下垂

1）案 1

患者娄某，男，15 岁，1971 年 12 月 7 日初诊。

主诉：感冒后出现眼睑下垂不适 3 个月。

病史：患者于 3 个月前感冒发热后，突然出现左眼睑下垂，朝轻暮重；继则眼球运动不灵活，上、下、内、外运动范围缩小。经月余，右眼睑亦下垂，并有复视现象。经某医院检查，X 线片示胸腺无增大。用新斯的明试验确诊为"重症肌无力"。因经抗胆碱酯酶药物治疗无效而来就诊。

诊见：眼睑下垂，眼球运动不灵活，运动范围缩小，复视，身体其他部位肌肉未见累及，饮食、睡眠、呼吸、二便、肢体活动均正常，仅体力较差。

舌脉：舌嫩无苔而有裂纹，脉弱。

中医诊断：睑废（脾肾两虚，脾虚为主）。

西医诊断：重症肌无力。

治法：补脾为主，兼予补肾。

处方：黄芪 10 g，升麻 9 g，白术 12 g，菟丝子 9 g，党参 15 g，桑寄生 18 g，当归 12 g，石菖蒲 9 g，柴胡 9 g，何首乌 9 g，橘红 5 g，紫河车 15 g，大枣 4 枚。

每日 1 剂，另每日开水送服六味地黄丸 18 g，针刺脾俞、肾俞、足三里等穴。

二诊：1972 年 3 月 2 日。经上述治疗 3 个月后，病情稍有好转，原晨起后约半小时即出现眼睑下垂，现眼睑下垂时间稍推迟，余症同前。上方黄芪倍量，每周服 6 剂，每日 1 剂。另每周服下方 1 剂。

处方：党参 9 g，茯苓 9 g，白术 9 g，炙甘草 6 g，当归 6 g，熟地黄 15 g，黄芪 12 g，白芍 9 g，五味子 9 g，肉桂心 1.5 g，麦冬 9 g，川芎 6 g；补中益气丸 12 g，另吞服。

上法治疗月余，症状明显好转，晨起眼睑正常，可维持至下午三时左右，两眼球活动范围增大，复视现象消失。

三诊：1972 年 6 月 6 日。服前方药 3 个月，除左眼球向上活动稍差外，其余基本正常。舌嫩苔少有裂纹，脉虚。治守前方。

处方：黄芪 60 g，白术 12 g，党参 15 g，当归 12 g，柴胡 9 g，升麻 9 g，枸杞子 9 g，大枣 4 枚，阿胶 3 g，橘红 3 g，紫河车粉（冲服）6 g。

用法：每周 6 剂，每日 1 剂。另每周服下方 1 剂。

处方：枸杞子 9 g，茯苓 12 g，山药 12 g，牡丹皮 9 g，山茱萸 9 g，熟地黄 12 g，生地黄 12 g，巴戟天 6 g。

四诊：1973 年 3 月。服前方药半年多，两眼球活动及眼裂大小相同，早晚无异。嘱服上方药 2 个月以巩固疗效。追踪观察 13 年，病无复发。

按语：本案例中患者尚未成年，形体未盛，感受外邪，继而睑废复视。外邪伤正，脾气亏损，升举无力，因而睑废；肝开窍于目，水不涵木，肝失所养，复视乃作。舌嫩无苔而有裂纹，脉弱等是气阴两虚之象。因重症肌无力的核心病机是脾气虚损，益气健脾是治疗原则，加减化裁无出其旨。故邓铁涛教授法拟脾肾双补，以补中益气汤加紫河车、菟丝子及何首乌等补肾益精之品以暖土化气，并用六味地黄丸缓补肾阴而不反制温阳化气之力，治疗主次得当。同时针刺脾俞、肾俞、足三里等穴内外合治，加强补脾益肾之功。需要注意的是，重症肌无力需长期守方治疗，本例首诊至四诊，历时一年余，厚积薄发，脾肾羸弱之气渐复，故症状减轻。通过学习本案例，有以下启发：①方中虽有滋腻之阿胶、生地黄、熟地黄，但与健脾化湿之品相伍，可减轻滋腻碍脾之弊。②虽然守方，但需注意病情变化，尤需注意观察有无重症肌无力危象的发生；另外，本案例中守方治疗，一方面病症未加重，另一方面症状逐渐好转，这是重症肌无力守方治疗需要遵循的三个基本原则。

2）案 2

唐某，女，41 岁，2002 年 1 月初诊。

主诉：反复左眼睑下垂、四肢乏力伴呼吸困难 3 个月。

病史：患者 2001 年 10 月出现左眼睑下垂，后发展为四肢无力，呼吸困难，确诊为重症肌无力，予溴吡斯的明片维持治疗，疗效不佳。遂求治于中医。

诊见：左眼睑下垂，复视，四肢无力，说话费力，呼吸困难，腹胀。

舌脉：舌淡、胖，苔黄腻，脉虚。

中医诊断：痿病（脾虚湿困）。

西医诊断：重症肌无力。

治法：健脾化湿。

处方：黄芪 80 g，党参 50 g，五指毛桃 60 g，千斤拔 60 g，升麻 10 g，柴胡 10 g，白术 30 g，陈皮 3 g，何首乌 30 g，薏苡仁 30 g，沙苑子 12 g，玄参 10 g，枸杞子 12 g，甘草 3 g。

用法：强肌健力口服液每次 2 支，每日 3 次。

二诊：2002 年 2 月。眼睑时有下垂，双眼沉重，无复视，双上肢无力，面部及上唇肌肉不适，腹胀好转，矢气，大便时有稀烂，眠差。

处方：黄芪 100 g，党参 60 g，五指毛桃 50 g，千斤拔 50 g，升麻 10 g，柴胡 10 g，白术 30 g，陈皮 3 g，何首乌 30 g，黄连 3 g，山茱萸 12 g，巴戟天 12 g，甘草 3 g，砂仁（后下）3 g。

三诊：2002 年 3 月。面部表情呆滞，左眼睑稍下垂，双眼不能紧闭，轻度复视，说话费力，咀嚼困难，经期症状尤甚，腹胀减轻，大便正常，睡眠不佳。

处方：黄芪 100 g，党参 60 g，五指毛桃 50 g，千斤拔 50 g，升麻 10 g，柴胡 10 g，白术 30 g，佛手 5 g，何首乌 30 g，枸杞子 12 g，紫河车 12 g，薏苡仁 5 g，玄参 10 g，甘草 3 g。另以人参 10 g 炖水，分三次服。

四诊：2002 年 4 月。仍有轻微复视，咀嚼无力，面肌易疲，说话费力，月经期间病情未有加重。守上方，薏苡仁增至 15 g。

五诊：2002 年 5 月。眼睑下垂好转，时觉艰涩，双眼异物感，咀嚼及说话正常，睡眠好转，经期病情稳定。目前仍在治疗中。

按语：初诊时患者舌淡胖苔黄腻，此乃脾虚湿郁化热之象，其根本仍是脾胃虚损，故强肌健力饮方未加清热化湿之品，仅加薏苡仁淡渗化湿，旨在使热随湿去。这启示我们，重症肌无力的治疗必须谨守"脾胃虚损"这一病机，患者即使有热象或外感，也不可轻易投清解之品，以免妨碍脾胃之气恢复；另外，长期使用溴吡斯的明片，有伤阴之弊，故加玄参养阴。二诊时，复视已瘥，故去枸杞子和沙苑子，但又增睡眠差和便溏，故守前方去玄参，加小剂量黄连和砂仁，以健脾化湿，并用山茱萸和巴戟天补肝肾。三诊至四诊时，尽管患者腹胀便溏好转，但轻度复视，说话费力，咀嚼困难，重症肌无力的相关症状较为明显，山茱萸和巴戟天补益力弱，故改为紫河车和人参以益精培补元气而奏效。

2. 眼肌型重症肌无力

患者林某，男，7 岁，1996 年 8 月 6 日就诊。

主诉：家长代诉患儿双眼睑下垂，复视 1 个月余，伴眼球活动受限。

病史：患儿家长代诉，患儿1个月前无明显诱因出现双眼睑下垂，伴复视，眼球活动受限。

诊见：纳差，汗多，便烂。

舌脉：舌淡红，苔薄，脉细。

西医诊断：重症肌无力（眼肌型）。

中医诊断：睑废（脾胃虚损）。

治法：健脾益损。

处方：五指毛桃45 g，黄芪30 g，千斤拔30 g，糯稻根30 g，何首乌20 g，太子参18 g，白术12 g，当归头10 g，枸杞子10 g，柴胡6 g，升麻6 g，陈皮3 g，甘草3 g。

以此为基本方，服药治疗2个月，症状减轻，发作周期延长，双眼睑交替下垂，复视、易汗、便烂。兼顾补血养肝，消食助脾运，守方加用太子参增至30 g，千斤拔增至50 g，去升麻、柴胡、枸杞子，加鸡血藤、山茱萸、山药、鸡内金、白术、浮小麦、桔梗。

服药6个月余，症状减轻，左眼睑下垂，面色黄，准头黄润，唇色稍暗，舌红，苔中心稍浊，舌边少苔，脉虚数，右兼弦。此脾运得复，肝血不足之象，调整方药，减消食助运止汗之药鸡内金、浮小麦、山药，加四物汤、黄精等补血之品，以此为基本方，治疗近1年，症状基本消失。

按语：患儿属眼肌型重症肌无力并有复视。肝开窍于目，故一诊时强肌健力饮加当归头、枸杞子及何首乌养肝气。二诊时症状减轻，发作周期延长，但患者仍有复视、易汗、便溏，此因脾气虚损导致卫气不固与运化水湿之力较弱，柴胡和升麻虽有升提之用，但有疏解耗气之嫌，故去之，改用桔梗载药上行，同时增加益气健脾之品，集中力量解决脾气虚损问题。

患者服药3个月，三诊时脾气得复，诸症好转，唯肝血不足，因乙癸同源，故加四物汤和黄精，肝肾同补，升左路之气，而收全功。

3. 咀嚼无力

患者刘某，男，26岁，工人，1998年3月初诊。

主诉：反复全身乏力半年，咀嚼无力1个月。

病史：患者于半年前感冒后，渐觉全身乏力，行走易跌倒，上下公共汽车亦困难，伴复视，病情逐渐加重，朝轻暮重。近1个月来出现咀嚼无力，无吞咽及呼吸困难。舌淡边有齿印，苔薄白，脉细弱。肌疲劳试验、新斯的明试验阳性。

诊见：全身乏力，咀嚼无力，无眼睑下垂，无吞咽及呼吸困难等不适，大小便调。

舌脉：舌淡边有齿印，苔薄白，脉细弱。

西医诊断：重症肌无力（全身型）。

中医诊断：痿病（脾胃虚损型）。

治法：健脾补气。

处方：黄芪 30 g，五指毛桃 30 g，党参 15 g，升麻 10 g，白术 12 g，当归 12 g，橘红 6 g，柴胡 6 g，炙甘草 6 g。

用法：7 剂，每日 1 剂，水煎 2 次，2 次药液混合，分 2 次服。配合针灸治疗，取穴以阳明经为主，选伏兔、足三里、阳陵泉、丰隆，采用温针灸；配合针睛明、太阳，平补平泻。每日 1 次，10 日为 1 个疗程。

二诊：自觉症状改善，咽干。以上方为基础，黄芪用至 60 g，加麦冬 15 g 以养胃阴。后在上方基础上将黄芪增至 120 g，连续服药半年余，患者全身无力及复视消失，咀嚼正常，肌疲劳试验阴性。出院后继续服中药巩固疗效，并正常上班。

按语：《黄帝内经》提到"治痿独取阳明"。足阳明胃经入上齿中，还出，挟口两旁，环绕嘴唇。手阳明大肠经其支者，从缺盆上颈，贯颊，入下齿中，还出挟口，交人中。因此，咀嚼无力可从阳明经进行调理。方中除了大补元气，还加入升麻升足阳明胃经之阳，稍助柴胡升足少阳胆经之阳，一左一右，相须而成，引药入经，通行经络。配合当归，取气血同源。

4. 产后

患者刘某，女，1996 年 11 月 24 日就诊。

主诉：肢体易疲劳 4 年。

病史：患者有重症肌无力病史 4 年，时值产后，腰酸，吞咽困难，眠差，体倦，肢体乏力。

诊见：患者肢体疲倦，腰酸不适，伴吞咽困难，纳眠差。

舌脉：舌嫩苔白，脉细。

西医诊断：重症肌无力（全身型）。

中医诊断：痿病（脾胃虚损，损及五脏，兼产后肝肾不足）。

治法：健脾益损，兼补肝肾。

处方：五指毛桃 60 g，太子参 30 g，千斤拔 30 g，何首乌 20 g，鸡内金 12 g，茯苓 15 g，白术 15 g，墨旱莲 10 g，女贞子 10 g，当归头 10 g，柴胡 6 g，升麻 6 g，甘草 3 g。

用法：每日 1 剂。20 剂后，症状减轻，守方加减，继续治疗，半年后，原服溴吡斯的明片（每日 3 次，每次 30 mg），减量至停用，症状消失，此间，在两个阶段因患者兼证不同而治法相应调整。

1997 年 5—8 月，患者症见乏力疲倦，吞咽困难，舌嫩红，苔浊，脉细尺弱，时令当夏，湿阻之象，加用薏苡仁轻灵渗湿，并注意养血，加用鸡血藤以养肝血，肝旺而疏泄功能转健，不治湿而湿浊得化。

1997 年 11 月间，患者症状减轻，但易于感冒，舌胖嫩，舌前少苔，根部浊，脉细，时值秋冬，主燥主寒，气虚卫外不固，故去薏苡仁加大太子参用量至 50 g，加山药、石斛养阴益肾，加豨莶草轻疏外邪，临证治其兼证而获良效。

按语：患者时值产后，气血亏虚，因此方中除补脾益损品外，宜加用补血、补益肝肾之品，因此方中可见何首乌、女贞子等补益肝肾之品，同时当归头补血活血。服后患者症状明显改善，但仍需把握患者产后体虚的特性，续予补益肝肾，固护本源的中药治疗，同时稍加祛湿药物，防滋腻碍脾。

5. 术后加重

患者谢某，女，45 岁，1996 年 1 月 20 日初诊。

主诉：反复眼睑下垂、四肢乏力 8 月，加重 3 月。

病史：患者 1995 年 5 月起开始出现眼睑下垂，在当地医院确诊为重症肌无力，渐表现为四肢无力等全身症状，同年 9 月行胸腺切除术，11 月病情加重，出现吞咽困难，构音不清等症，目前以泼尼松每日 47.5 mg 维持治疗，症状未见好转，遂求治于中医。

诊见：神疲，眼睑下垂，咽喉不适，吞咽困难，构音不清，四肢抬举无力，极易疲劳，常需卧床休息，手脚有麻木感，纳差，月经量少，大便时溏时硬。

舌脉：舌暗红苔少，脉虚浮。

中医诊断：睑废（脾胃虚损）。

西医诊断：重症肌无力。

治法：健脾益气。

处方：太子参 90 g，黄芪 30 g，五指毛桃 60 g，千斤拔 60 g，升麻 10 g，柴胡 10 g，玄参 12 g，山药 30 g，橘络 3 g，山萸萸 12 g，何首乌 30 g，枸杞子 12 g，肉苁蓉 12 g。

用法：每日 1 剂，同时嘱其泼尼松每月递减 2.5 mg。

二诊：1996 年 3 月。服用 2 个月余，患者来信告知精神好转，四肢较前有力，胃口转好，但易腹胀，且时有胃痛，小腹胀痛（附件炎），大便软，小便常，舌红苔薄白，脉弦略滑（请当地中医望舌切脉）。

处方：太子参 100 g，黄芪 30 g，党参 30 g，升麻 10 g，柴胡 10 g，山药 30 g，佛手 5 g，黄连 3 g，何首乌 30 g，枸杞子 12 g，山萸萸 12 g，甘草 3 g。

三诊：1996 年 6 月。上方服用 3 个月余，精神体力均明显增强，可步行 2～3 个小时，不需要经常卧床休息，时有头晕，咽喉部仍还有梗阻感，食后腹胀，寐欠安，舌红苔薄白，脉细弦。

处方：黄芪 45 g，太子参 100 g，升麻 10 g，柴胡 10 g，山药 30 g，枸杞子 12 g，熟枣仁 20 g，桔梗 10 g，葛根 15 g，肉苁蓉 12 g，何首乌 30 g，枳壳 5 g，甘草 3 g。

四诊：1996 年 8 月。患者吞咽困难有所缓解，四肢肌力增强，生活能够自理，纳差，时有头晕，大便时溏时硬，舌红苔薄白，脉软无力。其间出现牙痛，经治疗后好转，泼尼松已减为每日 10 mg。

处方：黄芪 45 g，太子参 100 g，升麻 10 g，柴胡 10 g，何首乌 30 g，枳壳 3 g，当归头 6 g，墨旱莲 12 g，甘草 3 g，白术 10 g，山药 24 g，女贞子 10 g，麦芽 30 g。

嘱其服药后如上火，可用西洋参 10 g 或生晒参 10 g 取代黄芪。

五诊：1996 年 12 月。患者因停服药一段时间，病情出现反复。10 月 7 日因呼吸困难入住当地医院，行气管切开治疗后危象缓解，泼尼松增至 60 mg，每日 1 次，溴吡斯的明 60 mg，每日 3 次。症见吞咽困难，咽部梗阻感，说话费力，构音不清，四肢无力，汗出恶寒，纳差，食后易胀，嗳气，耳鸣，时有胸闷，舌红边有齿印，苔薄白，脉细弱。

处方：黄芪 130 g，太子参 50 g，柴胡 10 g，升麻 10 g，当归头 15 g，何首乌 30 g，白术 30 g，佛手片 5 g，甘草 3 g，巴戟天 15 g，枸杞子 12 g，狗脊 30 g。

嘱其泼尼松按目前剂量连续服用 3 个月后再逐渐减少用量。此后以上方为主随症加减治疗，病情稳定后黄芪剂量减为 90 g，至 2000 年 9 月患者精神、体力、气色均大为好转，但仍有四肢乏力，易疲劳，腰酸痛等症，泼尼松、溴吡斯的明均减量，嘱患者坚持服用中药。2001 年 7 月患者来信述因症状稳定停服中药半年，病情出现反复，现仍在治疗中。

6. 吞咽困难，咀嚼无力

患者吴某，女，57 岁，1994 年 9 月初诊。

主诉：反复四肢乏力、咀嚼无力，吞咽困难 4 年。

病史：患者 1990 年 3 月起出现四肢无力，咀嚼及吞咽困难，饮水反呛，经治疗后好转。半年后复发，出现双眼睑下垂，复视，在北京某医院诊断为重症肌无力，用激素治疗后好转，药量减少后病情又出现反复，曾行血浆置换疗法，疗效不佳。经人介绍写信求治于邓铁涛教授。目前以溴吡斯的明（60 mg，每日 3 次）维持治疗。

诊见：右眼睑下垂，不能睁开，轻度复视，咀嚼无力，吞咽困难，身体消瘦，四肢无力，动则疲惫，头重头痛，口鼻干燥，纳差。

舌象：舌淡胖，苔白腻。

脉象：暂无。

中医诊断：痿病（脾肾亏虚）。

西医诊断：重症肌无力。

处方：黄芪90g，太子参30g，升麻12g，柴胡12g，橘红6g，白术30g，玄参12g，山茱萸12g，何首乌30g，肉苁蓉12g，石斛15g，甘草3g。

二诊：1994年10月。服药10余剂，精神好转，眼睑下垂稍好转，咀嚼吞咽稍有改善，食欲增加，大便日2次。上方去玄参、甘草，加巴戟天12g、鸡血藤30g。

三诊：1994年11月。服药20剂，眼睑下垂渐有好转，胃纳转佳，仍有四肢无力，行走困难，咀嚼及吞咽欠顺利，构音不清，朝轻暮重，头重，无头痛，口眼干燥。

处方：黄芪120g，党参80g，升麻12g，柴胡12g，白术30g，橘红10g，何首乌45g，山茱萸15g，肉苁蓉12g，巴戟天12g，枸杞子15g，甘草3g。

四诊：1994年12月。服药30剂，精神状态较好，眼睑下垂，咀嚼无力，吞咽不顺，身疲力乏，坐立不能超过半小时，侧躺呼吸困难，口眼鼻干燥，耳鸣，舌苔白厚。上方党参增至90g，去山茱萸、肉苁蓉加鹿角胶6g、茯苓15g、薏苡仁30g。

五诊：1995年1月。服药30剂，眼睑轻度下垂，咀嚼吞咽明显好转，四肢较前稍有力，口眼鼻干燥，口舌溃烂，坐时腰椎两侧疼痛，站立及行走时好转，胸部时有胀痛，胃纳不佳，小便色深。

处方：生晒参10g，黄芪100g，太子参60g，升麻12g，柴胡12g，山药30g，橘红6g，白术15g，山茱萸12g，何首乌30g，肉苁蓉12g，玄参12g，甘草3g，黄连3g。

六诊：1995年2月。服药20剂（其间因感冒曾停服中药），眼睑下垂好转，咀嚼及吞咽大有改善，构音清楚，精神较差，四肢无力，稍动则累，头痛，口舌溃烂，鼻干时有鼻衄，纳差，大便正常。

处方：西洋参5g，生晒参5g，太子参60g，黄芪12g，升麻12g，柴胡12g，木香（后下）6g，黄连3g，山药30g，何首乌30g，山茱萸12g，牛蒡子12g，橘络6g，菊花12g，甘草3g。

七诊：1995年5月。服药40余剂，口舌溃烂好转，眼睑及吞咽基本恢复正常，神疲易乏，四肢无力，口、鼻、眼干燥，汗多，四肢及腹背部出现大量皮下出血点，干燥，瘙痒，食欲不佳。患者因行血浆置换疗法，染有丙肝。溴吡斯的明减为30mg，每日3次。

处方：西洋参5g，生晒参5g，太子参90g，黄芪12g，升麻12g，柴胡12g，山药30g，楮实子15g，黄连3g，何首乌30g，山茱萸12g，丹参12g，橘红5g，甘草3g。

八诊：1995年6月。服药20剂，神疲，四肢仍无力，汗多，纳差，四肢及腹背部仍有皮下出血点，余无不适。

处方：西洋参10g，太子参100g，黄芪10g，升麻12g，柴胡12g，山药50g，楮实子15g，黄连3g，何首乌30g，山茱萸15g，郁金12g，砂仁3g，甘草3g。

九诊：1995年9月。患者因丙肝住院，予干扰素治疗，其间停服中药及溴吡斯的明2个多月，重症肌无力病情基本稳定，未有反复，现精神较好，腰背酸痛，嘴唇及手掌鲜红，纳差，小便黄，照片示脊椎骨质增生。守上方以佛手3g易砂仁。

十诊：1995年11月。服药30余剂，精神好转，汗多，晨起觉疲乏，肩背肌肉疼痛，下午常有头痛头晕，双下肢易累，口鼻干燥，时有鼻衄，小便色黄，舌有裂纹。

处方：西洋参10g，太子参60g，党参20g，黄芪10g，升麻10g，柴胡10g，山药60g，玄参10g，山茱萸12g，生地黄10g，何首乌30g，橘络3g，甘草3g，锁阳12g。

十一诊：1996年1月。服药30剂，头痛减轻，口鼻干燥好转，腰背肌肉疼痛减轻，胃纳转佳，仍有身疲，仰卧时胸闷，侧卧时气短，睡眠不佳，服药后自觉脸部燥热，小便色黄，日服三次中药则小便色黑。

处方：西洋参10g，太子参90g，党参10g，黄芪10g，升麻10g，柴胡10g，山药60g，橘络3g，山茱萸12g，何首乌30g，女贞子15g，墨旱莲12g，肉苁蓉12g，甘草3g。

十二诊：1996年3月。服药30剂，肢体易疲乏，心悸，汗多，夜间口干，唇红。

处方：西洋参10g，太子参100g，党参12g，黄芪12g，升麻10g，柴胡10g，肉苁蓉12g，浮小麦30g，女贞子12g，何首乌30g，银柴胡10g，橘红5g，甘草3g，山茱萸12g。

十三诊：1996年5月。服药30剂。四肢消瘦易疲，汗多，双下肢肿胀，鼻衄及小便色黑好转，大便日2～3次，质稀。

处方：西洋参6g，黄芪30g，太子参100g，升麻10g，柴胡10g，山药30g，泽泻10g，陈皮3g，何首乌30g，肉苁蓉12g，丹参10g，血余炭6g，甘草3g。

十四诊：1996年7月。服药30剂，精神好，胃纳转佳，可以做轻微家务，手指关节和肩关节疼痛，左臂不能高抬，汗多，心悸。

处方：生晒参6g，西洋参6g，太子参100g，黄芪30g，升麻12g，柴胡12g，何首乌30g，鸡血藤30g，肉苁蓉12g，山茱萸12g，橘红6g，浮小麦30g，山药30g，甘草3g。

十五诊：1997年1月。以上方为主治疗半年，精神疲乏、心悸好转，五官干燥，畏寒，胃纳一般。

处方：黄芪120 g，党参60 g，升麻10 g，柴胡10 g，白术30 g，当归头12 g，陈皮3 g，山茱萸12 g，巴戟天12 g，肉苁蓉12 g，锁阳12 g，何首乌30 g，甘草3 g。

十六诊：1997年9月。服药半年，双下肢易累，神疲，双眼易流泪，五官干燥，口唇红，后背疼痛，眠差，难以入睡，厌油腻及酸性食物。

处方：太子参60 g，黄芪45 g，党参30 g，山药30 g，石斛12 g，升麻10 g，柴胡10 g，麦芽30 g，大枣4枚，熟枣仁20 g，狗脊30 g，女贞子30 g，甘草3 g。

十七诊：1998年4月。上方服用60剂，因感冒发热持续1个月，其间停服中药，病情出现反复，精神萎靡不振，不愿睁眼，疲倦，后背及双下肢尤甚，无吞咽困难等，五官干燥，纳差，眠差。

处方：黄芪60 g，党参30 g，太子参60 g，山药30 g，升麻12 g，柴胡12 g，山茱萸12 g，何首乌30 g，麦芽30 g，大枣3枚，白芍20 g，佛手6 g，肉苁蓉12 g，桑寄生30 g，甘草3 g。

按语：首诊至三诊，患者除了重症肌无力症状外，较为突出的是口眼干燥，此症状与患者服用激素、北京气候干燥和脾虚不能运化津液相关，故邓铁涛教授方中加用养阴生津之石斛和玄参，补而不燥之巴戟天和肉苁蓉。四诊时，患者舌苔白厚，有湿浊内停之象，以茯苓和薏苡仁淡渗利湿。五诊至六诊，患者口舌溃烂，故先后加小量黄连、牛蒡子和菊花清热。七诊至九诊，患者口舌溃烂好转，但出现皮下出血，考虑和瘀热相关，故加丹参、郁金清热活血；又因患者感染丙肝，故用楮实子清肝。十诊至十七诊，患者病情逐渐向愈，方中先后运用锁阳、女贞子、墨旱莲、狗脊和桑寄生等裨益肝肾又可固护阴分之品，加减得当，守方获效。

7. 急危重症

1）案1

患者伍某，男，30岁，2002年2月16日来诊，住院号148723。

主诉：反复双眼睑下垂，复视，四肢无力，吞咽困难，构音不清6年。

病史：患者于1996年无明显诱因出现双眼睑下垂，复视，四肢无力，吞咽困难，构音不清，经诊断为重症肌无力，长期口服西药泼尼松、溴吡斯的明以及中药治疗。2002年6月2日因感冒发热，咳嗽痰涎，诱发呼吸困难，吞咽不下，四肢无力加重，2002年6月8日经急诊入广州某医院重症监护室，经使用高能抗生素、激素、新斯的明、溴吡斯的明、丙种球蛋白等药物治疗，病情仍无好转，再使用环磷酰胺，病情急转直下，患者全身瘫软，呼吸将停，危在旦夕，遂同意转院，于2002年6月11日上午转至我院。

诊见：神倦，呼吸气短，吞咽困难，痰涎壅盛，四肢无力，眼睑下垂，颈软无力抬起，痰多，上腭及咽部有散在白色薄膜。实验室检查：白细胞总数 11.3×10^9/L。

舌脉：舌质淡胖，舌苔白腻，脉微细弱。

中医诊断：①痿病（脾胃虚损）；②大气下陷。

西医诊断：①重症肌无力危象（迟发重症型）；②肺部感染。

治法：升阳益气，强肌健力。

处方：予补中益气汤加减，重用黄芪、五指毛桃，并予强肌健力口服液。西药继续按照原西医院激素量地塞米松每日 10 mg，溴吡斯的明每次 60 mg，每日 4 次。但抗生素改用普通红霉素与氯霉素各 1 g/d 静脉滴注。治疗十余日，病情仍然没有好转，呼吸困难需要持续吸氧，吞咽困难无法饮食，咳嗽痰多色白，口唇四周有多处溃烂，上腭及咽部黏膜出现大片白色薄膜，可剥落，留下潮红基底，四肢无力卧床不起，频频腹泻水样大便，舌苔白腻。双下肺可闻及干湿啰音。痰培养为白色念珠菌生长，大便涂片发现真菌。连续两次检查仍为上述结果，考虑诱发重症肌无力危象之感染性质为真菌（白色念珠菌）感染，停用抗生素改用抗真菌药物治疗，病情仍未有起色。于 6 月 17 日特邀邓铁涛教授会诊。邓铁涛教授分析病情，认为白色念珠菌感染中医属于鹅口疮范畴，患者长期使用激素、抗生素，使用免疫抑制剂治疗，脾胃之气即元气大伤，元气伤则容易引发各种疑难病症，真菌（念珠菌）感染乃为其一。此为标实本虚之证。

处方：黄芪 90 g，太子参 30 g，川萆薢 15 g，藿香 12 g，柴胡 10 g，升麻 10 g，白术 12 g，冬瓜仁 30 g，浙贝母 10 g，陈皮 3 g，甘草 3 g，珍珠草 20 g。

服药 3 剂，患者口唇四周多处溃烂已结痂，上腭及咽部黏膜白色薄膜消失，咳嗽减轻，痰涎减少，无腹泻，但仍有吞咽困难，四肢乏力，语言欠清利，双肺仍可闻及少许湿啰音。继续以上方治疗，并停用抗真菌药物，激素亦减量为泼尼松每日 60 mg（约相当于地塞米松 8 mg，原用量为 10 mg）。

6 月 25 日，患者病情明显好转，停止吸氧，眼睑下垂，无复视，可进食软饭，语言较流利，可以自己下床行走，四肢肌力增强，痰少，无咳嗽，双肺呼吸音清，复查胸部 X 线片，双下肺感染已吸收。3 日后步行出院，随访半年，至今健在，生活可自理并可从事轻体力工作，泼尼松减为每日 20 mg。

按语：患者出现重症肌无力危象并有肺部感染，病情危急，前医根据邓铁涛教授治疗重症肌无力经验用强肌健力饮并西医治疗，经十余日未见寸功，经改用抗真菌药物治疗，病情仍未有起色。邓铁涛教授会诊后指出此为标实本虚之证，本虚者脾胃虚损，标实者湿邪内蕴。湿邪久郁中焦并化热，上传娇脏故咳喘痰多，下注肠腑则泄泻，因此不容忽视，而前方重在本虚而未顾及标实，故不见效。尽管中医认为急则治其标，但重症肌无力的治疗离不开健脾益气，因而当标本并重，标本并治。邓铁涛教授拟方以浙贝、冬瓜仁、藿香、珍珠草和萆薢等从上、中、下三焦入手治疗湿浊，并以太子参、黄芪、白术益气健脾以扶正，故患者服药3剂后诸症好转。

2）案2

患者易某，男，12岁。2003年4月10日由湖南某医院转入我院ICU。

主诉：家长代诉患儿眼睑下垂2个月，四肢无力，不能吞咽，呼吸困难1个月。

病史：患儿于2003年2月初无明显诱因出现眼睑下垂，复视，朝轻暮重。3月5日突然病情加重，四肢无力，呼吸气促，吞咽困难，遂入住湖南某医院，行头颅、胸腺CT检查未见异常，先后用甲泼尼龙冲击疗法，并口服溴吡斯的明、泼尼松和抗生素等药治疗，因病情逐渐加重，呼吸困难、吞咽困难不能改善，于3月8日行气管切开术使用呼吸机辅助呼吸。经抢救后病情好转，但无法脱机拔管，遂于4月10日入住广州中医药大学第一附属医院。入院后即按ICU常规护理（特级护理）及其他药物对症处理。

诊见：呼吸困难、自主呼吸将停，口唇发绀，全身无力，精神极差，气管切开套管口分泌物涌出，双肺闻及痰鸣音，血氧饱和度83%。

舌脉：暂无。

中医诊断：大气下陷（脾胃气虚）。

西医诊断：重症肌无力危象；肺部感染；营养不良（中度）；气管切开术后。

4月13日，患儿开始发热，体温最高达39.5℃，白细胞29.1×10^9/L，床边胸片右肺上叶不张，右肺上叶、左肺感染，痰液细菌培养"鲍曼不动杆菌"，考虑重症肌无力危象合并严重肺部感染，长时间气管切开通气困难以致肺不张，长时间不能进食导致严重营养不良，当时体重仅17 kg。

4月17日，患儿家属绝望，自行拔出呼吸机接口离去。

4月18日，复查胸片示：右肺上叶及左肺不张，伴右中下肺代偿性气肿。邓铁涛教授亲自来到ICU看望患儿，说小儿生机蓬勃，也许还有生还之机。ICU主任当即重上呼吸机，鼻饲溴吡斯的明、强肌健力口服液每日60 mL，中药以补中益气汤加减。

处方：黄芪45 g，五指毛桃30 g，太子参30 g，白术15 g，当归10 g，升麻10 g，柴胡10 g，山茱萸10 g，薏苡仁20 g，紫河车5 g，甘草5 g，陈皮5 g。

4月21日，患儿病情好转，神志清楚，体温下降至37℃，痰涎分泌物减少。患儿用手写字问邓爷爷为什么要救他？邓铁涛教授回答患儿两句话，一是学雷锋，二是希望孩子长大报效祖国。中药仍以上方加减，患儿病情渐趋稳定，并于5月7日顺利拔管。

5月12日，患儿危象情况基本得到控制，转入内科。患儿虽度过了危险期，但体质非常虚弱，体重只有 18 kg，邓铁涛教授认为脾胃为后天之本，要让患儿吃饱饮足，不拘泥儿科会诊的意见（其意见是按照每千克每日 50 mL 入量，患儿 17 kg，每日不超过 800 mL，包括补液鼻饲在内），患儿体重轻是由于长期吞咽不下造成，要利用胃管，多鼻饲营养膳食，同时鼓励患儿自行吞咽。除能全力每日 500 mL 外，可加医院营养室配制营养餐。临床营养膳每次 200 mL，每日 2 次。中药仍以强肌健力口服液鼻饲。由于患儿鼻饲进食量增加，体重在 1 周内增至 21 kg，精神好，体力增，可下地行走。

5 月 19 日查房见：患儿举颈无力，构音较前转清，可以自行吞咽，眼球运动左转、上翻较差。行走自如，体重明显增加，10 日左右增加 5 kg。舌淡苔稍腻，右寸脉浮滑，双尺脉弱。邓铁涛教授认为证属脾肾亏虚，拟方如下：

黄芪 40 g，党参 20 g，当归 10 g，白术 12 g，升麻 6 g，柴胡 6 g，桑寄生 30 g，薏苡仁 20 g，菟丝子 12 g，狗脊 30 g，五指毛桃 30 g，楮实子 12 g，甘草 5 g。

用法：水煎服，每日 1 剂。至 5 月 23 日，拔除胃管，饮食恢复正常，重症肌无力危象基本治愈。

5 月 29 日查房，患儿呼吸吞咽顺畅，四肢有力，声音响亮，唯眼睑轻度下垂，而体重已增至 24 kg。舌淡苔薄黄，脉弱。邓铁涛教授认为证属脾肾虚损，应适当活动，避免剧烈运动，症状消失后仍需服药两年以巩固疗效；继续加强营养支持，每餐不要过饱。中药以健脾益肾为主，守上方加大五指毛桃用量至 50 g。嘱可带药出院，患儿于 6 月 9 日出院，家属赠送锦旗："最好医院，救命之恩"。随访多年，患者病情未再反复，已能正常上学。

按语："道术合一"是中医追求的境界，邓铁涛教授治疗重症肌无力以健脾补损为旨，创制强肌健力饮，活人无数，其术已然高超。但更为感动的是邓铁涛教授仁爱之举，充分体现了脾胃中土的仁德禀性。本例患儿重症肌无力危象合并严重肺部感染、肺不张、严重营养不良，势如累卵，危在旦夕，就连患儿亲属都已放弃。尽管小儿生机蓬勃，但生机全赖脾胃化生。故邓铁涛教授以强肌健力饮健脾补损，同时加强饮食营养令脾胃生化有源，又因脾主肌肉四肢，适当活动有助脾胃运化和脾气化生转输，这些无不体现出邓铁涛教授于细微处着眼固护脾胃的大家思想。

3）案 3

患者陈某，女，38 岁，2002 年 4 月 8 日来诊，住院号 146581。

主诉：反复眼睑下垂 30 年。

病史：患者 8 岁时出现眼睑下垂等症，诊断为重症肌无力，治疗一年后病情好转，之后一直未再服药。1999 年发现高血压病，一直服用硝苯地平控制血压，有家族高血压史。2002 年 3 月初出现全身乏力、四肢酸痛、右眼睑下垂等症。经某西医院检查，新斯的明试验呈阳性，治疗 1 个月，病情逐渐加重，于 2002 年 4 月 8 日转入广州中医药大学第一附属医院。

诊见：慢性病容，精神倦乏，自动体位，右眼睑下垂，眼球活动尚灵活，口腔有痰涎分泌物，颈软乏力，心率 80 次/min，律整，心音低钝，各瓣膜区未闻及病理性杂音，双肺呼吸音清，未闻及干湿啰音，肝、脾未触及，双肾区轻度叩击痛，四肢乏力，腱反射存在。体查：体温 36.6℃，心率 80 次/min，呼吸 22 次/min，血压 140/80 mmHg。

舌脉：舌质淡胖，苔薄黄，脉沉细。

西医诊断：①重症肌无力（迟发重症型）；②高血压病。

中医诊断：①痿病（脾胃虚损）；②大气下陷。

治法：升阳举陷，益气健力。

处方：补中益气汤加减。黄芪 30 g，五指毛桃 30 g，牛大力 30 g，千斤拔 30 g，党参 20 g，白术 15 g，当归 10 g，升麻 12 g，柴胡 8 g，法半夏 12 g，陈皮 3 g，甘草 5 g。

并给予强肌健力口服液每次 1 支，每日 3 次。西药溴吡斯的明每次 60 mg，每 8 小时 1 次，口服硝苯地平降压。并予静脉滴注黄芪注射液、川芎嗪注射液以益气活血。按此原则治疗 1 个月余，其间患者泌尿系感染，中药以珍珠草 30 g 易陈皮，同时配合针灸合谷、丰隆、足三里等穴位治疗。

4 月 18 日患者出现感冒症状，加用抗生素以预防感染，泼尼松由 5 mg 逐渐加大至 50 mg，每日 1 次，中药在上方基础上略有加减。

5 月 4 日患者症状好转，吞咽及呼吸较顺畅，寐差多梦，舌质淡胖，苔浊，脉弦细。诊查：心肺未见明显异常，血压 120/80 mmHg。效不更方，继续按邓铁涛教授治疗原则，中药用上方加紫河车温肾补精，夜交藤、素馨花疏肝养心安神。

5 月 28 日患者恶寒半天，呈阵发性，手指、双肩臂和双下肢小腿处麻木感，双下肢乏力，大便质稀烂，量中，日 1 行，舌淡红，寸脉浮，尺脉弱。特邀邓铁涛教授会诊。邓铁涛教授分析病情，认为重症肌无力为虚损病，患者用抗生素和激素等免疫抑制剂后，脾胃之气更伤，易感受外邪，故诊其脉寸脉浮，微有外感，尺脉弱，为肾虚之故也，应先祛除外感。

处方：黄芪 150 g，五指毛桃 50 g，太子参 30 g，白术 15 g，茯苓 15 g，升麻 10 g，柴胡 10 g，陈皮 3 g，豨莶草 10 g，菟丝子 10 g，甘草 3 g，薏苡仁 15 g，当归头 12 g。

二诊：5 月 31 日。服药 3 剂，外感愈后，应适当加强补肾。

处方：黄芪 150 g，五指毛桃 50 g，党参 30 g，白术 15 g，茯苓 15 g，升麻 10 g，

柴胡 10 g，巴戟天 15 g，菟丝子 15 g，当归头 15 g，陈皮 5 g，甘草 3 g。

三诊：6 月 14 日。服药半月，患者能下地行走，月经来潮，量少淋沥不尽，色暗红，伴下腹胀满不适，寐可，大便质稀烂，日 2 行，舌红，苔薄，脉细数。

处方调整如下：

黄芪 90 g，五指毛桃 50 g，太子参 30 g，白术 15 g，茯苓 15 g，熟地黄 24 g，何首乌 15 g，肉苁蓉 15 g，益母草 30 g，薏苡仁 30 g，陈皮 5 g，甘草 3 g。

月经过后去益母草，继续服用。

四诊：6 月 24 日。患者病情好转，吞咽及呼吸困难明显减轻，但由于患者三日前洗澡时不慎摔倒，膝关节酸软乏力，坐立困难，寐差，纳可，二便调，舌暗红，苔薄黄，脉弦细。中药以上方加千斤拔 30 g、牛大力 30 g、夜交藤 20 g、熟枣仁 15 g。

五诊：7 月 16 日。患者双膝乏力，头晕，寐差，月经约 40 日仍未来潮，观其鼻头明亮有光泽，提示病情好转，舌质红，苔薄黄略浊，寸口脉浮，提示患者稍有外感。

处方：黄芪 90 g，五指毛桃 50 g，太子参 30 g，茯苓 15 g，白术 15 g，千斤拔 30 g，牛大力 30 g，浙贝母 15 g，薏苡仁 30 g，木蝴蝶 10 g，甘草 3 g，陈皮 3 g。

月经过时不行，全身不适，可加路路通 20 g，益母草 20 g 通经。

7 月 18 日患者月经来潮，无明显不适，步行出院。随访半年，病情稳定，生活自理，泼尼松已减量为每日 30 mg。

按语：患者既往有重症肌无力病史，又值中年劳于事务并有高血压，土虚不能制木的局面已成，治疗期间又先后出现泌尿系感染、感冒和失眠等症，提示脾气亏损较著，补之犹恐不及。从中医角度看，抗生素大多苦寒折中，易损耗脾胃之气，从而导致机体卫外之力下降，故不宜用于感冒的预防性治疗，而此后患者再发恶寒表证，即是印证。对此，邓铁涛教授拟扶正祛邪方，用豨莶草加强达邪外出之效，三剂收效后转为脾肾双补。后适逢患者月经来潮，量少色暗而淋沥不尽，此并非单纯的脾虚不能摄血，还夹杂有肾虚和血瘀的因素，故邓铁涛教授予熟地黄、肉苁蓉和何首乌补肾，予益母草活血止血。需要注意的是，重症肌无力患者不宜用珍珠层粉、龙骨、牡蛎等重镇降气收敛之品，以免妨碍脾气升清之功，故方中未用此止血。

（五）邓铁涛教授从脾胃论治重症肌无力的用药特点

1. 重用黄芪补脾胃虚损

邓铁涛教授用黄芪重达 90～120 g，谓：重症肌无力乃脾胃虚损之病，虚损犹如坑壑，修复不易，故需重用黄芪以补之。李东垣补中益气汤非不对症，但黄芪量轻，力量单薄，则虚损难复。强肌健力饮从李东垣补中益气汤变化而成，重用黄芪，量重则力宏，故临床效果甚佳。黄芪亦作黄耆，李时珍曰："耆，长也。黄耆色黄，为补药之长，故名。本经列为上品，主补丈夫虚损，五劳羸瘦。"张元素谓黄芪甘温纯阳，补诸虚不足，益元气、壮脾胃。邓铁涛教授善于吸取前人经验，融合自己的临床体会，倡重用黄芪以治重症肌无力。

2. 加行气之品防脾气壅滞

邓铁涛教授经常强调，在运用补气药时，需佐以少量陈皮或枳壳行气，因补则气滞，佐行气可防止此弊，但行气之药量宜轻不宜重，重则耗气，反于病无补，故陈皮用量不过 3 g。

3. 脾亦主营用药需注意气血关系

气为阳，血为阴，阴阳相济，则气血相生。吴鹤皋云"有形之血不能自生，生于无形之气"，而无形之气，需有形之血为依托，始能昌旺，所谓有形化生无形，即阴阳互根之理。邓铁涛教授注意气血相生、阴阳互根之关系，在用大剂量黄芪、党参补气时，常配一定量之当归，或鸡血藤养血，或丹参以活血养血，俾气血相生，肌肉得以濡养。且补气药属阳，性多偏燥，当归质润，可制其偏。

4. 善用"南药"补脾胃

邓铁涛教授治重症肌无力善用岭南草药，如五指毛桃、千斤拔、牛大力等。《广州植物志》载：五指毛桃为桑科榕属佛掌榕之根，味甘性平，功能益气健脾，补虚疗损。有人称为南芪，以代黄芪之用，邓铁涛教授谓其性缓，补而不燥。在多种慢性病（如冠心病等）中，凡需补气者，则五指毛桃为邓铁涛教授常用之品。重症肌无力者用之，不仅可增强黄芪大补脾气之功，而且又不至于过分温阳致燥。千斤拔为豆科千斤拔属蔓生千斤拔之根，味甘性平，功能补肝肾、壮筋骨，重症肌无力四肢乏力者，多用之。《广东中草药》载，牛大力为豆科崖豆藤属牛大力之根，性平味甘，功能补虚益肾，理劳疗损。二药均为性味平和之品，又具补虚益肾之功，且价廉易得，可减轻慢性患者之经济负担。

二、刘友章教授治疗重症肌无力验案

（一）概述

刘友章教授是岭南名中医，师承国医大师邓铁涛教授，长期从事重症肌无力治疗。在总结邓铁涛教授治疗重症肌无力经验的基础上，认为岭南地区重症肌无力发病多因脾虚复感湿热邪气，尤因犯肺伤脾，创立"脾虚为本，湿热为标"的病因病机理论，运用"健脾清热祛湿法"及岭南道地药材治疗重症肌无力。

对于重症肌无力的治疗，邓铁涛教授认为重症肌无力为脾胃气虚之证，辨病当属脾胃虚损之病，尤当注重"虚损"二字，虚损当补，虚损难复，需久治方能收效。在辨证辨病的基础上，进一步辨其五脏相关之证，以便抓住脾胃气虚这一主要矛盾，适当照顾其他兼证，打破脾胃虚损这个中心病理环节，使其他次要矛盾迎刃而解。至于重症肌无力病程中出现外感表证或危象等，次要矛盾上升为主要矛盾时，则又需权衡其标本先后缓急，随宜处理。

刘友章教授师从国医大师邓铁涛教授，自幼熟读《黄帝内经》《难经》《伤寒杂病论》等中医学专著，更继承邓铁涛教授诊治重症肌无力的学术精髓，对本病的临床诊治认识独到，在把握重症肌无力脾胃虚损本质的同时，强调"三因制宜"学说，结合岭南地区湿热气候特点，辨证论治，取得良好疗效。

（二）刘友章教授治疗重症肌无力治则治法

刘友章教授在长期的临床实践中，对重症肌无力的辨证遣药组方形成了自己独特的经验。治疗上从脾胃虚损、五脏相关的整体观着眼，始终将补脾益损、升阳举陷的治则贯穿于 MG 治疗的全过程，并辅以温脾、运脾、强筋、健骨、祛湿；同时坚持辨证论治的辩证观。虽然认为脾胃虚损是 MG 的基本病机，但同时强调 MG 病机可以表现为脾胃虚损与他脏功能失调及湿邪、外感等并见，根据疾病的不同阶段和不同临床表现，辨明病机的侧重点，对治疗具有重要指导作用。

1. 补脾益损，升阳举陷

刘友章教授在长期临床实践中体会到，用补中益气汤治疗重症肌无力虽然对症，但以通常之剂量，往往效果不明显。究其原因，乃对虚损之"损"字认识不足故也。辨证论治主张从补脾入手，执简以驭繁，遣方用药则重用黄芪。

刘友章教授基于对 MG 病机即脾胃虚损为本的认识，依据"虚者补之，损者益之"的治疗原则，师承邓铁涛教授用药特点，组方严谨，君药突出，善用佐使。药味少而精，沿用邓铁涛教授补脾益损、升阳举陷的治疗大法，辨治上仍以补中益气汤为主，但加大黄芪（60～150 g）、五指毛桃或千斤拔等剂量，同时兼顾养血益肾固精，在临床中取得了较好的疗效，为重症肌无力的中医治疗研究开拓了广阔的前景。

2. 补脾益损，兼治五脏

脾的主要功能是运化水谷精微，化生气血，荣养五脏六腑，四肢百骸。心、肺、肝、肾的功能亦靠脾气的裨助。五脏都有脾胃之气，而脾胃之中亦有五脏之气，互为相使，可分又不可分，张景岳指出"善治脾者能调五脏，即所以治脾胃也。能治脾胃，而使食进胃强，即所以安五脏也"。脾病影响四脏，治脾即所以安五脏；然而四脏之病又可影响到脾，则调四脏可以治脾胃。

刘友章教授以邓铁涛教授的五脏相关理论为指导，在中医临床实践中积极探索。根据邓铁涛教授提出的"脾胃虚损，五脏相关"理论，"虚者补之""损者益之""劳者温之"之旨，刘友章教授认为本病往往由脾胃损及肝肾，涉及肺心，临床时根据患者的实际情况而恰当选择，酌情酌量使用滋补肝肾、益肺养心之品。

3. 三因制宜，辨证施治

刘友章教授为岭南医家，在重症肌无力的诊治上，往往体现"岭南特色"。因岭南地区有其独特的气候及环境条件，即地处岭南，天气潮湿多雨，四季气温均偏高，因而居于此地之人易受湿热之邪侵袭。加之岭南地区，尤其广东人饮食上喜饮老火汤等滋腻助湿助热之品，又进一步加重湿热内阻而内伤脾胃。故其在对患者的治疗过程中，非常注意脾虚与湿热的关系，脾虚容易夹湿，湿气又可困脾，湿邪内阻，日久又可化热，湿热困阻脾气，脾之升降失职，可进一步加重重症肌无力的症状。

刘友章教授结合岭南地区气候特点，因地制宜，临床善用岭南药，根据重症肌无力不同时期健脾与清热化湿各有侧重。缓解期治疗重在补脾肾，活动期注重湿邪困脾或湿邪郁久化热，或外感使 MG 病情复发或症状加重，此时既要重视补脾，更要注重化湿清热，以免湿热之邪进一步伤脾。在健脾补气的同时，适当佐以清热化湿，有利脾气升发，促进病情好转。在治疗上贯彻"三因制宜"，采用岭南特色药物遣方用药，在临床治疗中取得了显著疗效，为岭南医学流派的传承做出了卓越的贡献。

（三）遣药组方特色

刘友章教授常常采用补益类药治疗重症肌无力，尤其善用黄芪。黄芪甘温，入脾经，具大补之性，乃补气之圣药。邓铁涛教授强调黄芪之五大功用：陷者举之，升者平之，实者攻之，虚者补之，瘫者行之。用量多者一剂药用至240g以上，少的为8～9g。

其他补益类药物，主要选取五指毛桃、牛大力、千斤拔等。五指毛桃性同黄芪，但更具甘缓之性，与黄芪合用补力增强，而又可缓和黄芪之燥性，二者合用常为治疗重症肌无力之主药。牛大力具有补虚润肺、强筋活络、壮腰健肾之功。千斤拔具有壮腰健肾、除风利湿、活血通络、补虚等功效。二药性味平和，具补虚益肾之功。黄芪味甘性温而非辛燥之药，但用之过重，亦助相火，出现"壮火食气"。有些患者会有咽干有如感冒之证候，疗效反不佳。个别患者甚至不能用黄芪，此亦"相火为元气之贼"故也，故需因人制宜。

在处方用药时，刘友章教授强调因人制宜，临床时根据患者的实际情况而恰当选择，酌情酌量使用滋补肝肾、益肺养心之品。兼证的处理：肝血不足加枸杞子、何首乌、黄精、鸡血藤。肾虚加菟丝子、桑椹；阳虚明显加巴戟天、肉苁蓉、淫羊藿；阴虚明显加山茱萸或加服六味地黄丸。心血不足加熟枣仁、夜交藤。胃阴虚党参易太子参，加石斛。痰湿壅肺加橘络、百部、紫菀。兼湿加薏苡仁、茯苓，兼痰加浙贝母，兼瘀加丹参。兼外邪一般用轻剂之补中益气汤，酌加豨莶草、桑叶、千层纸、浙贝母等。

1. 轻用陈皮——补气须行气

陈皮，味苦、辛，性温。归肺、脾经，具有理气健脾、燥湿化痰的功效，为广东新会道地药材。在诊治重症肌无力过程中，一般使用大剂量的补气药，但补气药服用过多，则易导致气滞。因此在运用补气药时，需佐少量之陈皮或枳壳行气，反佐行气可防止此弊，但行气之药量宜轻不宜重，重则耗气，反于病无补，故陈皮用量不过 3 g，仅为黄芪用量之 1/40～1/20。

2. 善用当归——注意气血关系

当归，味甘、辛，性温，归肝、心、脾经，具有补血活血的功效。《素问·生气通天论》说："阳气根于阴，阴气根于阳，无阴则阳无以生，无阳则阴无以化。"在临床诊治重症肌无力的过程中，刘友章教授受邓铁涛教授学术思想启发，注意气血相生、阴阳互根之关系。在大剂量黄芪、党参补气时，常配一定量之当归活血养血，使气血相生，肌肉得以濡养。且补气药属阳，性多偏燥，当归质润，可制其偏，实一举而两得。

3. 辅以葛根——解肌升精

葛根，归脾、胃经，具有解肌和生津双重功效。《黄帝内经》提到"治痿独取阳明"，而《药类法象》云："葛根，治脾胃虚而渴，善解酒毒，通行足阳明脉经之药。"《本草求真》云："升麻佐于葛根，则入阳明生津解肌有效，同柴胡升气，则柴胡能升少阳胆经之阳，升麻能升阳明胃经之阳，一左一右，相须而成。"葛根可通过解肌以散邪与升精养肌肉来治疗重症肌无力。

4. 重用岭南特色草药

有许多治疗重症肌无力的岭南特色草药，如五指毛桃、千斤拔、牛大力等。在邓铁涛教授"用南药补脾胃"的经验传承基础上，刘友章教授继续重用岭南中药，并加以灵活应用。

五指毛桃，具有北黄芪之功而性缓，补而不燥，凡需补气者，其为常用之品。重症肌无力患者用之，可增强黄芪大补脾气之功，同时避免主方黄芪剂量过大、过分温燥的不足，五指毛桃与黄芪两者相须为用，益气之力呈十倍增加。

千斤拔的根部味甘，性平，能舒筋活血、祛风湿、强筋骨。牛大力味甘，性平，有补虚益肾、理劳疗损之功。二药均为性味平和之品，又具有补虚益肾之功，且价廉易得，可减轻慢性病患者经济负担，故为常用药。凡重症肌无力患者见眼睑下垂、复视斜视、四肢无力、咀嚼乏力、吞咽困难，或肌肉萎缩者，均可以此药治之。

独脚金味甘淡，性微凉，有健脾、化积、消痰、清热之功。刘友章教授常用此药治疗儿童眼肌型重症肌无力，此药凉润而平和，其甘可协同黄芪、党参、五指毛桃等药以培补脾虚，味淡性凉专助砂仁、薏苡仁、莲子等药消久蕴眼胞脾经之痰湿积滞，"升提眼胞"有奇效。

（四）重症肌无力危象救治的几个关键问题与对策

MG 患者若突然出现症状加重，如呼吸肌无力、呼吸困难甚则危及生命的情况则称为 MG 危象，是临床常见的内科急重症之一，亦是 MG 死亡的主要原因。刘友章教授提出了 MG 危象救治中应注重未发先防、及时诊断避免误诊、机械通气上脱机时机的选择及呼吸道管理、合理用药、营养支持等几个关键问题与对策，以提高救治成功率。

就预防控制感染方面，因相当一部分患者由于感染而诱发 MG 危象，或虽然不是由感染诱发，但随着机械通气及大剂量糖皮质激素的应用，患者感染的概率也大大增加，因此使用抗生素预防、控制感染在 MG 危象救治中占重要地位。一般根据药敏试验结果，选用足量、敏感、有效的抗生素。避免使用加重重症肌无力危象的药物，这些药物包括氨基糖苷类抗生素、多黏菌素类抗生素、林可霉素、克林霉素、万古霉素、四环素类抗生素、某些磺胺类药物等。

对 MG 危象的救治强调中西医结合：根据患者呼吸、吞咽困难，全身无力等特点，该病当属中医脾胃虚损、大气下陷证。临床抢救 MG 危象时，在应用上述西医措施的同时，配合中医辨证论治。使用健脾补肾、升阳益肾等中药鼻饲，可取得较好疗效。实践证明，中西医结合救治 MG 危象，可以减少激素、胆碱酯酶抑制剂的用量，具有增强疗效、缩短疗程、作用持久、不易复发等优点，可以以较低的医疗费用取得较好的临床效果。

（五）刘友章教授治疗重症肌无力案例分析

1. 曾某

患者曾某，女，14 岁，2011 年 6 月 18 日初诊。

主诉：发现双眼睑下垂 6 个月余。

病史：患者 6 个月前无明显诱因出现双眼睑下垂，眼球运动无异常，于当地医院就诊，查新斯的明试验阳性，后诊断为重症肌无力（眼肌型），为求进一步治疗，遂至我院刘友章教授门诊就诊。

诊见：患儿神清，精神可，双眼睑下垂，眼球运动灵活，无视物模糊、复视，无四肢乏力，但易疲倦，休息后可缓解，纳可，睡眠可，二便调。

舌脉：舌淡红，苔薄白，脉弦。

中医诊断：痿病（脾虚湿蕴）。

西医诊断：重症肌无力（眼肌型）。

处方：党参 15 g，五指毛桃 30 g，白术 15 g，黄芪 30 g，杜仲 10 g，阿胶 15 g，烊化陈皮 10 g，千斤拔 15 g，牛大力 15 g，甘草 10 g，龙骨 15 g，独脚金 15 g，牡丹皮 10 g，砂仁 10 g（后下）。

用法：14 剂，每日 1 剂，水煎至 600 mL，分多次口服。

复诊：服药后，患者双眼睑下垂改善，精神状态转佳，四肢易疲倦不适明显好转，纳可，二便调，续守前方，加薏苡仁 30 g。

按语：患儿双眼睑下垂，属眼肌型重症肌无力，《黄帝内经》有言："脾精主肉，肉气之精以为眼之束约裹撷。"《类经》记载："眼胞也，能开能合，为肌肉之精，主于脾也。"据此可知脾的功能可以通过"肉气之精"间接影响到眼睑的开合。同时患儿年幼，脾常不足，脾主肌肉，脾虚肌肉失养则肢体乏力，故在诊疗上，以健脾益气，升阳举陷为法。因此，方中予黄芪、五指毛桃、牛大力、千斤拔、党参大补脾气，补脾益损，佐陈皮行气，补中有行，补而不滞。患者舌苔薄白，体质偏湿，予白术健脾祛湿，砂仁行气醒脾，合独脚金消积以增进患者食欲，《常用中草药手册》谓独脚金可治"小儿疳积，疳积上眼"，说明其入眼胞脾经的特性。独脚金为刘友章教授治疗小儿眼肌型重症肌无力病症常用药，配伍使用独脚金治疗睑废有奇效。牡丹皮活血化瘀，取"湿瘀"并除之意，并予龙骨、杜仲强筋骨，阿胶滋阴补血，甘草调和诸药，以获全功。

2. 高某

患者高某，男，28 岁，2012 年 9 月 21 日初诊。

主诉：行动困难伴肢体无力 28 年。

病史：患者 1 岁时因行动困难就诊于当地医院，诊断为重症肌无力，此后先后就诊于南昌、郑州、上海、广州等多地医院，经药物及胸腺瘤切除术治疗，症状未见显著改善，20 多年来病情反复。近 2 周，患者因考试劳累、紧张，自觉体力及精神状态较前下降，为求进一步治疗，至刘友章教授门诊就诊。

诊见：腰背胀痛不适，自觉腰间肌肉跳动，下蹲后难以站立，伴弯腰困难。双腿肌肉酸胀不适，伴轻度水肿，疲乏无力，活动后自觉胸闷气短，伴头晕、嗜睡，自觉喉部压迫不适，纳眠一般，二便调。

舌脉：舌淡胖，苔薄腻，脉弦。

中医诊断：痿病（脾虚湿蕴）。

西医诊断：重症肌无力。

处方：白扁豆 15 g，白术 10 g，茯苓 15 g，甘草 10 g，桔梗 15 g，莲子 15 g，

党参 30 g，砂仁 10 g（后下），山药 10 g，柴胡 10 g，升麻 10 g，千斤拔 15 g，牛大力 15 g。

用法：28 剂，每日 1 剂，水煎至 600 mL，分多次口服。

复诊：家属代诉，患者服用上方后自觉体力及精神状态较前好转，但仍觉腰部困重乏力，双下肢轻度水肿，全身疲乏无力，余无明显不适，纳少，大便 2～3 次/日，小便调。

处方：白扁豆 15 g，白术 10 g，茯苓 15 g，甘草 10 g，桔梗 15 g，莲子 15 g，党参 30 g，砂仁 10 g（后下），山药 10 g，千斤拔 15 g，千年健 15 g。

用法：28 剂，每日 1 剂，水煎至 600 mL，分多次口服。

按语：此患者属全身型重症肌无力。脾主运化，不仅运化水谷，亦运化水湿，脾虚水津不运，则水湿内生，故《素问·至真要大论》指出："诸湿肿满，皆属于脾。" 此案中，患者自觉腰背部胀痛不适、双腿肌肉酸胀不适，伴轻度水肿，此乃脾虚生湿，湿阻经络所致。湿浊困阻脾胃，脾胃之精难以上输头目，故见头晕、嗜睡等精明失养之症。假若只使用大补元气之法，湿气困阻三焦经络，则元气无法直达病所，因此在治疗上需健脾祛湿，使湿邪得祛，阳气上升道路通畅，药到病所。因此在治疗上予以参苓白术散加减，以健脾益气化湿，湿邪得祛则痿病自愈。二诊中，刘友章教授在前方的基础上加千年健，千年健为天南星科植物千年健的根茎，其味苦、辛，性温，归肝、肾、胃经。具有祛风湿、舒筋活络、止痛、消肿等功效，临床多用于风湿痹痛、肢节酸痛等疾病的治疗。该患者服用上方后觉体力及精神状态较前好转，但仍有腰部困重乏力及下肢水肿，故治疗时，在健脾利湿的基础上配以千年健以祛湿通络，以利机体恢复。

3. 何某

患者何某，女，55 岁，2011 年 10 月 2 日初诊。

主诉：反复眼睑下垂、咀嚼无力 1 年余。

病史：患者 1 年前无明显诱因出现眼睑下垂、咀嚼无力，伴四肢乏力，就诊于广东省人民医院诊断为重症肌无力，予溴吡斯的明等药物治疗后症状未见明显改善，建议患者行胸腺切除术治疗。患者为求保守治疗，遂至我院刘友章教授门诊就诊。

诊见：双眼睑下垂，视物模糊，构音不清，吞咽困难，食则呛咳，颈项无力，头身沉重，咳嗽痰多，时有胃脘疼痛，餐后明显，汗多，纳少，大便 5～6 次/日，质稀溏。

舌脉：舌淡红，苔薄白，脉沉细。

中医诊断：痿病（脾虚湿蕴）。

西医诊断：重症肌无力。

处方：柴胡 10 g，茵陈 30 g，当归 10 g，白术 15 g，化橘红 10 g，千斤拔 20 g，

升麻10 g，煅龙骨30 g，牛大力15 g，白芷10 g，黄芪30 g，砂仁10 g（后下），巴戟天15 g，甘草10 g，浮小麦30 g，白豆蔻10 g（后下）。

用法：28剂，每日1剂，水煎至600 mL，分多次口服。

复诊：患者服药后自觉颈部较前有力，吞咽较前顺畅，构音尚清，双眼视物模糊，偶有咳嗽，痰多，色白，大便稀溏，5~6次/日，偶有腹部肌肉跳动，纳欠佳，睡眠可。舌暗红，苔黄腻，脉细。

处方：柴胡10 g，茵陈30 g，当归10 g，白术15 g，白豆蔻10 g，千斤拔20 g，升麻10 g，煅龙骨30 g，牛大力15 g，白芷10 g，黄芪30 g，砂仁10 g，巴戟天15 g，甘草10 g，浮小麦30 g，化橘红10 g，布渣叶15 g，木香10 g，石榴皮15 g，紫苏梗15 g。

用法：7剂，每日1剂，水煎至600 mL，分多次口服。

按语：因湿性黏滞，易蒙清阳。头为"清阳之府"，清阳不布，清气不升，则上胞下垂，视物模糊；滞于咽喉，则构音不清，吞咽困难。《黄帝内经》有言："诸痉项强，皆属于湿。"《素问·生气通天论》亦云："因于湿，首如裹，湿热不攘，大筋緛短，小筋弛长，緛短为拘，弛长为痿。"可知湿邪壅盛，阻滞经脉，气血运行不畅，可致颈项失养。此患者因脾胃素虚，中焦运化无力，脏腑失养，故时现胃脘疼痛及腹泻、便溏。故治以益气健脾为主，并依病位不同进行化裁，痰湿阻肺，以化橘红化痰祛湿；大便稀溏，则以石榴皮收敛止泻，同时予白术、布渣叶等化湿健脾治本。刘友章教授临床喜用布渣叶治疗腹泻，布渣叶味酸，性凉，具有清热消滞之效，主要用于湿热食滞之脘腹疼痛，食少泄泻等。此患者二诊时，在脾虚基础上兼有湿热，其腹泻亦因湿热滞于肠道所致，故予以布渣叶清热利湿，渗湿止泻。因患者脾胃气虚，气机失调，佐以柴胡、木香疏肝行气。脾虚卫外不固，自汗多，浮小麦固表止汗。

诸药合用，使脾胃健运，湿邪祛除，则肌无力之症自解。

4. 江某

患者江某，男，50岁，2014年2月23日初诊。

主诉：反复眼睑下垂10年，再发伴肢体疲乏无力1个月余。

病史：患者10年前因眼睑下垂于当地医院就诊，诊断为重症肌无力，予药物治疗后眼睑下垂好转，但病情反复。10天前，患者因眼睑下垂加重，伴肢体无力于广州医科大学第二附属医院住院治疗，诊断结果：①重症肌无力；②胸腺瘤；③肺部感染；④左前胸积液；⑤2型糖尿病；⑥高血压病。住院期间接受胆碱酯酶抑制剂、抗感染、化痰、营养神经等治疗，患者重症肌无力缓解后出院。为求进一步治疗，至我院刘友章教授门诊就诊。

诊见：身困乏力，眼睑下垂，右眼尤甚，视物模糊，眼球转动灵活，无吞咽困难，构音清楚，心前区隐隐作痛，自觉气上冲胸。二便调，纳可，眠差多梦，汗出较多。

舌脉：舌红，苔白，有裂纹，脉沉细。

中医诊断：痿病（脾虚气陷）。

西医诊断：重症肌无力（眼肌型）。

处方：党参15 g，白术15 g，黄芪15 g，当归10 g，甘草6 g，茯神20 g，制远志10 g，炒枣仁15 g，龙眼肉15 g，牛大力15 g，升麻10 g，柴胡10 g，陈皮15 g，当归10 g，千斤拔15 g，木香10 g（后下）。

用法：7剂，每日1剂，水煎至600 mL，分多次口服。

复诊：服药后，患者双眼睑下垂改善，肢体无力较前好转，伴反酸，更方为参苓白术散加减。

处方：党参20 g，茯苓15 g，白术15 g，甘草10 g，白扁豆15 g，山药20 g，莲子10 g，薏苡仁30 g，桔梗10 g，砂仁10 g（后下），千斤拔15 g，牛大力15 g，千年健15 g，当归10 g，草果10 g。

用法：7剂，每日1剂，水煎至600mL，分多次口服。

按语：患者既往有眼肌型重症肌无力病史，虽西医予以胆碱酯酶抑制剂治疗，但疗效仍不显著，关键在于患者脾虚病机并未得到纠正。此案患者病程日久，脾胃素虚，脾胃运化无力，气血生化乏源。气不足，升举无力，则目胞下垂；心血化生不足，无以滋养心脉，则见心前区隐隐作痛；心神失养，则夜卧不安。故治疗时，应以健脾益气，补血养心为法，施以归脾汤加减。此方寓意有三：一取心脾同治，重点在脾，以党参、白术、黄芪等健脾益气药物为本，使脾旺则气血生化有源，同时佐以茯神、炒枣仁、制远志等安神之品，以安心神；二是气血双补，但重在补气，意为气为血帅，气旺血自生，血足则心有所养；三是补气养血药中佐以木香、陈皮等理气行气之品，使补而不滞。故患者服药后，眼睑下垂、乏力等症较前好转。二诊时，患者反酸症状显著，此非胃气不降，而因脾虚中焦生湿所致，故予健脾利湿之参苓白术散加减治之，乃获良效。

5. 梁某

患者梁某，女，23岁，2007年2月1日初诊。

主诉：反复眼睑下垂10年余。

病史：患者10年前因眼睑下垂于当地医院就诊，诊断为眼肌型重症肌无力，此后长期间断服用泼尼松、溴吡斯的明治疗，病情反复。为求进一步治疗，至我院刘友章教授门诊就诊。

诊见：双侧眼睑稍下垂，无复视，肢体疲乏、无力，鼻塞流清涕，无咳嗽，口干，纳可，偶有心悸，大便 1 次/日，质硬，排便费力。

舌脉：舌淡红，苔厚腻，脉细。

中医诊断：痿病（脾虚湿蕴）。

西医诊断：重症肌无力（眼肌型）。

处方：五指毛桃 30 g，柴胡 10 g，茯神 30 g，黄芪 30 g，化橘红 10 g，浙贝母 10 g，白术 10 g，柏子仁 10 g，紫苏叶 10 g，升麻 10 g，远志 5 g，杏仁 10 g，龙骨 30 g，荆芥穗 10 g。

用法：28 剂，每日 1 剂，水煎至 600 mL，分多次口服。

二诊：2007 年 3 月。患者服上方后，眼睑下垂及肢体疲乏无力较前改善，现患者自觉口苦，困倦，多梦，鼻咽部不适，痰多，难以咳出。苔腻，脉弦细。

处方：茵陈 30 g，黄芪 30 g，牛大力 15 g，白豆蔻 10 g，陈皮 5 g，紫苏叶 10 g，薏苡仁 20 g，白术 10 g，五指毛桃 30 g，千斤拔 15 g，草果 10 g。

用法：7 剂，每日 1 剂，水煎至 600 mL，分多次口服。

按语：此案患者属眼肌型重症肌无力，病程长达 10 年。此次就诊不仅现眼睑下垂之症，亦有鼻塞流清涕等外感征象。《素问·五常政大论》有云："脾气上从，而土且隆，黄起，水乃眚，土用革，体重肌肉萎。"此即为风邪致痿的最早依据。此案患者机体素虚，复感风邪，本着标本兼治的原则，在施以健脾方药的同时，亦须配以祛风之品。风邪上受，侵犯口鼻，虽无咳嗽，但为防疾病由表及里，犯及肺金，故配以化橘红、浙贝母、杏仁化痰止咳。患者排便费力，故予柏子仁润肠通便。患者服药后眼睑下垂及肢体疲乏改善，但鼻咽部仍有不适，咳嗽、咳痰。苔腻，此乃痰湿内盛所致，故除运用黄芪、牛大力、白术等健脾益气药物外加入茵陈、白豆蔻、薏苡仁、草果利湿化痰，以促疾病向愈。

6. 卢某

患者卢某，女，49 岁，2012 年 4 月 24 日初诊。

主诉：发现重症肌无力 1 年。

病史：患者 1 年前在外院诊断为重症肌无力，外院治疗后症状反复，主要表现为全身乏力，无构音不清、吞咽困难等，近期出现腰痛不适，小便频数，为求进一步治疗，遂至刘友章教授门诊就诊。

诊见：患者腰痛不适，小便频数，夜尿 1 次/晚，大便正常，纳眠一般。

舌脉：舌淡，苔薄，脉弦。

中医诊断：痿病（脾虚湿蕴）。

西医诊断：重症肌无力。

处方：柴胡 10 g，五指毛桃 10 g，龙骨 30 g，升麻 10 g，白术 10 g，金樱子 15 g，

千斤拔 15 g，牡丹皮 10 g，千年健 10 g，牛大力 15 g，桑寄生 15 g，杜仲 15 g，楮实子 15 g，黄芪 20 g。

用法：14 剂，每日 1 剂，水煎至 600 mL，分多次口服。

二诊：2012 年 5 月 13 日。

诊见：服药后，患者见气短乏力，仍有腰痛，眠差，舌淡，苔薄白。

处方：柴胡 10 g，五指毛桃 10 g，龙骨 30 g，升麻 10 g，白术 10 g，金樱子 15 g，千斤拔 15 g，牡丹皮 10 g，千年健 10 g，牛大力 15 g，桑寄生 15 g，杜仲 15 g，楮实子 15 g，丹参 15 g。

用法：14 剂，每日 1 剂，水煎至 600 mL，分多次口服。

三诊：2012 年 6 月 1 日。

诊见：患者乏力不适、腰痛明显好转，纳眠可，舌淡，苔薄白，脉细弱。

处方：守上方加减。

按语：患者主要为腰痛不适，不排除重症肌无力患者长期卧床引起，把握重症肌无力脾胃虚损的基本病机，予五指毛桃、千斤拔、牛大力、黄芪、白术补气健脾，龙骨、桑寄生、杜仲补益肝肾，楮实子补肾清肝，千年健祛风湿、强筋骨，牡丹皮活血化瘀，因患者小便频数，予金樱子收涩。二诊时，患者仍腰痛，乏力，予加大补气药物剂量，后每周增加一味药物，防药物滋腻太过，反助长湿邪。

7. 苏某

患者苏某，男，55 岁，2012 年 4 月 11 日就诊。

主诉：发现重症肌无力 1 年余，右手拇指远端关节疼痛 1 月。

病史：患者 1 年前无明显诱因出现双目斜视，咀嚼无力，吞咽困难，至外院门诊就诊后症状未见好转，并逐渐出现呼吸无力，于外院住院治疗后，症状稍有好转，但仍需用呼吸机辅助通气，于 2011 年 4 月 13 日转至广州中医药大学第一附属医院就诊。诊断：重症肌无力，高尿酸血症。2011 年 5 月 20 日症状好转后（脱离呼吸机辅助通气）出院，但仍有乏力、复视、活动后气促不适，后长期于刘友章教授门诊就诊，症状控制平稳，无明显四肢乏力、气促等不适，并于 2011 年 9 月停用溴吡斯的明片。近 1 个月余开始出现右手拇指远端关节疼痛，偶有红肿，轻度活动受限，晨起较重，为进一步治疗，遂再次前来治疗。

诊见：患者神清，精神疲倦，右手拇指远端关节疼痛，稍肿胀，轻度活动受限，偶感疲倦乏力，复视，无吞咽困难、呼吸无力等不适。

舌脉：舌暗红，苔黄腻，脉弦细。

中医诊断：痿病（脾虚湿热）。

西医诊断：①重症肌无力；②痛风。

处方：茵陈 20 g，苍术 15 g，桑寄生 30 g，丹参 15 g，白背叶根 10 g，柴胡 10 g，萆薢 20 g，神曲 15 g，龙骨 30 g，薏苡仁 20 g，甘草 10 g，淫羊藿 15 g，杜仲 15 g，莪术 10 g，竹叶 15 g，徐长卿 10 g，十大功劳 15 g。

用法：14 剂，每日 1 剂，水煎至 600 mL，分多次口服。

二诊：2012 年 6 月 4 日。

诊见：服药后右手拇指稍弯曲不利，无麻木疼痛等不适。纳眠可，二便调，舌淡暗，苔白腻，脉滑。

处方：萆薢 30 g，白豆蔻 10 g，千斤拔 15 g，薏苡仁 20 g，车前草 15 g，鸡血藤 15 g，苍术 10 g，毛冬青 30 g，龙骨 30 g，茵陈 30 g，杜仲 15 g，土茯苓 15 g，浮小麦 30 g。

用法：7 剂，每日 1 剂，水煎至 600 mL，分多次口服。

三诊：2012 年 11 月 5 日。

诊见：患者无明显不适，纳眠可，二便正常，舌苔薄黄，脉细滑。

处方：血府逐瘀汤加甘露消毒丹。桃仁 12 g，红花 9 g，当归 9 g，生地黄 9 g，牛膝 9 g，川芎 9 g，桔梗 9 g，赤芍 6 g，枳壳 6 g，甘草 6 g，柴胡 9 g，茵陈 30 g，黄芩 15 g，石菖蒲 15 g，藿香 15 g，射干 15 g，连翘 15 g，白豆蔻 15 g，薄荷 15 g（后下）。

用法：30 剂，每日 1 剂，水煎至 600 mL，分多次口服。

按语：此患者既往有重症肌无力、高尿酸血症病史，此次因痛风前来就诊。《温病条辨》言"湿聚热蒸，蕴于经络，寒战热炽，骨骱烦疼"，指出湿热聚于关节，可致经络痹阻，故关节疼痛。此患者就诊时见关节疼痛，稍肿胀，轻度活动受限，苔黄腻，为湿热内蕴之象。同时伴见疲倦乏力、精神疲倦及舌暗之象，乃因患者重症肌无力日久，伤及脾肾，血行瘀滞所致。故在治疗上，予以茵陈、苍术、萆薢、薏苡仁等清热利湿，同时配伍补益肝肾之品桑寄生、淫羊藿、杜仲。服药后，患者疼痛、关节屈伸不利明显改善。三诊时，患者关节疼痛、肿胀缓解，舌苔亦由黄转淡，标志湿热已除，为进一步巩固疗效，在清利湿热的基础上加用活血之品，以活血化瘀，通利关节。

8. 卓某

患者卓某，女，11 岁，2008 年 11 月 17 日就诊。

主诉：发现重症肌无力 2 年。

病史：患者 2 年前无明显诱因出现复视，眼睑下垂，曾至广州中医药大学第一附属医院就诊，诊断为眼肌型重症肌无力，治疗后眼睑下垂不适好转，后未规律治疗，今为进一步治疗，至刘友章教授门诊就诊。

诊见：患者神清，精神可，眼睑疲劳，无眼睑下垂，视力正常，无吞咽困难、呼吸无力等不适，纳眠可，二便调。

舌脉：舌淡红，苔薄白，脉浮。

中医诊断：痿病（脾虚湿蕴）。

西医诊断：重症肌无力（眼肌型）。

处方：柴胡5g，牛大力15g，巴戟天15g，升麻10g，千斤拔15g，杜仲15g，黄芪20g，陈皮10g，甘草5g，五指毛桃20g，砂仁6g（先煎），龙骨30g（后下）。

用法：21剂，每日1剂，水煎至600 mL，分多次口服。

二诊：2009年1月2日。

诊见：服药后偶有眼睑疲劳，但无下垂，余无明显不适。纳眠一般，二便调，舌苔腻，脉细滑。

处方：白豆蔻10g（后下），太子参15g，黄芪30g，独脚金15g，柴胡10g，砂仁10g（后下），千斤拔15g，紫苏叶10g（后下），甘草5g。

用法：7剂，每日1剂，水煎至600 mL，分多次口服。

按语：明代医家万全认为，小儿肝常有余，脾常不足，心常有余，肺常不足，肾常虚。结合重症肌无力患者脾胃虚损的基本病机，当以大补脾气为法，予黄芪、牛大力、千斤拔健脾益气，同时患儿以眼睑疲劳为主要不适，加升麻、柴胡升举阳气，五指毛桃增强补气功效，陈皮理气健脾，因患儿病史2年，肾常虚，因此加入巴戟天、杜仲补肾，加龙骨平肝潜阳防肝有余，砂仁化湿行气以防补药过于滋腻，甘草调和诸药。复诊时，患儿无眼睑下垂，但仍偶有眼睑疲劳，胃纳一般，考虑湿气较重，故予黄芪、千斤拔、太子参补气，白豆蔻、砂仁祛湿，独脚金消滞。

9. 王某

王某，男，11岁，2006年1月19日就诊。

主诉：发现重症肌无力7年。

病史：患者既往有重症肌无力病史7年，反复出现双眼睑下垂，现服溴吡斯的明1/6片，未服激素。为求进一步治疗，遂至刘友章教授门诊就诊。

诊见：患者神清，精神可，左眼中度眼睑下垂，纳眠可，二便调。

舌脉：舌淡，苔白，脉细数。

中医诊断：痿病（脾虚湿蕴）。

西医诊断：重症肌无力（眼肌型）。

处方：山茱萸10g，柴胡10g，熟地黄15g，太子参30g，升麻10g，巴戟天15g，牡丹皮10g，山药20g，千年健15g，黄芪50g，楮实子15g，陈皮5g，五指毛桃 50 g，当归 10 g，薏苡仁 30 g，千斤拔 15 g，牛大力 15 g，党参 15 g。

用法：7 剂，每日 1 剂，水煎至 600 mL，分多次口服。

二诊：2006 年 1 月 26 日。

诊见：服药后基本无眼睑下垂，余无明显不适。纳眠可，二便调，舌苔白，脉细。

处方：千斤拔 15 g，升麻 6 g，枸杞子 15 g，牛大力 15 g，党参 15 g，千年健 15 g，山茱萸 10 g，黄芪 30 g，薏苡仁 30 g，楮实子 15 g，五指毛桃 30 g，甘草 6 g，柴胡 6 g，牡丹皮 15 g，龙骨 30 g（先煎）。

用法：7 剂，每日 1 剂，水煎至 600 mL，分多次口服。

按语：患儿双眼睑下垂，为眼肌型重症肌无力，《黄帝内经》有言："脾精主肉，肉气之精以为眼之束约裹撷。"《类经》记载："眼胞也，能开能合，为肌肉之精，主于脾也。"据此可知脾的功能可以通过"肉气之精"间接影响到眼睑的开合。同时患儿年幼，脾常不足，因此，在诊疗上，予健脾益气，升阳举陷。方中予黄芪、五指毛桃、牛大力、千斤拔、党参大补脾气，补脾益损，佐少量陈皮行气，使补而不滞；薏苡仁、山药健脾祛湿，千年健祛风除湿，加升麻、柴胡升举阳气。气为阳，血为阴，阴阳相济，则气血相生。吴鹤皋云："有形之血不能自生，生于无形之气。"而无形之气又必须假有形之血为依托，始能昌旺，所谓有形化生无形，即阴阳互根之理。因此加用当归、熟地黄补血，牡丹皮活血。楮实子补肾清肝，巴戟天、山茱萸补肝肾。

10. 唐某

患者唐某，女，33 岁，2012 年 11 月 28 日初诊。

主诉：四肢乏力伴吞咽困难 1 个月，加重半月。

病史：患者诉既往患有重症肌无力，1 月前出现四肢乏力，为求中医治疗前来就诊。

诊见：四肢乏力，吞咽困难，自觉痰多，不易咯出；双眼球转动不灵活；偶见气短；纳可，无呛水，二便调；眠差梦多；月经 30 余日未至。

舌脉：舌苔薄白，脉沉细弱。

中医诊断：痿病（脾虚湿蕴）。

西医诊断：重症肌无力。

处方：人参 15 g，茯苓 30 g，白术 30 g，山药 30 g，白扁豆 15 g，莲子 20 g，薏苡仁 15 g，砂仁 10 g，桔梗 15 g，甘草 5 g，茵陈 20 g，大枣 5 g，千斤拔 15 g，白豆蔻 10 g，牛大力 15 g，益智仁 10 g，茺蔚子 15 g。

用法：7 剂，每日 1 剂，水煎至 600 mL，分多次口服。

二诊：患者四肢乏力、吞咽困难较前改善，仍觉眼球活动欠灵活，视物模糊，无复视、斜视，无眼睑下垂。大便正常，纳眠一般，舌淡，苔白，脉沉细。

续守前方，加龙骨 30 g。

三诊：患者服药 2 个月后肢体无力感明显改善，吞咽明显好转，但咽部、胸骨下部有堵塞感；仍觉视物模糊，双眼球活动受限，无复视，时有呼吸不顺畅，左手疼痛，小指时感乏力，抓握受限。月经推迟 1 周，5 日净，无痛经，乳房胀；纳可，眠差，二便调，舌淡有齿痕，苔薄黄，脉细弱。方用补中益气汤加减。

处方：黄芪 30 g，白术 15 g，陈皮 10 g，党参 15 g，柴胡 10 g，升麻 10 g，甘草 5 g，当归 10 g，五指毛桃 30 g，金樱子 15 g，砂仁 10 g（后下）。

用法：7 剂，每日 1 剂，水煎至 600 mL，分多次口服。

按语：中医认为，脾主肌肉，脾气健运，则肌肉丰盈而有活力；脾虚失运，则水谷精微失于布散，四肢肌肉无以荣养，故出现四肢肌肉乏力，甚至萎缩。该患者初诊时表现为四肢肌肉乏力，呈现出脾虚之象，此即《素问·太阴阳明论》所言："脾病……筋骨肌肉皆无气以生，故不用焉。"脾主运化，包括运化水谷和运化水湿两个方面。水湿不化，则生痰湿，故患者表现出痰多，治疗时以健脾化湿为法，用参苓白术散益气健脾除湿，佐以牛大力舒筋活络化湿，益智仁温脾化湿；配伍龙骨、金樱子补肾固精，补后天以滋先天，先天之本与后天之本相互滋生，肾精得充，气血得以化生，则肌肉充养，四肢强健；并予茺蔚子明目益精，养血调经。《本草经疏》记载："茺蔚子，为妇人胎产调经之要药……目者，肝之窍也，益肝行血，故明目益精。"三诊时，患者湿盛之象已减，但出现咽部、胸骨部堵塞感，小指乏力、抓握受限等脾虚湿困、中气下陷之证，病机以脾虚气陷为主，故予补中益气汤加减治疗，以大补元气，升提中气。

11. 陈某

患者陈某，女，35 岁，2014 年 10 月 25 日初诊。

病史：重症肌无力病史 10 年。

诊见：患者既往有重症肌无力病史 10 年，平日易疲劳，已切除胸腺。自觉经期来潮时疲惫感明显加重，月经前两日量较多，色暗，带下色白质稀；患者自觉喉中紧缩感，纳眠可，二便调，手足汗多。

舌脉：舌暗，苔薄白，脉滑。

中医诊断：痿病（脾气虚弱）。

西医诊断：重症肌无力。

处方：人参 15 g，茯苓 30 g，白术 30 g，扁豆 15 g，薏苡仁 15 g，莲子 10 g，甘草 5 g，山药 30 g，砂仁 15 g，大枣 5 g，桔梗 15 g，黄芪 30 g，千斤拔 15 g，牛大

力15g，刁竹10g。

用法：7剂，每日1剂，水煎至600 mL，分多次口服。

二诊：仍有喉中紧缩感，手足汗多，疲劳，打哈欠，自觉手腕力量较弱，纳可，眠可，二便调，舌暗，苔白腻，脉沉滑。

续守上方，加五指毛桃30g、素馨花10g。

用法：7剂，每日1剂，水煎至600 mL，分多次口服。

三诊：服药后，患者自觉喉中紧缩感改善，纳眠可，二便调，舌暗，苔薄黄，脉沉滑。

处方：黄芪30g，白术15g，陈皮10g，党参15g，柴胡10g，升麻10g，甘草5g，千斤拔15g，牛大力15g，杜仲15g，楮实子15g，龙骨30g，麦冬10g。

用法：7剂，每日1剂，水煎至600 mL，分多次口服。

按语：患者自觉明显疲惫感，乏力，见带下色白质稀。《傅青主女科》记载："夫带下俱是湿症。"带下色白质稀属于脾阳虚，故用参苓白术散健脾益气祛湿。作为临床健脾化湿的代表方，其源于宋朝的《太平惠民和剂局方》。方中人参、白术、茯苓、甘草补气健脾，山药、扁豆、莲子补脾渗湿；砂仁醒脾，桔梗升清，宣肺利气，用以载药上行。诸药合用，共奏健脾益气、和胃渗湿之功。正契合患者痰多、苔腻等湿盛证。因患者主要表现为肌无力，乃脾虚中气化生乏源所致，故在治疗上重用黄芪，增强益气之功；同时配伍千斤拔、牛大力，在补肾益气祛湿的基础上加强舒筋活络功效。千斤拔为豆科植物，又名千斤吊、大力黄等，始载于《生草药性备要》，具有壮腰健肾、除风利湿、活血通络、补虚等功效。临床多用于病后体弱、腰肌劳损等。牛大力，别名猪脚笠、金钟根、山莲藕等，为豆科崖豆藤属植物美丽崖豆藤的干燥根，具有补虚润肺，强筋活络之效。二药均为岭南道地药材，且兼具脾肾双补之效，适合患者长期服用，故刘教授针对重症肌无力脾胃虚损病机，常常用之。叶天士在《临证指南医案》中强调"女子以肝为先天"，肝主藏血，条达气机，肝血不充，则出现月经延迟；肝气失于条达则自感疲倦不舒，故该患者出现经期疲惫感加重等症，刘教授在方中配伍疏肝解郁之素馨花、补肾清肝之楮实子，重视肝、脾、肾并调，疾病方除。

12. 胡某

患者胡某，女，4岁，2009年3月8日初诊。

主诉：眼睑下垂1年余。

病史：患者诉眼睑下垂1年余，伴有吞咽梗阻感，呼吸费力，易疲倦，胃纳差，食量小，眠差，二便调，曾在外院行新斯的明试验，结果阳性。

诊见：左眼睑下垂，完全不能睁开，四肢肌无力。

中医诊断：痿病（脾虚湿热）。

西医诊断：重症肌无力Ⅱb型。

处方：独脚金15 g，黄芪20 g，柴胡10 g，太子参15 g，当归10 g，升麻10 g，白术10 g，益智仁10 g，砂仁10 g，枸杞子15 g，甘草3 g，五指毛桃30 g，龙骨30 g，陈皮5 g，五谷虫15 g。

用法：7剂，每日1剂，水煎至600 mL，分多次口服。

二诊：患者服上方后症状较前减轻，呼吸较前好转，胃纳一般，睡眠一般，二便调，舌淡红，苔薄白，脉弦。

续守前方，加金樱子15 g、楮实子15 g、千斤拔15 g。

用法：7剂，每日1剂，水煎至600 mL，分多次口服。

三诊：服用上述中药后，患者眼睑已无下垂，基本无不适，吞咽较前明显好转，胃纳可，眠可，二便调，舌淡红，苔白，脉细滑数。

续守前方，加白背叶根15 g、田基黄15 g。

用法：7剂，每日1剂，水煎至600 mL，分多次口服。

按语：患者病属眼肌型重症肌无力，属于中医"睑废"范畴。患者除了主症眼睑下垂之外，兼有纳差、体倦等气虚症状。故中医治疗重在补脾益气，以补中益气汤加减。方中重用黄芪、太子参、白术、升麻补脾益气、升举阳气，配伍砂仁、陈皮等理气健脾，使补而不滞；患者呼吸费力为气虚不纳的表现，而肾为气之根，故配伍龙骨、五指毛桃、益智仁等补肾壮骨的同时，纳气力佳，能有效缓解呼吸费力的症状。独脚金又名"疳积草"，为治疗小儿疳积之良药。《本草纲目》中记载"五谷虫治疗小儿疳积"，故刘友章教授临床常用独脚金与五谷虫配伍，治疗小儿疳积，纳食不佳等症。由于岭南湿热较重，重症肌无力除表现为脾虚特点外，还易出现湿热之象。故刘友章教授提出岭南重症肌无力发病，常以脾虚为本，湿热为标，治疗在重视补脾益气之时，清热化湿亦不可忽视。此患者自2009年3月8日起，在刘友章教授处持续就诊5个多月，在治疗的过程中，刘友章教授在使用补中益气汤作为基本方的同时，间断使用白背叶根、田基黄、千斤拔等岭南道地药材来治疗由脾虚导致的湿邪困遏之证候，利湿而不伤阴，清热而不损胃；补脾益肾的同时，兼以理气、祛湿，标本兼顾，疾病方除。

13. 杜某

杜某，女，45岁，2006年10月28日初诊。

主诉：右眼睑下垂6年余。

病史：患者于2000年开始出现右眼睑下垂，四肢乏力，经治疗后病情好转，仍有右眼睑下垂。

诊见：四肢乏力，时有胃脘胀闷不适，嗳气，反酸，食入欲呕，二便调。

舌脉：舌淡红，苔薄白，脉沉细。

中医诊断：痿病（脾气虚证）。

西医诊断：重症肌无力Ⅱa型。

处方：太子参15g，桑椹15g，陈皮5g，黄芪30g，金樱子15g，当归10g，五指毛桃30g，砂仁6g，草豆蔻10g，牛大力15g，川厚朴15g，楮实子15g，千斤拔15g，龙骨30g，甘草5g。

用法：7剂，每日1剂，水煎至600mL，分多次口服。

二诊：患者服上方后症状好转，右眼睑下垂改善，肌力常，眠可，纳差，二便调，舌尖红，苔白腻，脉弦细。

续守前方，加益智仁10g、白背叶根30g。

用法：7剂，每日1剂，水煎至600mL，分多次口服。

三诊：患者服用上方后肌力明显改善，现仍有右眼睑下垂，四肢肌力正常，无复视，双足冰凉，纳眠可，二便调，月经提前一周，舌淡红，苔白腻，脉细数。

处方：太子参15g，龙骨30g，茯苓30g，黄芪30g，楮实子15g，砂仁6g，五指毛桃30g，紫苏叶10g，牛大力15g，杜仲15g，甘草5g，千斤拔15g，巴戟天15g，熟枣仁10g。

用法：7剂，每日1剂，水煎至600mL，分多次口服。

四诊：患者服上方后症状明显好转，时有胸痞，欲呕，无反酸，舌质暗红，苔白脉弦。续守前方，加重楼10g、柴胡10g、巴戟天15g。

用法：7剂，每日1剂，水煎至600mL，分多次口服。

五诊：患者右眼睑下垂明显改善，四肢乏力明显好转，偶有午寐后疲乏，饥饿时胃脘隐痛，纳眠可，大便3次/日，月经先期1周，无血块，无痛经。舌淡红，苔黄腻，脉弦数。

处方：茵陈30g，茯苓30g，巴戟天15g，白豆蔻10g，龙骨30g（先煎），杜仲15g，黄芪60g，楮实子15g，千年健15g，白术10g，五指毛桃30g，千斤拔15g，当归10g，草果10g，砂仁6g。

用法：7剂，每日1剂，水煎至600mL，分多次口服。

按语：患者以眼睑下垂前来就诊，结合患者病史，考虑患者乃脾虚气陷之证，法当健脾升提。因患者时有胃脘胀闷不适，嗳气，反酸，食入欲呕等脾虚气逆之证，故治疗时除予健脾益气方药外，并予以砂仁等行气之品。因脾虚易生痰湿，故佐以草果、白豆蔻等祛湿之品；在整个病程中时时不忘补益肾气，更配伍桑椹、金樱子固精补肾。楮实子，又名榖木子、构树子等，是一种桑科植物，其味甘，性寒，具有补肾清肝、明目、利尿的功能。因患者胞睑下垂，且兼湿热，故治疗时佐以楮实子以明目、清利湿热。患者服药后，症状明显改善。

14. 陈某

陈某，女，59岁，2008年8月20日初诊。

主诉：眼睑下垂伴吞咽困难2年余。

病史：患者2年前出现右上眼睑下垂，复视，吞咽困难，构音不清，呼吸暂无异常，口唇麻木，手足未见明显异常。

诊见：20余天前感冒后诸症加重，胃纳可，眠差，二便调，口涎甚多。

舌脉：舌淡红，苔黄腻，脉沉细。

中医诊断：痿病（脾虚湿热）。

西医诊断：重症肌无力。

处方：茵陈15 g，五指毛桃30 g，陈皮10 g，白豆蔻10 g，柴胡10 g，党参30 g，黄芪30 g，升麻10 g，千斤拔15 g，白术15 g，独脚金15 g，牛大力15 g，杜仲15 g，熟枣仁15 g，甘草10 g。

用法：7剂，每日1剂，水煎至600 mL，分多次口服。

二诊：患者诉服用上方后现无复视，但仍视力模糊，无吞咽困难及呛咳，说话较前清晰，口唇麻木较之前减轻。纳可，难以入眠，二便调，舌苔白，脉弦。

续守前方，加夜交藤15 g。

三诊：双眼睑沉重乏力，视物疲劳，长时间看东西后觉视物模糊，无复视，眼球活动灵活，无吞咽困难，构音清晰，现觉颈项部酸沉，近日来多有足趾痉挛，纳眠均可，二便调，舌暗略红，苔薄白，脉沉滑。

处方：柴胡10 g，牛大力15 g，茵陈20 g，升麻10 g，杜仲15 g，白豆蔻10 g，白术15 g，巴戟天15 g，独脚金15 g，千斤拔15 g，川厚朴15 g，砂仁10 g，岗稔根30 g，鸡血藤15 g，当归10 g，楮实子10 g，佩兰10 g。

用法：7剂，每日1剂，水煎至600 mL，分多次口服。

四诊：偶有双眼睑沉重，视物模糊明显好转，无复视，眼球活动可，发音清楚，无吞咽困难。仍稍有颈部肌肉酸楚，痰多，色白，纳眠可，二便调，舌体瘦小，边尖红，苔腻稍黄，脉弦数。续守前方，去佩兰，加夜明砂15 g、刁竹5 g、羌活5 g。

用法：7剂，每日1剂，水煎至600 mL，分多次口服。

按语：刘友章教授早年师从邓铁涛教授，深谙其关于重症肌无力的学术思想，认为本病以正虚为本，虚实夹杂。同时结合岭南地域特点，认识到岭南地区患者多有湿热困脾的表现，内外湿气搏结，每致患者纳呆、神疲、四肢倦怠乏力，容易导致重症肌无力病情发作和加重。故在治疗上强调补气健脾、清热祛湿为法，拟定有效经验方

"健脾祛湿方"：黄芪、五指毛桃、千斤拔、牛大力、田基黄、砂仁、白豆蔻、 柴胡、升麻、甘草。此方从补中益气汤化裁而来，以黄芪、五指毛桃共为君药，佐以柴胡、升麻大补脾胃元气，以针对患者脾虚气陷的基本病机；同时针对其湿热证候，臣以千斤拔、牛大力，补肾除湿，强筋活络；田基黄、砂仁、白豆蔻亦为臣药，以清热、化湿、行气；使以甘草，调和诸药，共奏补气健脾、清热祛湿之效。同时，脾虚气血津液运化失调，停聚经络四肢，则运动乏力，故而出现颈项酸楚，身体乏力；故方中运用茯苓、白术、茵陈、黄芪等益气祛湿的同时，再配伍夜交藤、鸡血藤、岗稔根祛湿通络、养血舒筋。夜明砂，常用于青盲、雀目、目赤肿痛、内外翳障等病症，明目效佳，方中运用夜明砂治疗复视、视物模糊以获良效。

（刘友章　宋雅芳）

后　记

　　脾胃理论是中医学的重要组成部分，从《黄帝内经》有关脾胃生理病理的散在论述，到《脾胃论》中"内伤脾胃，百病由生"的认识，再到《临证指南医案》中胃阴学说的提出，脾胃理论在临床实践中历经锻造，至臻完善。脾胃既是气血生化之源，又是气机升降的枢纽，是润燥相济之所，相应的足太阴经和足阳明经更是表里相合，有维系周身的作用，加之脾胃与形窍志液时的联系，使得脾胃理论的适用范围不局限于本脏本腑，而能广泛运用于临床各脏腑疾病的诊疗，并取得确切疗效。

　　从纯粹的中医视角来看，脾胃理论的内核或者自身构架已达到一定高度，突破性进展在短时间内难以出现。尽管如此，脾胃理论的发展仍取得了进步：一是在生理和病理层面，研究脾胃脏象以及脾（胃）虚的规律与现代生物学内涵，阐释脾胃理论的本质，如本书所论及的"脾-线粒体相关"；二是脾胃理论的应用与转化，如运用脾胃理论辨治重症肌无力这一虚损性疾病，并形成新的治疗方案或方药。在上述两方面的发展中，岭南医家表现十分突出。

　　岭南医学是重要的地域性中医流派，范围包括了今广东、海南和广西的大部分地区，由于北倚五岭，南滨海洋，地理上天然形成一个相对隔绝的地理单元。自古认为岭南地理上"地卑土薄"，气候上"四季常湿"，加之岭南人勤泳浴，喜食生冷海鲜等生湿之品，患脾胃疾病的风险增高，而岭南医家也相应地积累了调治脾胃病的丰富经验，形成了推崇健脾化湿的学术特点和善用南药的特色。难能可贵的是，岭南医家善于将这些诊疗经验，进行提炼，上升为学术思想，并结合实际环境，将其规律植用于非脾胃病的辨治中，并将经受住临床考验的经验加以总结，形成新的观点和诊疗方案，其中国医大师邓铁涛教授、刘友章教授等便是杰出代表。邓铁涛教授敏锐地认识到重症肌无力病机并非单纯的脾虚，而是更为严重的"脾胃虚损"，因而匠心化裁李东垣补中益气汤，并在脾胃理论指导下融汇南药特色，创立强肌健力饮，重用黄芪的同时，运用了益气健脾化湿的南药五指毛桃、牛大力、千斤拔等；刘友章教授提出"脾-线粒体相关"，从能量代谢的角度结合脾胃理论，丰富了脾胃理论的内涵，并且该理论在重症肌无力模型动物上得到验证，经益气健脾补损方药治疗后重症肌无力模型大鼠的线粒体损伤较对照组显著减少。

　　目前，重症肌无力的发病机制尚未完全揭示，临床中缺乏特异性治疗药物，并且复杂多变甚至威胁生命的并发症一直以来困扰着医生、患者和研究者。在脾胃理论的指导下，中医药在缓解重症肌无力临床症状，减少并发症发生，提高患者生活质量方面备受关注。本书重点阐释了脾胃理论指导诊疗重症肌无力的理论和临床实践的基础，可以肯定的是中医药对此有巨大潜力和价值，但其中仍有一些重要的内容亟待研究、完善和突破。

运用现代生物学技术和理论阐释脾胃理论的科学内涵是重要的突破方法之一。整体来看，脾胃理论中病理层面的研究受到更多青睐，例如最新的国家重点研发计划首批项目中，就"脾虚证"进行了招标和立项，强调对脾胃理论核心内容之一——脾虚证开展基于病证结合的多维度研究，尤其是脾虚证与代谢组学、微生态组学等内容的联系，重在探寻脾虚证的标志物。这些无疑对揭示脾虚致病的规律，从而对重症肌无力脾胃虚损状态的界定有重要意义，能为开展健脾益损法相关临床试验提供客观依据。同时，就本书所提及的重要发现"脾-线粒体相关"而言，仍有巨大的发展空间。线粒体损伤作为一种常见的，非特异性的机制，与脾虚如何进一步联系，能否使其从相关关系走向因果关系？尤其线粒体损伤这一非特异性的机制，是否可以通过上下游信号传导通路关键分子的探寻，使其与重症肌无力的核心发病机制相联系，从而提高特异性？或者与线粒体自噬、线粒体能量代谢等是否存在联系？这些在今后的研究中都需要不断探索，以使"脾-线粒体相关"理论不断完善，得以证实。

脾胃理论在重症肌无力诊治中的转化应用是未来发展的另一重要方向。设计合理和规范的随机对照研究需要开展，但治疗方案和临床疗效评价指标需要结合既往研究谨慎确立，并评估相关方剂的安全性和有效性，这是证实脾胃理论在重症肌无力应用中的关键步骤。与此同时，还可开展邓铁涛教授经验方强肌健力饮的疗效机制研究，收集好重症肌无力脾胃虚损证的相关数据资料，包括生物样本信息的采集和分析，运用网络药理学的思路预测并验证强肌健力饮的效应网络，筛选出关键节点，积极加以验证等。在上述研究基础上，推进效验方的药物研发大有可为。

脾胃理论科学内涵不断揭示和相应方药渐次进入更深、更广层次的研究，而同样地，重症肌无力的发病机制也在不断探索中，在未来，两者一定能碰撞出更为绚丽的火花，共同为万千重症肌无力患者带去希望和福音。